中医妇科血证与痛证指要

师伟 张立娟 徐丽 主编

U0335097

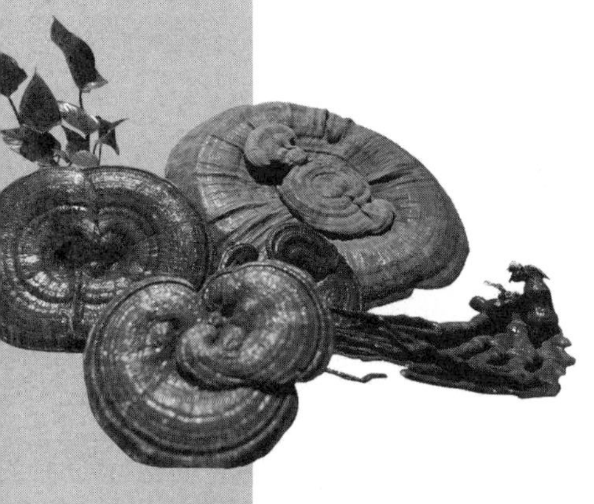

全国百佳图书出版单位
中国中医药出版社
·北京·

图书在版编目（CIP）数据

中医妇科血证与痛证指要/师伟，张立娟，徐丽主编．—北京：中国中医药出版社，2022.12

ISBN 978－7－5132－7477－7

Ⅰ.①中… Ⅱ.①师… ②张… ③徐… Ⅲ.①血证－中医妇科学－中医临床－经验－中国－现代 ②疼痛－中医妇科学－中医临床－经验－中国－现代 Ⅳ.①R271.1

中国版本图书馆 CIP 数据核字（2022）第033647号

中国中医药出版社出版

北京经济技术开发区科创十三街31号院二区8号楼

邮政编码 100176

传真 010－64405721

保定市中画美凯印刷有限公司印刷

各地新华书店经销

开本 710×1000 1/16 印张 19.25 字数 313 千字

2022年12月第1版 2022年12月第1次印刷

书号 ISBN 978－7－5132－7477－7

定价 69.00元

网址 www.cptcm.com

服务热线 010－64405510

购书热线 010－89535836

维权打假 010－64405753

微信服务号 zgzyycbs

微商城网址 https://kdt.im/LIdUGr

官方微博 http://e.weibo.com/cptcm

天猫旗舰店网址 https://zgzyycbs.tmall.com

如有印装质量问题请与本社出版部联系（010－64405510）

编委会

内容概要

《妇人规》云：女子以血为本。《产宝诸方》亦云：女子以血为基本。气血和畅在妇女生理、病理过程中起着重要作用。而疼痛则是妇女疾病最常见的临床指征之一，常与血证并见，出现在妇女经、带、胎、产诸多生理环节中。本书以血证、痛证为抓手，提纲挈领，点其要旨，从类病思路去把握妇科常见病证分类与诊治，阐述其源流，点明其机制与诊断方案，辅以名医工作室经验总结及多位名家治验，理法方药俱备，文字简洁明快，对于中医临床医师学习研究而言具有非常高的参考价值，对于中医妇科理论研究亦具有一定指导意义。

韩 序

中医妇科学是中医学重要且富有鲜明特色的原创性学科，经过数千年的临床实践，结合妇人经、孕、胎、产、乳的生理特点，总结并提炼出了肾－天癸－冲任－胞宫轴在女性生殖生理中重要的调控作用，逐渐形成了脏腑辨证、奇经八脉辨证等独特的理论体系。随着医学理念由治愈疾病向预防疾病和提高健康水平方向做出调整，中医妇科学的理论思维和辨证论治的学术优势正在进一步凸显出来。

做好中医学术思想的传承和发展是我们每一位中医人的历史使命。中医的学术传承与人才培养，离不开中医经典名著滋养下的不断实践、升华和提高；离不开对中医学术思想的抢救、整理和挖掘，这些都是为了中医的继承与发展及培养中医药优秀人才提供坚实的基础。刘瑞芬教授是我国知名的中医妇科专家，衷中参西，在妇科血证和痛证的治疗上积累了丰富的经验和独到的学术见解。作为全国老中医药专家学术经验继承工作指导老师，她师古不泥，刻苦钻研，坚持传道、授业、育人，诊余勤思，笔耕不辍，培养众多弟子，在妇科学术界享有很高的声誉。

本书便是对中医妇科学血证类病和痛证类病进行的详细而深入的论述，突出了中西医临床诊疗思路及遣方用药经验，从理论分析到临床实践，既有经典理论之阐发，又有当代研究之借鉴。刘瑞芬教授将其数十年行医创制的经验方附于书末，公之于众，毫无保留，力求将中医妇科学术发扬光大，此种精神实属可嘉。

相信本书的出版将对中医妇科的临床诊疗水平提高起到积极的推动作用，启迪同道，施惠后学，为中医妇科学术发展提供助益！

书将付梓，乐为之序。

天津中医药大学第二附属医院原院长

教授，博士研究生导师

韩冰

2022 年桃月，书于朴斋

刘 序

当代医学发展突飞猛进，病种更迭和疾病诊治日益向综合化和精准化方向不断延伸，中医妇科学是中医药领域的优势学科，如何突出中医药的诊疗优势和特色，并有效结合西医妇产科的疾病防治实践和研究成果，这是摆在我们面前的具体问题。在这一点上，彰显中医药的特有诊治认识，如整体观念、辨证论治、异病同治和同病异治等，再充分借鉴西医学疾病认知体系，将会对临床诊治和科学研究更具有战略指导性和临床实用性。

本书源于我的全国名老中医药专家传承工作室项目，该书以中医学的"异病同治""同病异治"理论认识和临床诊疗实践为起点，以类统病为主线，提出中医妇科学的两大类病——妇科血证和痛证，其立书理念值得推荐。本书分三篇，分别介绍中医妇科血证和痛证的相关疾病源流、临床治法、常用方药，细分了病名来源及古今历代医家对疾病的认识，中医病因病机、西医发病机制、中西医诊治方案和名家验案，经典名方、刘瑞芬教授临床经验方及常用中成药，整体梳理了妇科血证和痛证涵盖的病种。这对于读者跳出单个疾病认识，分析血证和痛证类病的各病种间共性病因病机和治则治法，探究共性病理生理和作用机制，指导中西医妇产科诊疗方向，应该都具有较好的学术指导价值。

本书第一主编师伟教授是山东中医妇科专业首届博士、山东省泰山学者青年专家、全国中医临床特色技术传承骨干人才，作为我培养的第一届博士生，能够提出从血证和痛证的类病思路去理解中医妇科的疾病分类体系，实属不易。作为年轻人，能注重学术上的传承，又有较强的创新能力，从本书的撰写内容可以略观其相关学术全貌，对诊疗思维方式已有相当感悟，难能可贵。

中西医结合是中国特有的医疗体系，从中西医拼盘发展到以中医为主、中西医理论和实践体系的互动融合，我想，这也应该是我们中医妇科学发展的至关重要的方向，而这关乎"坚持中西医并重，传承发展中医药事业"，更是中医妇科领域"传承精华、守正创新"的学科发展命题。本书有这个发展思路的苗头，也希望师伟教授能够再接再厉，进一步充实完善妇科血证和痛证的类病学术思想。

谨此，为本书作序推荐。

山东中医药大学附属医院
主任医师，教授，博士研究生导师

2022 年 4 月，于山东济南

编写说明

辨证论治是中医学的根本特色优势之一，证候更是理法方药的诊施依据，从证的角度去理解同类症状所指向的类病概念，是运用同类可比的方法理解疾病发生发展过程的重要视角和思考方式，从症状归类入手，易于进行临床类病和类证的横向比较，易于形象地认识和理解疾病，当然，临床症状存在定性定量的变异，使得中医学以类统病的稳定性尚显不足。而西医学通过病理生理分析，提高疾病命名和分类的精准性，对疾病界限划分清晰，还原性地纵深理解疾病的发生发展过程，但易被单独病种的生理病理解释割裂，常纠结于复杂微观分子生物学网络分析，临床诊疗方案虽规范，但却有固化趋势。

妇产科学作为中医诊疗优势领域和西医分类的二级临床学科，病种更迭和疾病诊治日益向需求多样化和精准化方向发展，如何突出中医妇科诊疗优势，有效结合西医妇产科防治成果，已经成为当代中西医结合妇科专家提升学术水平和诊疗能力的重大机遇和迫切需求。本书即以“异病同治”“同病异治”的中医学类病认识为起点，选择妇科学最为常见的出血和疼痛两个临床症状，提出妇科血证和痛证两个类病概念，以类统病为主线，以病释类为立足点，整理妇科血证和痛证所涵盖的病种及有效诊治内容，以期为临床诊疗提供新的视角和优化方案，碰撞出新的研究领域和学科方向。

在此编写思路指导下，编者总结妇科血证是指女性就诊以阴道异常出血为主要诉求的一类疾病，涵盖妇科月经病的非其时有其血或经血量多、带下病和胎产病等表现为异常出血的病种，常为冲任不固、经血失约或血不循经，出血多源于西医解剖学认识的子宫内膜、宫颈、阴道和外阴四个部位，但需排除内科相关因素；妇科痛证是指女性就诊以疼痛为主要诉求的一类疾病，涵盖妇科月经病的行经伴发痛、胎产杂病表现为疼痛的病种，常为冲任瘀（郁）阻、不通则痛，痛点多源于西医解剖学认识的内生殖器官及性激素作用的靶器官等，仍要排除内科相关因素。当然，血证和痛证常亦兼而有之，既以血证就诊，亦以痛证为诉求，如癥瘕类的子宫腺肌病等。

近年来，随着社会进步和生活方式的改变，妇科血证与痛证的发病率逐年升高，中医治疗妇科疾病的优势日益明显。中医诊治妇科血证与痛证，既要与现代医疗技术相结合，找出更好的中西医治疗方法，更要继承中医古籍中记载的关于妇科血证与痛证方面的治疗方法，师古而不泥古，再加以有效地贯通运用。

刘瑞芬教授是山东中医药大学博士研究生导师，曾任山东中医药大学附属医院妇科主任、妇科教研室主任，为第五批全国老中医药专家学术经验继承工作指导老师，医院设有刘瑞芬全国名老中医药专家传承工作室。刘瑞芬教授从事中医临床、科研、教学工作40余载，致力于中医药防治妇科血证与痛证的研究，经过多年的临床反复验证，博采众长，兼收并蓄，同时结合个人临证心得体会，形成了自己独特的学术风格，积累了丰富的经验，取得了显著成绩，在国内外有较大的影响。

本书分上、中、下三篇，对妇科血证与痛证进行了多视角的系统总结。上篇、中篇为中医妇科血证与痛证的证治及源流，介绍了病名来源及古代医家和现代医家对疾病的认识，并从中医病因病机、西医发病机制、中医西医诊治方案进行相关论述；下篇为常用方药，介绍了经典名方、刘瑞芬教授临床经验方及常用中成药。

本书同时总结和归纳了刘瑞芬教授对妇科常见血证和痛证的临床治疗方法及验案，具有论述全面、内容丰富、文字简明、通俗易懂、实用性强的特点，既可供从事中医妇科教学、临床、科研的工作者参阅，亦可供广大病患求医治病时参考。然而由于编者学术水平及整理时间有限，对于刘瑞芬教授的学术思想及宝贵经验等体会还有待进一步加深，所选医案整理内容若有疏漏之处，还望同道批评指正。对于妇科血证和痛证的概念提出和整理，尚处于探索和尝试阶段，存在的各种不足和不全面之处，诚挚希望各位同道不吝赐教，给予相关指导。

编者

2022年6月

目　录

上篇　妇科血证证治与源流

第一章　崩漏 …… 4
一、概述 …… 4
二、病名探源 …… 4
三、中医病因病机 …… 4
四、西医发病机制 …… 5
五、中医诊治方案 …… 5
六、西医诊治方案 …… 7
七、历代认识 …… 9
八、刘瑞芬工作室应用经验 …… 16
第二章　月经过多 …… 22
一、概述 …… 22
二、病名探源 …… 22
三、中医病因病机 …… 22
四、西医发病机制 …… 23
五、中医诊治方案 …… 23
六、西医诊治方案 …… 24
七、历代认识 …… 25
第三章　月经先期 …… 29
一、概述 …… 29
二、病名探源 …… 29
三、中医病因病机 …… 29
四、西医发病机制 …… 30
五、中医诊治方案 …… 30
六、西医诊治方案 …… 32

七、历代认识 …………………………………………… 32
第四章　经间期出血 …………………………………… 34
一、概述 …………………………………………………… 34
二、病名探源 ……………………………………………… 34
三、中医病因病机 ………………………………………… 34
四、西医发病机制 ………………………………………… 35
五、中医诊治方案 ………………………………………… 35
六、西医诊治方案 ………………………………………… 36
七、历代认识 ……………………………………………… 37
第五章　经期延长 ……………………………………… 39
一、概述 …………………………………………………… 39
二、病名探源 ……………………………………………… 39
三、中医病因病机 ………………………………………… 39
四、西医发病机制 ………………………………………… 39
五、中医诊治方案 ………………………………………… 39
六、西医诊治方案 ………………………………………… 40
七、历代认识 ……………………………………………… 40
第六章　赤带 …………………………………………… 43
一、概述 …………………………………………………… 43
二、病名探源 ……………………………………………… 43
三、中医病因病机 ………………………………………… 43
四、西医发病机制 ………………………………………… 44
五、中医诊治方案 ………………………………………… 44
六、西医诊治方案 ………………………………………… 46
七、历代认识 ……………………………………………… 51
第七章　胎漏、胎动不安 ……………………………… 55
一、概述 …………………………………………………… 55
二、病名探源 ……………………………………………… 55
三、中医病因病机 ………………………………………… 55
四、西医发病机制 ………………………………………… 56
五、中医诊治方案 ………………………………………… 57

六、西医诊治方案 …… 58
七、历代认识 …… 60
八、刘瑞芬工作室应用经验 …… 65
第八章　堕胎、小产 …… 67
一、概述 …… 67
二、病名探源 …… 67
三、中医病因病机 …… 67
四、西医发病机制 …… 68
五、中医诊治方案 …… 68
六、西医诊治方案 …… 68
七、历代认识 …… 69
第九章　鬼胎 …… 71
一、概述 …… 71
二、病名探源 …… 71
三、中医病因病机 …… 71
四、西医发病机制 …… 72
五、中医诊治方案 …… 72
六、西医诊治方案 …… 73
七、历代认识 …… 74
第十章　产后恶露不绝 …… 77
一、概述 …… 77
二、病名探源 …… 77
三、中医病因病机 …… 77
四、西医发病机制 …… 77
五、中医诊治方案 …… 78
六、西医诊治方案 …… 79
七、历代认识 …… 79
八、刘瑞芬工作室应用经验 …… 81
第十一章　癥瘕 …… 84
一、概述 …… 84
二、病名探源 …… 84

三、中医病因病机 …… 84
四、西医发病机制 …… 85
五、中医诊治方案 …… 86
六、西医诊治方案 …… 87
七、历代认识 …… 88
第十二章　宫环出血 …… 95
一、概述 …… 95
二、中医病因病机 …… 95
三、西医发病机制 …… 96
四、中医诊治方案 …… 96
五、西医诊治方案 …… 98
六、刘瑞芬工作室应用经验 …… 100
第十三章　经断复来 …… 102
一、概述 …… 102
二、病名探源 …… 102
三、中医病因病机 …… 102
四、西医发病机制 …… 103
五、中医诊疗方案 …… 104
六、西医诊治方案 …… 105
七、历代认识 …… 107

中篇　妇科痛证证治与源流

第十四章　痛经 …… 112
一、概述 …… 112
二、病名探源 …… 112
三、中医病因病机 …… 112
四、西医发病机制 …… 113
五、中医诊治方案 …… 115
六、西医诊治方案 …… 116
七、历代认识 …… 117
八、刘瑞芬工作室应用经验 …… 124

第十五章　经行头痛 …… 132
一、概述 …… 132
二、病名探源 …… 132
三、中医病因病机 …… 132
四、西医发病机制 …… 133
五、中医诊治方案 …… 133
六、西医诊治方案 …… 134
七、历代认识 …… 135
八、刘瑞芬工作室应用经验 …… 136
第十六章　经行身痛 …… 138
一、概述 …… 138
二、病名探源 …… 138
三、中医病因病机 …… 138
四、西医发病机制 …… 138
五、中医诊治方案 …… 138
六、西医诊治方案 …… 139
七、历代认识 …… 139
第十七章　经行乳房胀痛 …… 141
一、概述 …… 141
二、病名探源 …… 141
三、中医病因病机 …… 141
四、西医发病机制 …… 142
五、中医诊治方案 …… 142
六、西医诊治方案 …… 142
七、历代认识 …… 142
第十八章　异位妊娠 …… 144
一、概述 …… 144
二、病名探源 …… 144
三、中医病因病机 …… 144
四、西医发病机制 …… 144
五、中医诊治方案 …… 145

六、西医诊治方案 …… 147
七、历代认识 …… 148
第十九章　产后身痛 …… 150
一、概述 …… 150
二、病名探源 …… 150
三、中医病因病机 …… 150
四、西医发病机制 …… 151
五、中医诊治方案 …… 151
六、西医诊治方案 …… 152
七、历代认识 …… 153
八、刘瑞芬工作室应用经验 …… 155
第二十章　产后腹痛 …… 157
一、概述 …… 157
二、病名探源 …… 157
三、中医病因病机 …… 157
四、西医发病机制 …… 157
五、中医诊治方案 …… 159
六、西医诊治方案 …… 160
七、历代认识 …… 161
第二十一章　盆腔炎 …… 165
一、概述 …… 165
二、病名探源 …… 165
三、中医病因病机 …… 165
四、西医发病机制 …… 166
五、中医诊治方案 …… 167
六、西医诊治方案 …… 169
七、历代认识 …… 173
八、刘瑞芬工作室应用经验 …… 176

下篇　常用方药

第二十二章　常用经典名方 …… 181
一、固本止崩汤 …… 181
二、举元煎 …… 182
三、清热固经汤 …… 184
四、清经散 …… 185
五、两地汤 …… 187
六、归脾汤 …… 189
七、补中益气汤 …… 191
八、二至丸 …… 194
九、桃红四物汤 …… 195
十、寿胎丸 …… 197
十一、逐瘀止血汤 …… 200
十二、当归芍药散 …… 201
十三、温经汤 …… 205
十四、胶艾汤 …… 207
十五、黄芪桂枝五物汤 …… 209
十六、生化汤 …… 210
十七、桂枝茯苓丸 …… 212
十八、膈下逐瘀汤 …… 215
十九、少腹逐瘀汤 …… 217
二十、金铃子散 …… 219
二十一、芍药甘草汤 …… 221
第二十三章　刘瑞芬教授临床经验方 …… 223
一、调经 1 号方 …… 223
二、调经 2 号方 …… 224
三、调经 3 号方 …… 226
四、调经 4 号方 …… 230
五、调经 5 号方 …… 232
六、调经 6 号方 …… 233

七、杞菊地黄丸加减方 …… 234
八、通用止血方 …… 236
九、宫宁方 …… 236
十、宫清方 …… 238
十一、新桂枝茯苓丸加味 …… 240
十二、知柏更安方 …… 241
十三、经痛停方 …… 243
十四、补肾安胎方 …… 247
十五、八珍祛痛方 …… 248
十六、参连灌肠方 …… 250
十七、促排卵方 …… 251
十八、止痛调血方 …… 252
十九、盆腔炎方 …… 256
二十、连柏汤 …… 258
二十一、祛瘀种子汤 …… 259
二十二、消癥方 …… 261
二十三、通脉化癥汤 …… 262
第二十四章　常用中成药 …… 265
一、宫宁颗粒 …… 265
二、宫血宁胶囊 …… 266
三、桂枝茯苓胶囊 …… 266
四、散结镇痛胶囊 …… 268
五、血府逐瘀口服液 …… 269
六、血平胶囊 …… 271
七、脉血康胶囊 …… 271
八、暖宫七味丸 …… 273
九、妇科再造胶囊 …… 273
十、致康胶囊 …… 276
十一、丹莪妇康煎膏 …… 277
十二、痛血康胶囊 …… 278
十三、固肾安胎丸 …… 279

十四、大黄䗪虫丸 …… 280
十五、丹黄祛瘀胶囊 …… 283
十六、盆炎净颗粒 …… 285
十七、散结片 …… 285
参考文献 …… 287

上篇

妇科血证证治与源流

妇科血证是指女性就诊以阴道异常出血为主要诉求的一类疾病，涵盖妇科月经病的非其时有其血或经血量多、带下病和胎产病等表现为异常出血的病种，可发生于不同年龄阶段的月经期、妊娠期、产褥期及绝经前后时期。出血部位多源于解剖学所认识的子宫内膜、宫颈、阴道和外阴，但需排除内科相关病因。

常见的妇科血证类疾病有：崩漏、月经过多、月经先期、经间期出血、经期延长、赤带、胎漏、胎动不安、堕胎、小产、鬼胎、产后恶露不绝、癥瘕、宫环出血、经断复来等。

现代多数医家认为妇科血证病因多端，病机亦错综复杂，病位非一脏一腑，常互为因果，气血同病，多脏受累。刘瑞芬教授认为“冲任损伤，血不归经”是其核心病机。造成本病冲任损伤的原因，虽有虚、实、寒、热之不同，但“瘀、热、虚”相互交错、互患为病者，每多有之。

妇科血证的辨证，首先应分辨出血的部位，一般通过阴户、阴道的望诊，结合妇科检查，可以明确出血来自子宫腔、子宫颈或阴道。如宫颈息肉、子宫黏膜下肌瘤等，常有阴道出血表现，容易误诊为功能失调性子宫出血（简称“功血”），一味内服药物治疗常难以收效，手术治疗效果通常更好。其次需辨别引起出血的病症，如月经病之月经过多、崩漏，妊娠病之堕胎、小产，产后病之产后血晕、恶露不绝，杂病之癥瘕下血，以及外伤出血等，要了解出血的时间、原因、伴随症状、治疗过程及效果，以便于制定合理的治疗方案。还要着重辨别标本缓急，病缓可辨证求因治本，病急则需止血防危以治标，同时结合全身证候，运用四诊八纲进行综合分析。

血证若发生在经、孕、产的不同时期，则处理上也不尽相同。如属月经病的出血，其治则当以调经为先；妊娠期的出血，则以安胎为主，根据出血量之多寡以辨胎之可安与不可安，若出血量多，经治不止并有堕胎之虞者，则宜下胎益母。对于产后病之出血，则应根据产后多虚多瘀的特点，遵循“补虚不留滞，化瘀不伤正”的原则，或以益气摄血、或以养血活血、或以清热凉血治之。刘教授积数十年理论研究及临床实践，紧扣“虚、瘀、热”相互夹杂的病机特点，依“虚者补之，留者攻之，热者清之”的原则，常以祛瘀清热、益气养阴之法治之。关于妇科血证的具体辨证及治疗方案详见以下有关章节。

第一章　崩漏

一、概述

崩漏，指经血非时暴下不止或淋漓不尽，是月经的周期、经期、经量发生严重失常的病证。西医学中无排卵性异常子宫出血临床表现及发病特征与崩漏相似，可参考本病论治。

二、病名探源

“崩”首见于《素问·阴阳别论》：“阴虚阳搏谓之崩。”“血崩”首见于《素问·六元正纪大论》：“少阳司天之政……初之气，地气迁，风胜乃摇，寒乃去，候乃大温……其病……血崩胁满。”从天人相应及类比取象的观点来论述了血崩的发生。

“漏”首见于汉代张仲景的《金匮要略》：“妇人素有癥病，经断未及三月，而得漏下不止……所以血不止者，其癥不去故也，当下其癥，桂枝茯苓丸主之。”

“崩漏”之病名始见于宋代王衮所著的《博济方·经气杂证》：“月经不调，或清或浊，赤白带下，血山崩漏……”崩漏的病名也由此沿用至今。

三、中医病因病机

崩漏的发病是由于肾-天癸-冲任-胞宫轴的严重失调，其主要病机是冲任损伤，不能制约经血，使子宫藏泻失常。导致崩漏的常见病因病机有脾虚、肾虚、血热和血瘀，可概括为虚、热、瘀。

1. 脾虚　素体脾虚，或劳倦思虑、饮食不节，损伤脾气。脾虚血失统摄，甚则虚而下陷，冲任不固，不能制约经血，发为崩漏。如《妇科玉尺》云：“思虑伤脾，不能摄血，致令妄行。”

2. 肾虚　先天肾气不足；或少女肾气未盛，天癸未充；或房劳多产，损伤肾气；或久病大病，穷必及肾，或七七之年，肾气渐衰，天癸渐竭；

肾气虚则封藏失司，冲任不固，不能制约经血，子宫藏泻失常，发为崩漏。亦有素体阳虚，命门火衰，或久崩久漏，阴损及阳，阳不摄阴，封藏失职，冲任不固，不能制约经血而成崩漏。或素体肾阴亏虚，或多产房劳，耗伤真阴，阴虚失守，虚火动血，迫血妄行，子宫藏泻无度，遂致崩漏。

3. **血热** 素体阳盛血热或阴虚内热；或七情内伤，肝郁化热；或内蕴湿热之邪，热伤冲任，迫血妄行，发为崩漏。

4. **血瘀** 七情内伤，气滞血瘀；或热灼、寒凝、虚滞致瘀；或经期、产后余血未净而合阴阳，内生瘀血；或崩漏日久，离经之血为瘀。瘀阻冲任、子宫，血不归经而妄行，遂成崩漏。

四、西医发病机制

该病主要由于下丘脑－垂体－卵巢轴功能异常引起，常见于青春期、绝经过渡期。在青春期，下丘脑－垂体－卵巢轴激素间的反馈调节尚未成熟，大脑中枢对雌激素的正反馈作用存在缺陷，下丘脑和垂体与卵巢间尚未建立稳定的周期性调节，卵泡刺激素（FSH）呈持续低水平，无促排卵性黄体生成素（LH）峰形成，卵巢虽有卵泡生长，但卵泡发育到一定程度即发生退行性变，形成闭锁卵泡，无排卵发生。在绝经过渡期，卵巢功能不断衰退，卵泡近于耗尽，剩余卵泡往往对垂体促性腺激素的反应低下，故雌激素分泌量锐减，以致促性腺激素水平升高，FSH 常比 LH 更高，不形成排卵前 LH 高峰，故不排卵。生育期也可因多囊卵巢综合征（PCOS）、肥胖、高催乳素血症、甲状腺疾病等引起。

五、中医诊治方案

崩漏的治疗，多根据发病的缓急和出血的新久，本着“急则治其标，缓则治其本”的原则，灵活掌握和运用塞流、澄源、复旧的治崩三法。

塞流：即是止血，用于暴崩之际，急当塞流止血防脱。

澄源：即正本清源，亦是求因治本，是治疗崩漏的重要阶段。一般用于出血减缓后的辨证论治。切忌不问缘由，概投寒凉或温补之剂，或专事炭涩，致犯虚虚实实之戒。

复旧：即固本善后，是巩固崩漏治疗的重要阶段，用于止血后恢复健康，根据不同年龄阶段选择不同的治法，调整月经周期，或促排卵。治法补肾、扶脾、疏肝，三经同调，各有偏重。目的是使身体恢复正常。

治崩三法，各不相同，但又不可截然分开，临证中必须灵活运用。塞流须澄源，澄源当固本，复旧要求因。三法互为前提，相互为用，各有侧重，但均贯穿辨证求因精神。具体论治崩漏，应当分清出血期和止血后的不同进行辨证论治。

1. 脾虚证

主要证候：经血非时而下，量多如崩，或淋漓不断，色淡质稀，神疲体倦，气短懒言，不思饮食，四肢不温，或面浮肢肿，面色淡黄，舌淡胖，苔薄白，脉缓弱。

治疗法则：补气摄血，固冲止崩。

代表方药：（1）固本止崩汤（《傅青主女科》）

人参、黄芪、白术、熟地黄、当归、黑姜。

（2）固冲汤（《医学衷中参西录》）

2. 肾虚证

（1）肾气虚证

主要证候：多见青春期少女或经断前后妇女出现经乱无期，出血量多，势急如崩，或淋漓日久不净，或由崩而漏，由漏而崩，反复发作，色淡红或淡黯，质清稀；面色晦黯，眼眶黯，小腹空坠，腰脊酸软；舌淡黯，苔白润，脉沉弱。

治疗法则：补肾益气，固冲止血。

代表方药：加减苁蓉菟丝子丸（《中医妇科治疗学》）加党参、黄芪、阿胶。

熟地黄、肉苁蓉、覆盆子、当归、枸杞子、桑寄生、菟丝子、艾叶。

（2）肾阳虚证

主要证候：经血非时而下，出血量多，淋漓不尽，色淡质稀，腰痛如折，畏寒肢冷，小便清长，大便溏薄，面色晦黯，舌淡黯，苔薄白，脉沉弱。

治疗法则：温肾益气，固冲止血。

代表方药：右归丸（《景岳全书》）加党参、黄芪、三七。

制附子、肉桂、熟地黄、山药、山萸肉、枸杞子、菟丝子、鹿角胶、当归、杜仲。

（3）肾阴虚证

主要证候：经血非时而下，出血量少或多，淋漓不断，血色鲜红，质稠，头晕耳鸣，腰酸膝软，手足心热，颧赤唇红，舌红，苔少，脉细数。

治疗法则：滋肾益阴，固冲止血。

代表方药：（1）左归丸（《景岳全书》）合二至丸（《医方集解》）。

熟地黄、山药、枸杞、山萸肉、菟丝子、鹿角胶、龟甲胶、川牛膝。

（2）滋阴固气汤（《罗元恺论医集》）

3. 血热证

（1）虚热证

主要证候：经来无期，量少淋漓不尽或量多势急，血色鲜红，面色潮红，烦热少寐，咽干口燥，便结，舌红，少苔，脉细数。

治疗法则：养阴清热，固冲止血。

代表方药：上下相资汤（《石室秘录·燥证门》）

人参、沙参、玄参、麦冬、玉竹、五味子、熟地黄、山萸肉、车前子、牛膝。

（2）实热证

主要证候：经来无期，经血突然暴注如下，或淋漓日久难止，血色深红，质稠，口渴烦热，便秘，舌红，苔黄，脉滑数。

治疗法则：清热凉血，固冲止血。

代表方药：清热固经汤（《简明中医妇科学》）

黄芩、焦栀子、生地黄、地骨皮、地榆、生藕节、阿胶、陈棕炭、龟甲、牡蛎、生甘草。

4. 血瘀证

主要证候：经血非时而下，量多或少，淋漓不净，或停闭数月又突然崩中，继而漏下，经色黯有血块；舌质黯紫或尖边有瘀点，脉弦细或涩。

治疗法则：活血化瘀，固冲止血。

代表方药：（1）逐瘀止血汤（《傅青主女科》）

生地黄、大黄、赤芍、丹皮、当归尾、枳壳、龟甲、桃仁。

（2）将军斩关汤（《中华名中医治病囊秘·朱南孙卷》）

六、西医诊治方案

1. 诊断

（1）病史：应注意患者年龄、月经史、婚育史及避孕措施；排除妊娠；是否存在引起异常子宫出血的器质性疾病，包括生殖器肿瘤、感染、血液系统及甲状腺疾病等；近期有无服用干扰排卵的药物等。通过详细询问病史，确认其特异的出血模式。

（2）体格检查：包括妇科检查和全身检查，及时发现相关体征。妇科检查应排除阴道、宫颈及子宫结构异常和器质性病变，确定出血来源。

（3）辅助检查：鉴别诊断和确定病情的严重程度及是否有合并症。

①全血细胞计数、凝血功能检查。

②尿妊娠试验或血人绒毛膜促性腺激素（hCG）检测：除外妊娠相关疾病。

③超声检查：了解子宫内膜厚度及回声，以明确有无宫腔占位性病变及其他生殖道器质性病变等。

④基础体温测定（BBT）：是诊断无排卵性异常子宫出血最常用的手段，无排卵性基础体温呈单相型。

⑤生殖内分泌测定：通过测定下次月经前5～9日（相当于黄体中期）血孕酮水平估计有无排卵，孕酮浓度 <3ng/mL 提示无排卵。同时应在早卵泡期测定血 LH、FSH、催乳素（PRL）、雌二醇（E_2）、睾酮（T）、促甲状腺素（TSH）水平，以了解无排卵的病因。

⑥刮宫或子宫内膜活组织检查：以明确子宫内膜病理诊断，而刮宫兼有诊断和止血双重作用。

⑦宫腔镜检查：可直接观察到宫颈管、子宫内膜的生理和病理情况，直视下活检的诊断准确率显著高于盲取。

2. 治疗 一是抑制长期无排卵引起的子宫内膜过度增生、月经期延长和经量过多；二是促进正常月经周期和月经量的恢复。具体方案包括止血、调整月经周期及手术治疗。

（1）止血治疗

①性激素、孕激素：有两种使用方法，即药物性刮宫法及孕激素内膜萎缩法。

药物性刮宫法：止血机制是使雌激素作用下持续增生的子宫内膜转化为分泌期，停药后内膜脱落较完全。适用于体内已有一定水平雌激素、血红蛋白大于80g/L、生命体征稳定的患者，因停药后短期内必然会引起撤药性出血，故不适用于严重贫血者。用法：地屈孕酮片（达芙通），10mg，口服，每日2次，共10日；或微粒化孕酮200～300mg，口服，每日1～2次，共10日；或黄体酮20～40mg，肌内注射，每日1次，共3～5日；或醋酸甲羟孕酮（MPA）：6～10mg，口服，每日1次，共10日。

孕激素内膜萎缩法：高效合成孕激素可使内膜萎缩，达到止血目的，此法不适用于青春期患者。炔诺酮治疗出血量较多时，首剂量为5mg，每8小时1次，血止3日后每隔3日递减1/3量，直至维持量为2.5～5.0mg/d；持续用至血止后21日停药，停药后3～7日发生撤药性出血。也可用左炔诺酮1.5～2.25mg/d，血止后按同样原则减量。

②刮宫术可迅速止血，并具有诊断价值。

（2）调整月经周期治疗：止血后，病因并未去除，停药后经常复发，需随后采取措施控制周期，防止异常子宫出血的再次发生。

①孕激素：可用于撤退性出血第15日起，口服地屈孕酮10～20mg/d，用药10日；或微粒化孕酮200～300mg/d，用药10日；或甲羟孕酮4～12mg/d，每日分2～3次口服，连用10～14日。酌情应用3～6个周期。

②避孕药：可很好地控制周期，尤其适用于有避孕需求的生育期功血患者。一般在止血用药撤退性出血后，周期性使用口服避孕药3个周期，病情反复者酌情延至6个周期。生育期、有长期避孕需求、无避孕药禁忌证者可长期应用。

③雌、孕激素序贯法：如孕激素治疗后不出现撤退性出血，考虑是否为内源性雌激素水平不足，可用雌孕激素序贯法。

④左炔诺孕酮宫内缓释系统（LNG－IUS）：宫腔内局部释放左炔诺孕酮，抑制子宫内膜生长。多种药物治疗失败且无生育要求者，选择LNG－IUS常有效。适用于生育期或围绝经期、无生育需求的患者。

（3）手术治疗：对于药物治疗疗效不佳或不宜用药、无生育要求的患者，尤其是不宜随访的年龄较大者，可考虑手术治疗。包括宫腔镜下子宫内膜去除术（如热球治疗或子宫内膜消融术等）、全子宫切除术。

七、历代认识

1. 古代医家对崩漏的认识

（1）春秋战国时期：《黄帝内经》提出的“女子七岁，肾气盛，齿更发长，二七而天癸至，任脉通，太冲脉盛，月事以时下，故有子”，是中医对月经认识的源头。《素问·阴阳别论》曰“阴虚阳搏谓之崩”，此处的“崩”泛指一切下血势急之妇科血崩证，意为肾阴虚损，阴不维阳，阴阳失衡而致崩证。而阴虚可致阳亢，阳气亢盛又可耗伤阴精，故崩证是以阴虚为本，阳亢为标。但对其主要症状却未做具体描述。《素问·六元正纪大论》：“少阳司天之政……初之气，地气迁，风胜乃摇，寒乃去，候乃大温……其病……血崩胁满。”首次提出血崩的概念，并从天人相应及类比取象的观点来论述了崩漏的发生。

（2）汉代：华佗所著的《中藏经》首次指出血崩属于妇科疾病。

张仲景的《金匮要略》，提出“漏下”与宿有癥病导致的瘀阻胞宫出血的区别，并辨证治疗，设立经方：“妇人素有癥病，经断未及三月，而得漏下不止者……其癥不去故也，当下其癥，桂枝茯苓丸主之。”又阐明了“妇人宿有癥病，经断未及三月，而得漏下不止，胎动在脐上者，为癥痼害”。在同篇的胶艾汤证中，张仲景首次对漏下、半产后下血不止、妊娠下血等三种阴道出血的情况进行了区分，为崩漏与其他疾病的鉴别提供了理论依据。治疗采用胶艾汤异病同治。又在《金匮要略·妇人妊娠脉证并治》中指出了“妇人年五十所，病下血数十日不止……当以温经汤主之”，是对冲任虚寒兼瘀热互结导致的更年期崩漏的证治。此外，本篇还记载了“妇人陷经，漏下黑不解，胶姜汤主之”和以脉诊断“半产漏下”。本书所论漏下为后世研究崩漏奠定了理论基础。

（3）魏晋时期：魏甘露年间成书的《针灸甲乙经》中首见“崩中”，书云：“崩中，腹上下痛，中郄主之。”晋代王叔和的《脉经》中有“五崩”的描述。

（4）隋唐时期：巢元方等撰于大业六年的《诸病源候论》是中国最早的论述以内科为主的各科病病因和证候的专著。文中划分了“漏下候”“崩中候”“崩中漏下候”，对“崩”和“漏”进行了区分。“漏”谓：“冲任之脉虚损，不能制约其经血，故血非时而下，淋漓成漏也。”“崩”谓：“崩而内有瘀血，故时崩时止，淋漓不断。”“冲任二脉虚损，不能制约经血”为崩漏的主要病机，巢氏认为经血非时而下、淋漓不断为漏，经血忽然暴下为崩中，介于二者之间名为崩中漏下。二者在病程发展过程中相互转化，正所谓“漏为崩之渐，崩为漏之甚”。

孙思邈在《千金要方》中提出瘀血致崩的观点，认为瘀血是引起本病的根本原因，导致崩漏反复不愈。

（5）宋代：王衮所著的《博济方·经气杂证》载：“月经不调，或清或浊，赤白带下，血山崩漏……”首次提出“崩漏”。

陈自明在《妇人大全良方》中多处合称“崩漏”，把崩漏列入“调经门”中。如“崩漏不止，亦由阴阳衰盛，寒热为邪”“若经候过多，遂至崩漏”“过于阳则先期而来”，并记载：“风为动物，冲任经虚，被风所伤，致令崩中暴下。”陈氏还提出“其……断绝不行，崩漏不止，亦由阴阳衰盛，寒热为邪”，指出崩漏的发生与寒热及阴阳盛衰有关。其中还记载“血得热则流散……经水沸溢”，明确提出“为热所乘”的病因病机。本书还提到“凡血崩之疾，亦有阴阳冷热之不同，不可一概用药”，对后世辨证论治该病具有深远影响。

严用和撰写的《严氏济生方》，指出“轻者谓之漏下，甚者谓之崩中”，并提出了肝不藏血和血热致崩的病机：“盖肝为血之府库，喜怒劳役，一或伤之，肝不能藏血于宫，宫不能传血于海，所以崩中漏下。”“夫血之妄行，未有不因血热之所发。”

杨士瀛，将“崩”与“带”做了区分。其著作《仁斋直指方论》有云：“下部出血不止，谓之崩中，秽液常流，谓之带下。”还在本书中区别了“崩中”“漏下”及“崩中漏下”，原文：“血倏然暴下，谓之崩中”“非时血行淋漓不断，谓之漏下”“崩之中复有瘀血，时崩时止，谓之崩中漏下”。

宋仲甫，著有《女科百问》，该书以问答形式叙述了妇人生理、病理及经带胎产，提出“崩下”病名，并描述了其发生机理：“血气之行，外行经络，内荣脏腑，皆冲任两脉之所主也；倘若劳伤过度，致脏腑俱伤，冲任经虚，不能约制其血，故忽然暴下，谓之崩下。”还区分了“阴崩”与“阳崩”：“受热而赤者，谓之阳崩；受冷而白者，谓之阴崩。”据此可以判断“阴崩”当属带下病范畴。

窦材的《扁鹊心书》卷下有“血崩”一章，论述了女子因房事、生育、暴怒导致的“血崩”宜选用阿胶汤、补宫丸治疗。

（6）金元时期：成无己的《伤寒明理论》提出“冲之得热，血必妄行”，认为内热太盛，迫血妄行是本病主要病因。

李东垣的著作《兰室秘藏》从脾虚、肾虚角度论述了该病。《兰室秘藏·妇人门》认为“肾水阴虚，不能镇守胞络相火，故血走而崩也”，在《兰室秘藏·经漏不止有三论》有“女子漏下恶血，月事不调，或暴崩不止，皆由饮食不节”的论述，由此可见该书认为肾气虚损和脾胃虚弱是导致妇女异常出血的主要原因之一。

“滋阴派”代表朱丹溪则指出冲任损伤，不能制约经血是崩漏发生的关键。在著作《丹溪心法》中提出“肥人月经过多，当责之痰湿”的观点。

（7）明清时期：万全著有《万氏妇人科》，论述了崩漏的病因病机：“妇人崩中之病，皆因中气虚，不能收敛其血，加以极热在里，破血妄行，故令经血暴下而成崩中。崩久不治，遂成漏下。”在治法上遵循初止血、次清热、后补虚的三步法：“治法有三，初止血，次清热，后补其虚，未有不愈者也。”为后世著名的“治崩三法”奠定了基础。

方广类集、重编的《丹溪心法附余》刊于1536年。该书定义了“崩中”：“五志之火亢甚则经血暴下，失期而来，久而不止，谓之崩中。”并提出了后世著名的“治崩三法”：初用止血以塞其流，中用清热凉血以澄其源，末用补血以复其旧。后世医家继承并发展了三法的内涵，推陈出新，同时根据发病的缓急和出血的新久，本着“急则治其标，缓则治其本”的原则，形成治疗崩漏的“三法”：“塞流”“澄源”“复旧”，在临床中得到广泛认同，该治疗原则一直沿用至今。

张景岳编著的《景岳全书·妇人规》对崩漏的论述更为全面和精辟，明确提出：“崩漏不止，经乱之甚者也。”明确了崩漏属于严重的月经病范畴。张景岳观察到崩漏发病过程中“崩”与“阻隔”交替出现，即“若素多忧郁不调之患，而渐见过期阻隔，便有崩决之兆”的特点，提示此期因肾气渐衰，冲任脉虚，天癸将绝，妇女易情志忧思不畅，气滞阻血下行，久则将崩。对病因病机提出“先损脾胃，次及冲任”“穷必及肾”。认为“五脏皆有阴虚，五脏皆有阳搏”“凡阳搏必属阴虚，络伤必致血溢”。进而提出辨证施治：“凡治此之法，宜审脏气，宜察阴阳。无火者求藏而培之、补之；有火察其经而清之、养之。”制方用药如“举元煎治气虚下陷，血崩血脱，亡阳垂危等证”，“若去血过多，血脱气结者，当速用独参汤提握其气，以防脱绝”，是补气固脱、回阳救逆防脱是崩漏急症的治疗措施。

陈文昭的《陈素庵妇科补解》，以《黄帝内经》“阴虚阳搏谓之崩”为立论之本，认为阴虚阳搏即肾水虚、心火旺，肾水不能制约心火。

徐春甫的《古今医统大全》写到“妇女崩漏，最为大病”，说明了崩漏严重性和多发性的特点。在其另一著作《妇科心境·崩漏方论》中率先提出了青春期崩漏与围绝经期崩漏的区别：“年少之人，火炽血热，房事过多，经行时而有交感，俱致斯疾矣……中年以上人，及高年嫠妇，多是忧虑过度，气血俱虚，此为难治。”

薛己著《女科撮要》，记载“其为患，因脾胃虚损，不能摄血归源；或因肝经有火，血得热而下行；或因肝经有风，血得风而妄行；或因怒动肝火，血热而沸腾；或因脾经郁结，血伤而不归经；或因悲哀太过，胞络伤而下漏”，突破了以往对崩漏病因病机的认识，明确提到了崩漏的发生与脾胃、肝有关，尤其与肝火关系密切。本书中还记载了“月事不期，崩血昏聩”的严重后果，表明作者认识到崩漏病久难愈的严重性。

龚廷贤的《万病回春》提出了“经崩”之名：“经水过多，久不止者，成血崩也。”他认为崩漏是“经水去多、久不止，发肿满者，是脾经血虚也。治当补血健脾、利小水，肿自消也”。对于经崩又提出了“有新久虚实之不同，初起属湿热者，宜解毒也，稍久属虚热者，宜养血而清火也”的治疗方法。

王肯堂的《女科证治准绳》中明确指出痰饮是崩漏发病的病因之一，书中引用朱丹溪“涎郁胸中清气不升，故经脉壅遏而降下，非开涎不足以行气，非气升则血不能归隧道”。

武之望在《济阴纲目·血崩门·论崩漏杂治法》提出，崩漏的发生原因是劳伤冲任或虚热内扰、气陷血脱，或是内有瘀血阻滞，或是虚寒内生。

赵献可在《邯郸遗稿·卷之二·血崩》中记载了崩漏发生多与情志、过劳、血热、血虚有关，且指出“凡血崩之疾当分阴阳而治，气血人身之阴阳也。阳主升，阴主降，阳根阴，阴根阳，一升一降，循经而行，无崩漏也”。

李梴的《医学入门》于1575年刊行于世，其“崩漏”篇提出“崩乃经血错乱，不循故道，淖溢妄行”，并分析了饮食、劳倦及情志导致崩的病机和方药。

《医宗金鉴》是政府编纂的一部医学丛书，刊行于公元1942年。该书总括崩漏为“淋漓不断名为漏，忽然大下谓之崩”。作者认为月经过多的病因是气虚与血热：“经水过多，清稀浅红，乃气虚不能摄血也；稠黏深红，则为热盛有余。”

沈又彭的《沈氏女科辑要笺疏》中提出了暴崩的发生机理：“阴气既虚，则无自主之权，而孤阳乘之，搏击肆扰，所以失其常轨，而暴崩直注。且肝气善于疏泄，阴虚者水不涵木，肝阳不藏，疏泄太过，此崩中一证，所以多是虚阳妄动也。”

傅山的《傅青主女科》认为因火盛动血而致的崩漏是虚火所致而非实火，并提出“补血、养血、摄血”“止崩之药不可独用，必须于补阴之中行止崩之法”，对崩漏的治疗提出新的见解和认识，创制了“固本止崩汤”和“逐瘀止血汤”，均为后世常用。傅青主还提出“夫妇人至五十岁之外，天癸匮乏，原宜闭关守寨，不宜出阵战争，苟或适兴，不过草草了事，尚不至肾火大动。倘兴酣浪战，亦如少年之好合，鲜不血室大开，崩决而坠矣”，对年老房事不节导致崩决的病机进行了记载。

叶天士《临证指南医案·崩漏》记载崩漏的病位在冲任、脾与肝，病因是：“原其致病之由，有因冲任不能摄血者，有因肝不藏血者，有因脾不统血者，有因热在下焦，迫血妄行者，有因元气大虚，不能收敛其血者，又有瘀血内阻，新血不能归经而下者。”

康熙年间何涛、浦天球二位医家之纂著本《女科正宗·崩中漏下》认为气虚导致崩漏发生的因素：“漏则因房劳过度，损冲任二脉，气虚不能约束经血。”本书还认为痰湿也是导致崩漏发病的因素之一，《女科正宗·湿痰崩漏》云：“盖浊气盛，郁遏久，即成湿热，迫血妄行。”

沈金鳌，在《妇科玉尺·卷五·崩漏》中归纳总结了崩漏发生的六大病因：“究其源则有六大端：一由火热，二由虚寒，三由劳伤，四由气陷，五由血瘀，六由虚弱。”导致冲任不固，不能制约经血，子宫藏泻失度而发崩漏。

吴谦主持编著的《医宗金鉴》是由政府组织编写的大型医学丛书，首次指出热邪、脾虚、暴怒都可导致本病的发生，认为本病的发生和肝、脾、肾三脏密切相关。

陈修园在《女科要旨·杂病·金匮方一十九首》中指出崩漏发病是寒、血热、血瘀、气虚导致“皆阴阳失于抱负，坤土失于堤防所致”。在《女科要旨·调经》对脾胃与经血的关系做了阐述：“脾胃和则血自生。”这对后世治疗月经病时重视脾胃的调理影响深远。

竹林寺僧《竹林女科证治·调经下·崩漏标本证治》中认为导致崩漏发生的最关键的因素在于中气不足，统摄乏权，加之内有里热，破血妄行而发病：“崩漏皆由中气虚，不能收敛其血，加以积热在里，迫血妄行，或不时血下，或忽然暴下，为崩为漏。”

晚清郑寿全《医法圆通》卷二“崩”作篇题，提出阴虚和阳虚所致崩的病因病机和治法分析。

2. 近现代医家对崩漏的认识 近代（1840—）医家在总结前人成果的同时开拓创新，并且随着西方医学的传入，更多医家开始从中西医结合的角度认识和治疗本病。

唐容川著《血证论》，论述崩漏发生的病因病机：“经血为水谷之精气……凡其源源而来，生化于脾，总统于心，藏受于肝，宣布于肺，施泄于肾，以灌溉一身，在男子则化而为精，妇人则上为乳汁，下归血海而为经脉。”书中亦云：“经遂之中，既有瘀血踞住，则新血不能安行无恙，终必妄走，而吐溢矣，故以去瘀为治血要法。”

张锡纯的《医学衷中参西录》重视调理脾胃，理气行气，活血化瘀，提出了治疗崩漏时应遵循“急则治其标，缓则治其本”的原则。

1949 年新中国成立后，随着中医事业的繁荣，中医妇科学的发展进入到一个新的历史时期，有关崩漏的论著亦逐渐增加，具体分为以下四类：一是名老中医的专著专集；二是临床实用性著作及教材类著作，例如各版《中医妇科学》统编教材；三是对古代文献的整理、校注、汇编、研究类著作；四是众多的与崩漏有关的论文，此类文献丰富，涉及的范围广。

当代名医对于崩漏的认识以及治疗方法举例如下。

国医大师夏桂成教授认为，血瘀、肾阴虚、脾气亏虚是崩漏发病的关键病因。并且在“月经周期节律”的研究中强调“心（脑）－肾－子宫轴”的理论体系，着重强调心（脑）对于月经节律乃至整个女性生殖内分泌的重要作用。夏教授认为心（脑）－肾－子宫轴的紊乱造成了心肾水火失济则阴虚加剧、天癸衰少，甚则少数阴虚火旺，下扰冲任血海。在治疗上侧重于心肾两脏，形成了“心肾同调”的理论创新。

罗元恺教授对于崩漏提出了“肾阴虚、脾气虚往往是致病之本”的创新观点。认为“血崩当以塞流为主”，但塞流仍需与澄源相结合，不能单纯以收涩止血药而止血。“澄源，即根据辨证原则，从病理上控制其继续出血。”他认为临床崩漏患者以阴虚血热、血瘀、脾肾虚损三种证型为多。

肖承悰教授认为肾虚是导致冲任损伤而引发崩漏的基本原因。肖教授尤其赞成《黄帝内经》所述“阴虚阳搏谓之崩”的观点，认为这是崩漏发生的本质因素，是崩漏发病机理的总纲。在治疗上遵循“急则治其标、缓则治其本”的原则，灵活运用塞流、澄源、复旧三法，在临床治疗时三法不会截然分开，塞流与澄源，澄源与复旧，常常结合应用，而澄源贯穿始终，体现了中医辨证论治的灵活精神。

国医大师刘敏如教授认为，崩漏应根据出血的期、量、色、质以及患者表现出的兼证的不同来辨证寒热虚实。并指出本病病因多端，涉及脏腑众多，常是因果相干，气血同病，多脏受累，所以崩漏病情复杂，证情容易反复，属于疑难重症。刘敏如教授指出崩漏的发病之本为肾的阴阳失衡，冲任通固失常，肾气不守，冲任失调，经血失去制约非时而下，而肾虚终会导致气阴双竭的病理机转。故在总结前人治疗经验的基础上提出崩漏的治疗应遵守“急则治其标，缓则治其本”的原则，“谨守病机”，采用“塞流”“澄源”“复旧”的治疗大法辨证论治，着重强调以“固本治肾，调任固冲”为本，且贯穿治疗全过程；同时佐以补肾填精、调平阴阳、益气养血并注意结合临床所见，热者清而止之，寒者温而止之，瘀者行而止之，郁者舒而止之。针对不同年龄阶段的患者，在治法上又各有侧重，青春期患者肾气未充，重在补肾气、调冲任；育龄期患者易耗散精血，则应侧重调肝理血，调固冲任。刘敏如教授治疗崩漏的个人习用方有生脉散合寿胎丸、上下相资汤、通脉大生丸、大造丸、滋水清肝饮、归脾汤等，在具体选方上根据“塞流”“澄源”“复旧”三个治疗阶段以及患者素体情况、年龄阶段的不同而有所差别。同时刘教授提出，在临床所见中，崩漏需要注意与月经量多、月经先期、月经先后无定期、经期延长、胎、产、赤带或癥瘕等病的下血证鉴别。阴道不规则出血有时很难鉴别，必要时可做相关检查以协助诊断。

八、刘瑞芬工作室应用经验

1. 对崩漏的认识　刘瑞芬教授认为“冲任损伤，不能制约经血”是崩漏的核心病机，肾气虚衰、血瘀为本病的基本病机，亦可兼有肝郁、脾虚。虽有虚、实、寒、热之不同，但“瘀、热、虚”相互交错、互患为病者，每多有之。治疗上，以中医理论为指导，以辨证论治为基点，结合西医学的月经神经内分泌周期调节理论，模仿月经周期不同时期的生理节律，从补、调、温、通立法，运用中药人工周期疗法，以期恢复“肾 - 天癸 - 冲任 - 胞宫”生殖轴的功能，从而恢复女性的排卵功能。

中医学将月经周期一般分为行经期、经后期、经间期及经前期四期。刘瑞芬教授将四期理论融会贯通至无排卵性功血患者的治疗当中。

对于无排卵性功血患者，刘瑞芬教授认为：

（1）在经后期，应以“补肾气”为主以促进卵子发育。“肾为先天之本”，“肾主生殖，肾气盛，天癸至，任脉通，太冲脉盛，月事以时下，故有子”，肾气是女子孕育的基本条件。若肾气冲盛，则卵巢功能正常，精化阳气，阳气内动，冲任相资，由虚至盛，由阴转阳，可促使成熟的卵泡排出。滋阴填精不仅可以养阴，使卵泡发育有充盛的物质基础，而且还可推动月经周期的运动。因此益肾是诱发排卵的关键。

（2）在经间期，“重阴阶段”，“阴长至极，重阴必阳”，便开始了月经周期中的第一次转化，转化的结果导致排卵。此期应注重一个“调”字，以适应阴阳消长，由阴转阳突变的需要。治以调气活血通络为主，以促进卵子的突破排出。

（3）在经前期，阴血由生至化，机体由阴转阳，阳气渐长，月经将至。故此期为“阳长阶段”。其中阳气的旺盛与否直接关系到月经周期的进一步演变。此期应注重在一个“温”字。以温肾调经为主，阴中求阳，调理冲任气血为本期治疗的重点。

（4）在行经期，阳长至极，重阳必阴，此期为月经周期中阴阳的第二次转化，血海由满而溢，月经来潮，标志着本次月经的结束，新的周期的开始。故“通”是本期的治疗特点。“热则流通，寒则凝滞”，强调禁用或慎用苦寒之药，治当温通，使胞宫排血通畅，冲任经脉气血顺和，达到除旧布新，为新月经周期奠定基础。

综上，刘瑞芬教授循月经各期的特点，形成了“补、调、温、通”的中药人工周期治疗模式。

2. 治疗崩漏遣药组方思路　刘瑞芬教授积数十年理论研究及临床实践，紧扣崩漏“虚、瘀、热”且相互夹杂的病机特点，依“虚者补之，留者攻之，热者清之”的原则，以祛瘀清热、益气养阴之法立通用止血方。其主要药物组成：益母草、仙鹤草、党参、熟地黄、生蒲黄等。方从法出，法随证立，遣药组方中莫不彰显刘老师的思路与治法。

（1）以通达塞，通其本、涩其标：中医界素有“见血休治血，祛瘀当为先”的说法，刘瑞芬教授亦认同“凡血证，总以祛瘀为要”的观点。故通用止血方中以益母草为君药。益母草，味辛苦，性微寒，善入心、肝血分，有活血调经、祛瘀生新之效。《本草纲目》言其可“活血，破血”，治“崩中漏下”。生蒲黄善活血消瘀、凉血止血。《本草正义》曰其“能导瘀结而治气血凝滞”。三七粉入肝经血分，有止血不留瘀、化瘀不伤正的特点。《本草新编》赞其为“止血之神药也”。二味助益母草祛瘀生新，治其本，以“通”奏“塞流”之效。仙鹤草收敛止血，《百草镜》载其治“血崩”。乌贼骨乃血肉有情之品，有敛新血而破瘀血之功，《药性论》载其“止妇人血崩”。二药相配，既收敛止血治其表，又助君药止血，加强塞流之功，如李时珍言：“用酸涩药，以敛其耗散。”五味药相伍，以通达塞，标本兼顾，收祛瘀生新、止血不留瘀之效！

（2）攻中寓补，虚实兼顾：刘老师认为崩漏非单纯的“虚、瘀、热”致病，常相互错杂，互为因果，虚实夹杂。单纯祛瘀，易耗伤气血；纯补虚，则有“闭门留寇”之弊。故遣药组方要辨明证候，勿犯虚虚实实之戒。方中佐以党参、黄芪补气之品。党参既能补脾肺之气，又可补血生津。《本草正义》赞其“建运中气，本与人参不甚相远”。黄芪具补气健脾、升阳举陷之功，《医学衷中参西录》言其“能补气，兼能升气，善治胸中大气（即宗气）下陷”。在活血祛瘀之时，伍补气、升阳之味，一方面，气为血之帅，气足则推血有力，血可活，脾气盛则统摄有权，血可止，正如《张氏医通》所言：“气与血两相维附，气不得血，则耗而无统；血不得气，则凝而不流。”另一方面，可使有形之血生于无形之气，化血有源，如《傅青主女科》云：“若不急补其气以生血，而先补其血而遗气，则有形之血恐不能遽生，而无形之气必且至尽散，此所以不先补血而先补气也。”

（3）未病先防，已病防变：刘瑞芬教授认为瘀血阻滞日久易生热化火，火热之邪又易煎熬阴血成瘀。茜草既能活血行气，又能凉血止血。《本草正义》载：“茜草性寒，所主多血热失血之症。”马齿苋清热凉血，《本草纲目》谓其：“散血消肿，利肠滑胎，解毒通淋。”在祛瘀药中佐以马齿苋、茜草等清热凉血之品，一方面祛瘀与清热并用，祛瘀可正本清源，祛除已瘀之血；清热可祛除成瘀之因，又可“未病先防”；另一方面遵“热者清之”之法，抑其沸腾之势，热清则血海宁静，冲任得固，血不妄溢。正如《济阴纲目》言：“止涩之中，须寓清凉，又须破瘀解结。”

（4）妙用熟地黄：刘老师认为血属阴，津血同源，失血亦耗伤阴液，正如《血证论》所言：“血属阴，血虚即水虚。”诸多血证中，刘老师喜用熟地黄。其妙用有五：①熟地黄味甘，为养血补虚之要药，正如《本草正义》所言：“诸经之阴血虚者，非熟地不可。”②熟地黄善补肾阴，使经水化生有源，《医学启源》载其：“补肾水真阴不足。”③久崩、久漏，耗气伤血，虚热内生，如《傅青主女科》所言："人莫不谓火盛动血也，然此火非实火，乃虚火耳。"熟地黄大补阴血，取"壮水之主以制阳光"之义。④遵《傅青主女科》止崩之法，"止崩之药，不可独用，必须于补阴之中行止崩之法"。⑤助君药活血化瘀，《珍珠囊》谓其："通血脉。"

（5）辨证施治，衷中参西：刘老师在通用止血方的基础上，辨证加减，融"塞流、澄源、复旧"于其中。遇血红蛋白低，气随血脱者，常加人参；遇热象明显者，加女贞子、墨旱莲等。在治疗崩漏时可衷中参西，标本兼顾，缩短疗程。子宫内膜偏厚者，侧重于活血祛瘀，使瘀血去，新血生，兼顾他症；子宫内膜较薄者，侧重于收敛止血，补肾养血，使血止，气血生。若遇崩漏急性出血期，量大势急，遵"急则治其标"治则，可采用中药联合性激素或诊刮术等中西医结合方案缩短疗程，减少患者痛苦。

（6）秉持整体观念，注重心理调摄：女子以肝为先天，心情不畅，肝气不舒，易致气机逆乱，疏泄太过，或肝郁化火，迫血妄行，亦致崩漏，如《傅青主女科》所言："盖肝之性急，气结则气急更甚，更急则血不能藏，故崩不免也。"随着社会发展，生活节奏加快，工作压力加大，增加了这种情志致病的发生。刘瑞发教授既注重对本病的心理疏导，使肝气疏，气机畅，血归藏于肝，冲任得固，亦重视病愈后的整体调理，建议患者合理膳食；嘱患者养成良好的作息习惯，常与家人、朋友沟通，保持心情舒畅，劳逸结合，适度锻炼，增强体质。

3. 治疗验案

于某，女，32 岁。2016 年 10 月 15 日初诊。

阴道流血 38 日未净。患者末次月经（LMP）：2016 年 9 月 8 日，阴道流血至今，量少、色暗、有血块，小腹坠痛，腰酸，神疲懒言，乏力，咽干口燥，纳眠可，二便调，舌淡有瘀斑，苔薄黄，脉细涩。曾服中药调理，效果不佳。尿 hCG 示：（－）；B 超示：子宫及双侧附件未探及明显异常，子宫内膜厚 1.1cm。诊断：崩漏。证属气虚血瘀兼血热。治以活血化瘀，补脾肾亏虚，清热止血。用药为：当归 15g，川芎 15g，桃仁 12g，川断 12g，丹皮 9g，赤芍 9g，川牛膝 18g，路路通 15g，云苓 15g，黄芪 15g，杜仲 15g，炙甘草 6g。3 剂，水煎服，每日 1 剂，早晚分服。

2016 年 10 月 21 日二诊。服上药 3 剂后，阴道流血增多 3 日。今日阴道流血稍减少，色淡，质稀，腰酸、腹痛减轻，余症同前。方用通用止血方：益母草30g，马齿苋30g，生地榆30g，贯众炭30g，陈棕炭30g，茜草炭30g，煅龙牡各30g（先煎），乌贼骨30g，炙黄芪30g，党参30g，三七粉3g（冲服），熟地18g，生蒲黄18g（包煎），仙鹤草30g，甘草6g。5剂，煎服法同前。

2010年10月28日三诊。患者述服药5剂，阴道流血停止，以上诸症减轻，纳可，眠差，舌淡红，苔薄白，脉细弱。妇科检查，外阴正常，阴道畅，宫颈光滑，子宫前位，正常大小，活动可，无压痛，双侧附件未探及明显异常。此时主要是以归脾汤加减：党参30g，黄芪30g，白术12g，云苓12g，当归12g，远志12g，龙眼肉12g，木香9g，山药15g，菟丝子12g，枸杞子12g，甘草6g。6剂，煎服法同前。

按语：刘瑞芬教授认为，崩漏多以脾肾亏虚为本，瘀阻胞络、热扰冲任为标，脾肾亏虚，统摄无权，运化无力，气不行血，则发为瘀，瘀而化热，破血妄行，以致本病发生。初诊崩漏患者阴道流血量少，有血块，舌有瘀斑，脉细涩，多为瘀血阻滞胞络、子宫，血不得归经；神疲懒言，乏力，乃气虚中阳不振；口燥咽干乃为阴虚有热，阴液不足，津不上乘；小腹坠胀乃气虚下陷，气机阻滞。腰酸则为肾精亏虚，腰府失养。

刘瑞芬教授根据患者的状况，辨证论治，拟上方，以当归、川芎为君药，活血补血；桃仁、丹皮、赤芍为臣药，活血化瘀，加强君药的作用。君臣合用，通因通用，使瘀血得散，经血顺畅。川牛膝、路路通、云苓，黄芪、川断、杜仲为佐药，川牛膝、路路通活血通络，引血下行，云苓、黄芪健脾利湿，益气升提，杜仲、川断补肾填精。甘草为使药，调和诸药。诸药合用，标本兼顾，攻补兼施，行中有补，祛瘀不伤正，止血不留瘀，共奏活血祛瘀、养血益气、清热止血之功。二诊时阴道流血量增多3日，来诊时月经量减少、色淡、质稀，腰酸、腹痛减轻，以气血两虚为主要病机，兼有脾肾亏虚，故用通用止血方，益母草为君药，《本草汇言》曰："益母草，行血养血，行血而不伤新血……诚为血家之圣药也。"马齿苋、生地榆、仙鹤草、棕榈炭、茜草炭、贯众炭、煅龙骨、煅牡蛎、乌贼骨为臣药，化瘀止血，煅龙牡又有收敛之性，散中有收；党参、黄芪、熟地、生蒲黄、三七粉为佐药，益气养阴，健脾补肾，养血调血；甘草为佐药，调和诸药。诸药合用，收中有散，补中有行，止血不留瘀，养阴不留邪。

三诊时阴道流血停止，诸症减轻，此其经血已停，治病求本，健脾补肾，养心安神，故用归脾汤加减，参、芪、术、药、草大队甘温之品补脾益气以生血，使气旺而血生；当归、龙眼肉补血养心，云苓、远志宁心安神；木香辛香而散，复中焦运化之功；枸杞子、菟丝子补肾填精。诸药合用，心脾肾同补，气血同调，充分体现了“复旧”，这一治崩大法。

第二章　月经过多

一、概述

月经过多，指月经量较正常明显增多，而周期基本正常者。一般认为月经量以 30～80mL 为适宜，超过 100mL 为月经过多，本病可与月经周期、经期异常并发，如月经先期、月经后期、经期延长，尤以前者为多见。西医学排卵性异常子宫出血、子宫肌瘤、子宫肥大症、盆腔炎、子宫内膜异位症等疾病引起的月经过多，可参考本病治疗。

二、病名探源

关于“月经过多”病名的最早描述可见于《金匮要略》中“月水来过多”的记载，但早在《黄帝内经》中即有对其病因的概括。

三、中医病因病机

主要病机是冲任不固，经血失于制约而致血量多。常见的病因有气虚、血热和血瘀。

1. 气虚　素体虚弱，或饮食失节，劳倦过度，大病久病，损伤脾气，中气不足，冲任不固，血失统摄，遂致经行量多。久之可使气血俱虚，又可导致心脾两虚，或脾损及肾，致脾肾两虚。

2. 血热　素体阳盛，或肝郁化火，或过食辛燥动血之品，或外感热邪，热扰冲任，迫血妄行，因而经量增多。

3. 血瘀　素多抑郁，气滞而致血瘀；或经期产后余血未尽，感受外邪，或不禁房事，瘀阻冲任，血不归经，遂致经行量多。

本病在发展过程中，由于病程日久，常致气随血耗，阴随血伤，或热随血泄而出现由实转虚，或虚实兼夹之象，如气虚血热、阴虚内热、气阴两虚而夹血瘀等证。

四、西医发病机制

临床上以排卵性异常子宫出血导致的月经过多最为常见，主要由黄体功能不足、子宫内膜不规则脱落和子宫内膜局部异常所致。

1. 黄体功能不足 足够水平的 FSH 和 LH 及卵巢对 LH 良好的反应，是黄体健全发育的必要前提。黄体功能不足可由多种因素造成：卵泡期 FSH 缺乏，使卵泡发育缓慢，雌激素分泌减少，从而对垂体及下丘脑正反馈不足；LH 脉冲峰值不高及排卵峰后 LH 低脉冲缺陷，使排卵后黄体发育不全，孕激素分泌减少；卵巢本身发育不良，排卵后颗粒细胞黄素化不良，孕激素分泌减少。此外，生理性因素如初潮、分娩后、绝经过渡期等也可导致黄体功能不足。

子宫内膜形态一般表现为分泌期内膜，腺体分泌不良，间质水肿不明显或腺体与间质发育不同步。

2. 子宫内膜不规则脱落 由于下丘脑－垂体－卵巢轴调节功能紊乱，或溶黄体机制失常，引起黄体萎缩不全，内膜持续受孕激素影响，以致不能如期完整脱落。其病理表现为月经期第 5 ~6 日仍能见到呈分泌反应的子宫内膜。常表现为混合型子宫内膜，即残留的分泌期内膜与出血坏死组织及新增生的内膜混合共存。

3. 子宫内膜局部异常 其机制可能涉及子宫内膜局部凝血纤溶调节机制异常、子宫内膜修复机制异常，如子宫内膜炎症、感染、炎性反应及子宫内膜血管生成异常等。

五、中医诊治方案

本病辨证重在从经色、经质等，结合脉证，辨其寒热虚实。一般经量多，色淡，质清稀，气短乏力，舌淡，脉虚，属气虚；量多，色鲜红或紫红，质黏稠，口渴便结，舌红，脉数，属血热；量多，色黯有块，伴小腹疼痛，舌紫，脉涩，属血瘀。

本病的治疗应掌握经期与平时的不同，采取不同的治疗方法。经期要辨证施治，固冲止血为主，标本同治，目的在于减少血量，防止失血伤阴。平时应根据辨证，治本调经为主，多采用益气、清热、养阴、化瘀等法，慎用温燥动血之品，以免增加出血量。

1. 气虚证

主要证候：行经量多，色淡红，质清稀，神疲体倦，气短懒言，小腹空坠，面色㿠白，舌淡，苔薄，脉细弱。

治疗法则：补气摄血固冲。

代表方药：（1）举元煎（《景岳全书》）

黄芪、人参、白术、升麻、龙骨、牡蛎、生地、白芍、海螵蛸、茜草、续断、炙甘草等。

（2）安冲汤（《医学衷中参西录》）

2. 血热证

主要证候：经行量多，色鲜红或深红，质黏稠，或有小血块；伴口渴心烦，尿黄便结，舌红，苔黄，脉滑数。

治疗法则：清热凉血，固冲止血。

代表方药：保阴煎（《景岳全书》）加地榆、茜草

生熟地、黄芩、黄柏、怀山药、白芍、续断、甘草等。

3. 血瘀证

主要证候：经行量多，色紫黯，质稠有血块，经行小腹疼痛，或平时小腹胀痛，舌紫黯或有瘀点，脉涩。

治疗法则：活血化瘀止血。

代表方药：失笑散（《太平惠民和剂局方》）加益母草、三七、茜草。

蒲黄、五灵脂、益母草、三七、茜草等。

六、西医诊治方案

1. 黄体功能不足

（1）诊断：根据病史、妇科检查无引起异常子宫出血的生殖器官器质性病变；基础体温双相型，但高温相少于11日；子宫内膜活检显示分泌反应至少落后2日，可做出诊断。

（2）治疗

①促进卵泡发育：卵泡期使用低剂量雌激素：月经第5日起，每日口服妊马雌酮0.625mg或戊酸雌二醇1mg，连续5~7日；氯米芬：月经第3~5日，每日开始口服氯米芬50mg，连服5日。

②促进月经中期LH峰形成：在卵泡成熟后，给予绒促性素5000~10000U，1次或分2次肌内注射。

③黄体功能刺激疗法：于基础体温上升后开始，隔日肌内注射绒促性素1000～2000U，共5次。

④黄体功能补充疗法：一般选用天然黄体酮制剂，自排卵后开始每日肌内注射黄体酮10mg，共10～14日。

⑤口服避孕药：尤其适用于有避孕需求的育龄期患者。一般周期性使用口服避孕药3个周期，病情反复者酌情延至6个周期。

2. 子宫内膜不规则脱落

（1）诊断：临床表现为经期延长，基础体温呈双相型，但下降缓慢，在月经第5～7日行诊断性刮宫，病理检查作为确诊依据。

（2）治疗

①孕激素：排卵后第1～2日或下次月经前10～14日开始，每日口服甲羟孕酮10mg，连服10日，有生育要求者肌内注射黄体酮注射液。无生育要求者也可口服单相口服避孕药，自月经周期第5日始，每日1片，连续21日为一周期。

②绒促性素：用法同黄体功能不足，有促进黄体功能的作用。

3. 子宫内膜局部异常

（1）诊断：目前尚无特异方法诊断子宫内膜局部异常，主要基于在有排卵月经的基础上排除其他明确异常后而确定。

（2）治疗：建议先行药物治疗，推荐的治疗顺序如下。

①左炔诺孕酮宫内缓释系统（LNG－IUS），适合于近1年以上无生育要求者。

②氨甲环酸抗纤溶治疗或非甾体类抗炎药，可用于不愿或不能使用性激素治疗或想尽快妊娠者。

③短效口服避孕药。

④孕激素子宫内膜萎缩治疗，如炔诺酮5mg，每日3次，从周期第5日开始，连续服用21日，刮宫术仅用于紧急止血及病理检查。对于无生育要求者，可考虑保守性手术，如子宫内膜切除术。

七、历代认识

1. 古代医家对月经过多的认识

（1）战国及秦汉：我国现存最早的中医理论著作《黄帝内经》对月经过多、崩漏等病因作出了概括，如《素问·阴阳别论》曰："阴虚阳搏谓之崩。”《素问·离合真邪论》曰：“天暑地热，则经水沸溢。”

《金匮要略》中的妇人三篇被称为“中医妇产科学之源头”，《金匮要略·妇人杂病脉证并治》温经汤方下，即有“月水来过多”的记载。

（2）隋唐时期：隋代巢元方《诸病源候论·月水不断候》云：“妇人月水不断者，由损伤经血，冲脉、任脉虚损故也。冲任之脉，为经脉之海；手太阳小肠之经也，手少阴心之经也，此二经为表里，主下为月水。劳伤经脉，冲任之气虚损，故不能制其经血，故令月水不断也。”指出了月经过多的病因病机为冲任虚损。

（3）两宋时期：齐仲甫的《女科百问》在《黄帝内经》“天暑地热，则经水沸溢”的理论基础上总结出治疗月经过多之法为“和其阴阳”“抑阳助阴”，在“第六问经候或前或后、多寡不定者何也”中记载：“若阳气盛乘阴，则血流散溢，经所谓天暑地热，经水沸溢，故令乍多而在月前，当和其阴阳，调其气血，以平为福。”又云：“阳气胜阴，月假多者，当归饮，抑阳助阴，调理经脉。”并列有温经汤，可治疗月经过多不止。

陈自明的《妇人大全良方》继承发展了《诸病源候论》突出冲任和胞内损伤的病机，并载有紫石英丸、加减吴茱萸汤、桃仁散等可治疗月经过多的方药；在“崩暴下血不止方论”有论曰：“若经候过多，遂至崩漏，色明如水下，得温则烦，甚者至于昏闷。其脉数疾小为顺，大甚者逆。此由阴阳搏，为热所乘，攻伤冲任。血得热则流散，譬如天暑地热，则经水沸溢，阳伤于阴，令人下血，当补其阴。宜服小蓟汤、阿茄陀丸。”

（4）金元时期：刘完素在《素问病机气宜保命集·妇人胎产论》中首先提出“经水过多”的病名，认为月经过多的病机为阳盛实热，治疗应清热凉血，并辅以养血调经，并记有治疗方药：“治妇人经水过多，别无余证，四物内加黄芩、白术各一两。”

张子和《儒门事亲·血崩》中总结月经过多其中一个病因为悲哀太甚，致热气在中，血热而妄行。同样主张以清热凉血为法。书中云：“《内经》曰：悲哀太甚则心系急，心系急则肺布叶举，而上焦不通，热气在中，故经血崩下。心系者，血山也。如久不愈，则面黄肌瘦，慎不可与燥热之药治之，岂不闻血得热而流散。先以黄连解毒汤，次以凉膈散、四物汤等药。”

李东垣在《兰室秘藏》中指出，月经过多与饮食不节、劳伤形体或心气不足有关：“治女子漏下恶血、月事不调或暴崩不止，多下水浆之物，皆由饮食不节，或劳伤形体，或素有心气不足。”又云：“妇人血崩，是肾水阴虚，不能镇守胞络相火，故血走而崩也。”继承了《黄帝内经》“阴虚阳搏谓之崩”的理论，又为后世医家提出以“滋阴固气”止崩奠定了理论基础。

朱丹溪《丹溪心法·妇人》中将月经过多的病机分为血热、痰多、血虚，并列有相应的治疗药物，还载有治疗妇人气弱不足以摄血，月经来时多的验案。

（5）明清时期：王肯堂《证治准绳·调经门》中指出“经水过多，为虚热，为气虚不能摄血”。

万全《万氏妇人科·调经章》中载有：“凡经水来太多者，不问肥瘦，皆属热也，四物加芩连汤主之。”

张景岳的《景岳全书·妇人规》中记载《金匮》胶艾汤可治劳伤血气，冲、任亏损，月水过多，淋沥不止。

薛立斋的《女科撮要》中“经漏不止”中载有：“阳络伤血外溢，阴络伤血内溢。”又云：“脾统血，肝藏血。其为患：因脾胃虚损，不能摄血归源；或因肝经有火，血得热而下行；或因肝经有风，血得风而妄行；或因怒动肝火，血热而沸腾；或因脾经郁结，血伤而不归经；或因悲哀太过，胞络伤而下崩。”并列出了各种证型所对应的方药。

岳甫嘉的《妙一斋医学正印种子编·女科·经水过多》中云：“经水过多者为虚热，为气虚不能摄血，阳胜阴则经水过多，治宜抑阳助阴，调理经脉，四物汤加白术、黄芩各等分，一方加炒蒲黄、柏叶、伏龙肝。”

《医宗金鉴·妇科心法要诀·调经门》中依据经血的色、质、气、味以及带下的特点，以辨虚实寒热，书云：“经水过多，清稀浅红，乃气虚不能摄血也。若稠黏深红，则为热盛有余。或经之前后兼赤白带，而时下臭秽，乃湿热腐化也。若形清腥秽，乃湿瘀寒虚所化也。”

傅山《傅青主女科·调经》中把月经过多作为一个病证来论述，谓其是由于血虚而不归经所致。方用加减四物汤大补血而引之归经。

沈金鳌《女科玉尺·月经》均认为体质不同，经水过多的病机不同，肥人多虚寒，而瘦人多火旺，曰：“经水来而不止者，气虚不能摄血也，宜补气固经丸。经水过多不止，平日肥壮，不发热者，体虚寒也，宜姜棕散。经水过多不止，平日瘦弱，常发热者，由火旺也，宜龟板丸。”还提出了“热血凝结”及“离经蓄血”可致经量过多，其特征是经血有块而腹痛，其治法一是温经固涩，二是滋阴清热。

2. 现代医家对月经过多的认识 从病因学的角度出发，一般均认为，本病主要与先天禀赋不足、后天失养、情志所伤、劳累过度、六淫以及一些继发因素，如节育措施损伤等有关。

国医大师夏桂成教授认为，月经过多与月经先期相伴见，如果仅是1~2个月的月经血量偏多，且无明显症状，大多见于上节育器后出现者，可不作本病证论。同时认为本病的主要原因在于热与瘀，或者瘀热相合，亦有少数与气虚有关。凡出血病，时间较长则血气皆虚，而且常出现热与气虚、瘀与气虚相兼夹的复杂病症，这也是本病的特点。

国医大师许润三教授认为，引发月经量多的根本原因为肾气受损。许老认为，月经来有定时，依附于天癸的充盈，而天癸的充足，又依赖于肾气充盛，肾气盛则天癸泌之有律，冲任通盛，月经按时来潮，表明肾气对女性的月经及生殖功能起主导作用。若肾气亏虚，冲任失调，故发本病。

全国名老中医欧阳惠卿教授认为，月经过多病机在于肾虚封藏所失，冲任气血不固，且因虚致瘀，并且虚、瘀皆可生热，热可动血，也可耗血，且经血受热煎熬则瘀结更甚。

浙江省名老中医朱承汉教授认为，由于年龄、体质、病程等各异，亦遵循各自的特殊规律。生育期妇女，肾气虽旺，但由于生育或其他慢性病损伤肾阴，不能充养冲任，而引起月经过多。

江苏省名中医陈丹华教授认为，月经之量多有两方面：一是认为月经先期量多，肥人不可概作痰湿论治。陈教授病证结合，不拘“肥人多痰湿”“先期有火”之说，针对经水偏多之因，遵循“理血于出血之先”之说。二是认为月经后期量多，治不能偏执固涩一法。或曰：“冲任失于固摄，经水何后期？乃素体阳虚，脏腑气化迟缓，血海不能应时盈满之故，化瘀、固涩均非所宜。”

第三章 月经先期

一、概述

月经先期，指月经周期提前7日以上，甚至10余天一行，连续2个周期以上者，也称经期超前、经行先期、经早、经水不及期等。西医学异常子宫出血和盆腔炎等疾病引起的月经先期，可参考本病论治。

二、病名探源

月经“先期”之名，首见于宋代陈自明撰写的《妇人大全良方》：“经者，常候也……阳太过则先期而至。”

三、中医病因病机

主要病因病机为气虚和血热。气虚则统摄无权，冲任不固；血热则热扰冲任，伤及胞宫，血海不宁，均可使月经先期而至。

1. 气虚

（1）脾气虚：体质素弱或饮食失节，或思虑过度，损伤脾气，脾伤则中气虚弱，冲任不固，经血失统，以致月经先期来潮。脾为心之子，脾气既虚，则赖心气以自救，久之则心气亦伤，致心脾气虚，统摄无权，月经提前。

（2）肾气虚：年少肾气未充，或绝经前肾气渐虚，或生育过多，房事过勤，或久病伤肾，肾气虚弱，冲任不固，不能制约经血，遂致月经提前而至。

2. 血热

（1）阳盛血热：素体阳盛，或过食辛燥助阳之品，或感受热邪，热扰冲任、胞宫，迫血下行，遂致月经提前。

（2）阴虚血热：素体阴虚，或失血伤阴，或久病阴亏，或多产房劳耗伤精血，以致阴液亏损，虚热内生，热伏冲任，血海不宁，则月经先期而下。

(3) 肝郁血热：素体抑郁，或情志内伤，肝气郁结，郁久化热，热扰冲任，迫血下行，遂致月经提前。

四、西医发病机制

临床上以异常子宫出血导致的月经先期最为常见，主要包括无排卵性异常子宫出血和排卵性异常子宫出血。

1. 无排卵性异常子宫出血 无排卵性异常子宫出血常见于青春期、绝经过渡期，生育期也可发生。由于各种原因引起的无排卵均可导致子宫内膜受单一雌激素作用而无孕酮对抗，从而引起雌激素突破性出血。雌激素突破性出血有两种类型：①雌激素缓慢累积维持在阈值水平，可发生间断性少量出血，内膜修复慢，出血时间长；②雌激素累积维持在较高水平，子宫内膜持续增厚，但因无孕激素作用，脆弱脱落而局部修复困难。

无排卵性异常子宫出血的另一出血机制是雌激素撤退性出血，即在单一雌激素的持久刺激下，子宫内膜持续增生。此时，若有一批卵泡闭锁，或由于大量雌激素对 FSH 的负反馈作用，使雌激素水平突然下降，内膜因失去雌激素支持而剥脱，其表现与外源性雌激素撤药所引起的出血相似。此外，无排卵性异常子宫出血还与子宫内膜出血自限机制缺陷有关，主要表现为组织脆性增加、子宫内膜脱落不完全、血管结构与功能异常等。

无排卵性异常子宫出血，根据体内雌激素水平的高低和持续作用时间长短，以及子宫内膜对雌激素反应的敏感性，子宫内膜病理改变可表现出不同程度的增生性变化，少数可呈萎缩性改变。

2. 排卵性异常子宫出血 排卵性异常子宫出血（排卵性月经失调）较无排卵性少见，主要由黄体功能不足、子宫内膜不规则脱落和子宫内膜局部异常等原因导致。

五、中医诊治方案

月经先期的辨证，着重于周期的提前及经量、经色、经质的变化，结合全身证候及舌脉，辨其属实、属虚、属热。本病的治疗原则，重在调整月经周期，使之恢复正常，故须重视平时的调治，按其证候属性，或补，或清。若脉证无火，则应补虚，或补中气，或固命门，或补益心脾，或脾肾双补。如为血热证，则应清热，清热又当“察其阴气之虚实”，或清热凉血，或滋阴清热，或疏肝清热。然不论实热虚热，皆不宜过用寒凉，以免损伤阴血。

1. 气虚型

（1）脾气虚证

主要证候：经期提前，或兼量多，色淡质稀，神疲肢倦，气短懒言，小腹空坠，纳少便溏，舌淡红，苔薄白，脉缓弱。

治疗法则：补脾益气，摄血调经。

代表方药：（1）补中益气汤（《脾胃论》）

人参、黄芪、甘草、当归、陈皮、升麻、柴胡、白术。

（2）归脾汤（《济生方》）

（2）肾气虚证

主要证候：经期提前，量少，色淡黯，质清稀，腰酸腿软，头晕耳鸣，小便频数，面色晦黯或有黯斑，舌淡黯，苔薄白，脉沉细。

治疗法则：补肾益气，固冲调经。

代表方药：（1）固阴煎（《景岳全书》）

人参、熟地、山药、山茱萸、远志、炙甘草、五味子、菟丝子。

（2）归肾丸（《景岳全书》）

2. 血热型

（1）阴虚血热证

主要证候：经期提前，量少，色红质稠，颧赤唇红，手足心热，咽干口燥，舌红，苔少，脉细数。

治疗法则：养阴清热调经。

代表方药：两地汤（《傅青主女科》）

生地、玄参、地骨皮、麦冬、阿胶、白芍。

（2）阳盛血热证

主要证候：经期提前，量多，色紫红，质稠，心胸烦闷，渴喜冷饮，大便燥结，小便短赤，面色红赤，舌红，苔黄，脉滑数。

治疗法则：清热凉血调经。

代表方药：清经散（《傅青主女科》）。

丹皮、地骨皮、白芍、熟地、青蒿、黄柏、茯苓。

（3）肝郁化热证

主要证候：经期提前，量多或少，经色紫红，质稠有块，经前乳房、胸胁、少腹胀痛，烦躁易怒，口苦咽干，舌红，苔黄，脉弦数。

治疗法则：疏肝清热，凉血调经。

代表方药：丹栀逍遥散（《女科撮要》）。

丹皮、炒栀子、当归、白芍、柴胡、茯苓、炙甘草。

六、西医诊治方案

异常子宫出血诊疗方案详见上篇第一章崩漏、第二章月经过多。

七、历代认识

1. 古代医家对月经先期的认识

（1）宋代：陈自明撰写的《妇人大全良方》首次提出月经“先期”之名，并指出该病病机是“过于阳则前期而来”。

许叔微撰《普济本事方·妇人诸疾》，对月经先期病机认识到：“阳气乘阴则血流散溢，经所谓天暑地热，经水沸溢，故令乍多而在月经前。”

（2）元代：朱丹溪结合患者个人体质，提出了痰与虚热导致月经提前而来的观点。在其著作《丹溪心法》中写道：“经水不及期而来者，血热也。”在其另一著作《金匮钩玄》中有谓：“肥人不及日数而多者，痰多血虚有热。”

（3）明清时期：薛己在1548年《女科撮要》中提到：“先期而至者，有因脾经血燥，有因脾经郁滞，有因肝经怒火，有因血分有热，有因劳役动火。”

万全所著的《万氏女科》曰：“如性急躁，多怒多妒者，责其气血俱热，且有郁也。”说明了情绪对月经的影响。

张景岳在《景岳全书》中阐述了月经先期的诊断标准：“所谓经早者，当以每月大概论。所谓血热者，当以通身脏象论。勿以素多不调，而偶见先期者为早；勿以脉证无火，而单以经早者为热。”这对本病的诊断具有重要意义。《景岳全书》还对月经先期的病因病机做了进一步阐述，作者认为：“若脉证无火，而经早不及期者，乃其心脾气虚，不能固摄而然。”认为“气虚不摄”是导致月经先期的重要病机。

乾隆四年由太医吴谦负责编修的一部汉医丛书《医宗金鉴·妇科心法要诀》记载到：“经来往前赶，日不足三旬者，属血热；若下血多，色深红而浊，则为有余之热；若下血少，色浅淡而清，则为不足之热也。”对经血的颜色进行了辨证。

傅山在《傅青主女科》中指出了月经先期的虚实区别："夫同是先期而来，何以分虚实之异？……先期者火气之冲，多寡者水气之验。故先期而来多者，火热而水有余也；先期而来少者，火热而水不足也。"

翁藻的《医钞类编》认为怒气伤肝，冲任损伤，造成月经先期而来："一月而经再行，如性急多怒者，则其伤肝，动冲任之脉。"

罗国纲在《罗氏会约医镜》写道："先期而至者，多属血热有火。"

陆锦燧的《景景医话》详细论述了月经先期的病因病机："肝藏血而主疏泄，故阴虚火旺之体，每有水不涵木，木火内炽，血不能藏，失其疏泄之常，而月经先期而至。"

2. 现代医家对月经先期的认识　现代中医学家对月经先期发生的病因病机及治法有了进一步的认识。

国医大师夏桂成教授从月经周期阴阳半月进行了论述。月经之所以先期，阴虚则火旺，火旺非正常之阳，不仅不能持续正常的阳长规律，反而容易迫血妄行，导致月经先期。

赵灵媛教授认为月经先期而来，大多由于郁热、痰热、血热、虚热等导致，但不管是哪种原因，其热者来自肾，因此治疗上必须设法清减"肾火"。

杨家林教授辨证以血热立论，但重视肾虚阴亏在发病中的作用，认为阴亏之源在肾，经病之本在肾，针对上述病机辨证，治以清热凉血、养阴、调经止血。

张良英教授认为月经先期的发病主要为气虚和血热。由于气虚不能摄血，冲任二脉失去调节和固摄功能，经血先期而至；血热则导致经血妄动，提前而来。

张庆文教授认为对于月经先期当先辨虚实。实证多以阳盛血热、肝郁血热证多见；虚证多以脾气虚、肾虚为主。肾虚又包括肾气虚、肾阴虚、肾阳虚的不同。在临床中，月经先期实证以阳盛血热证常见，虚证以阴虚火热证常见。

第四章　经间期出血

一、概述

经间期出血，是指两次月经中间（即氤氲之时），出现周期性的阴道少量出血。若出血期延长，血量增多，不及时治疗，进一步发展可致崩漏。西医学中排卵期出血临床表现及发病特征与经间期出血相似，可参考本病论治。

二、病名探源

中医古代文献没有关于经间期出血的专论，“经间期出血”的病名是由国医大师夏桂成教授在 1982 年正式提出的。

三、中医病因病机

女性月经周期的气血阴阳变化规律，前人早已经认识到与自然界的海潮和日月的阴晴圆缺等周而复始的规律活动相一致，是人体生物钟周期节律的变化，符合阴阳消长转化的规律。具体来说，经间期是继经后期由阴转阳、由虚至盛之时期；月经的来潮，标志着前一周期的结束，新的周期开始。排泄月经后，血海空虚、阴精不足，随着月经周期演变，阴血渐增，精血充盛，阴长至重，此时精化为气，阴转为阳，氤氲之状萌发“的候”（排卵）到来，这是月经周期中一次重要的转化。若体内阴阳调节功能正常者，自可适应此变化，无特殊证候。若肾阴不足，或由湿热内蕴，或瘀阻胞络，当阳气内动之时，阴阳转化不协调，阴络易伤，损及冲任，血海固藏失职，血溢于外，酿成经间期出血。

1. 肾阴虚　禀赋不足，天癸未充，或房劳多产伤肾，或思虑过度，欲火偏旺，以致肾阴偏虚，虚火耗阴，精亏血损，于氤氲之时，阳气内动，虚火与阳气相搏，损伤阴络，冲任不固，因而阴道出血。若阴虚日久，损耗阳气，阳气不足，统摄无权，血海不固，以致出血反复发作。

2. 湿热　常因情怀不畅，肝气郁结，克伐脾胃，不能化水谷之精微以生精血，反聚而生湿，下趋任带二脉，蕴而生热。复加经间阳气内动，引动内蕴之湿热，热扰冲任子宫，以致出血。

3. 血瘀　体质素弱，复因经产留瘀，瘀阻胞络，或因七情内伤，气滞冲任，久而成瘀，值氤氲之时，阳气内动，血瘀与之相搏，瘀伤血络，血不循经，以致出血。

四、西医发病机制

卵巢储备功能异常是围排卵期出血的主要原因，卵泡期黄体生成素、促卵泡激素的水平相对偏高，而在排卵前期黄体生成素显著升高，雌激素水平下降明显，在黄体期雌激素、孕激素都急速下降，排卵前期子宫内膜迅速增长，而在排卵后子宫内膜生长受到制约，使得子宫在排卵期雌激素水平相对或者绝对不足。此时内膜失去激素支持，从而导致突破性出血。

该病也可能是在排卵前由于雌激素水平升高，而使得子宫内膜充血，从而出现某些红细胞溢于血管外而致阴道少量出血。另外现代研究发现，子宫内纤维溶酶的数量增加、活性加强，纤维蛋白量因此减少，内膜将处于去纤维蛋白原状态，从而导致内膜中螺旋小动脉顶端及其血管的凝血、止血功能失常，从而阴道少量出血。

五、中医诊治方案

经间期出血的辨证，主要针对出血的量、色、质及全身症状进行辨别。若出血量少，血色鲜红，质黏属肾阴虚；若出血量稍多或少，赤白相兼，质地黏稠属湿热；若出血量少，血色黯红或夹小血块，属血瘀。临证还需要根据体质、舌苔、脉象及基础体温曲线波动进行辨证，确立证型，拟定治疗方案。

本病治疗重在经后期，以滋肾养血为主，兼热者清之，兼湿者除之，兼瘀者化之，但必须认识到本病的病理生理特点，以及阴阳互根的关系，补阴不忘阳，出血时在辨证论治的前提下，适当加一些固冲止血药，使阴阳平和，气血调顺。

1. 肾阴虚证

主要证候：两次月经中间，阴道少量出血或稍多，色鲜红，质稍稠，头晕腰酸，夜寐不宁，五心烦热，便艰尿黄；舌体偏小、质红，脉细数。

治疗法则：滋肾养阴，固冲止血。

代表方药：两地汤（《傅青主女科》）合二至丸（《医方集解》）或加减一阴煎（《景岳全书》）

生地、地骨皮、玄参、麦冬、阿胶、白芍、女贞子、旱莲草、丹参、熟地、牛膝、甘草。

2. 湿热证

主要证候：两次月经中间，阴道出血量稍多，色深红，质黏腻，无血块，平时带下量多色黄，小腹时痛，神疲乏力，骨节酸楚，胸闷烦躁，口苦咽干，纳呆腹胀，小便短赤，舌质红，苔黄腻，脉细弦或滑数。

治疗法则：清热利湿，固冲止血。

代表方药：清肝止淋汤（《傅青主女科》）去阿胶、大枣，加小蓟、茯苓

当归、白芍、生地黄、丹皮、黄柏、牛膝、制香附、黑豆、小蓟、茯苓。

3. 血瘀证

主要证候：经间期出血量少或多少不一，色紫黑或有血块，少腹两侧或一侧胀痛或刺痛，情志抑郁，胸闷烦躁，舌质紫或有紫斑，脉细弦。

治疗法则：化瘀止血。

代表方药：逐瘀止血汤（《傅青主女科》）

生地黄、大黄、赤芍、丹皮、归尾、枳壳、桃仁、龟甲。

六、西医诊治方案

1. 诊断

（1）病史：青春期月经不调史，手术流产史。

（2）临床表现：两次月经中间，在周期的第 12 ~ 16 日出现规律性的少量阴道流血，出血持续 2 ~ 3 日或数日。

（3）妇科检查：宫颈黏液透明，呈拉丝状，夹有血丝；基础体温测定：多见于高、低基础体温相交替时出血，当基础体温升高，出血停止，亦有高相时继续出血，此期血中雌、孕激素测定水平偏低。

2. 治疗　西医对本病的治疗原则是止血、调整月经周期、促排卵为主。

（1）雌激素：月经周期的第 5 日开始，每天口服戊酸雌二醇，连续用药 10 日以促进子宫内膜修复，是临床上对本病主要治疗方法，能起到快速

止血的目的。

（2）孕激素：地屈孕酮早晚各 10mg，口服，还可用于调整周期。

（3）绒毛膜促性腺激素：月经第 5 日肌内注射 150U，连用 5 日，适用于有生育要求的患者。

（4）对症止血药物：如氨甲环酸、肾上腺色腙、维生素 K、止血芳酸等，可起到暂时止血作用。

（5）加强锻炼，摄入有营养的食物，精神放松，思想上不要有过多的压力，对本病也可起到辅助治疗的作用。

七、历代认识

1. 古代医家对经间期出血的认识　关于经间期出血中医古代文献没有专论，散见于月经先期、经漏、赤白带下等有关记载中，《傅青主女科》曰："先期而来少者，火热而水不足也。""先期经来只一二点者，肾中火旺而阴水亏。"可见古代医家认为肾阴虚为经间期出血之病机根本。《灵枢·论疾诊尺》载"重阴必阳，重阳必阴"，明代张景岳在《妇人规·宜麟策》载"天地氤氲，万物化醇；男女构精，万物化生"，明代王肯堂《证治准绳·女科·胎前门》载"凡妇人一月经行一度，必有一日氤氲之候，于一时辰间，气蒸而热、昏而闷，有欲交接不可忍之状，此的候也"，说明当时人们已经认识到月经周期中有受孕时期，即氤氲之时，相当于现代的围排卵期。

2. 近现代医家对经间期出血的认识　国医大师夏桂成教授在 1982 年正式提出"经间期出血"的概念。夏桂成教授认为这一时期的出血与排卵不顺利关系密切，或因阴精不足，转化不利，或阴虚及阳，不能统摄藏精。氤氲期元精充实，阳气内动，加以肾阴不足、湿热内蕴或瘀血内留等因素动血，便可致阴道出血。具体如：①肾阴虚：禀赋不足，或房劳多产伤肾、肾阴不足，精亏血损，于氤氲之时阳气内动，损伤阴络，冲任不固，因而出血；②湿热：情怀不畅、肝郁气滞，克伐脾胃，不能化水谷精微以生精血，反聚而成湿，湿邪下注，蕴而生热，氤氲之时，阳气内动，引动内热，热伤冲任，故出血；③血瘀：体质不足、复因经产留瘀，瘀阻胞络，或因七情内伤，气滞冲任，久而成瘀，当此氤氲之时，阳气内动，动乎瘀血，损伤胞络，以致出血。夏教授认为经间期出血的病机既存在肾阴虚，同时亦或兼有郁火、湿热、血瘀等因素，其中肾阴虚是主要的，后三者属兼夹因素，不分主次、机械地理解是错误的。

罗志娟教授认为，肾中阴阳消长转化，气血消长盈亏，胞宫的藏泄，形成了经前期、月经期、经后期、经间期四个不同时期的生理节律。经前期（黄体期）即经间期后，阳气渐长，达到“重阳”，阴精阳气皆充盛，胞脉气血满溢，阳气鼓动；月经期（行经期）即血海由满而溢，血室正开，胞宫泻而不藏，经血溢泻，气随血泄，气血俱虚；经后期（卵泡期）即胞脉血海空虚，阴血渐长，子宫藏而不泻，肾气封藏，阴精蓄养，精血滋长，冲任渐充盛，若肾虚精亏、胞脉血海空虚，阴无滋长，则卵泡发育不良；经间期（排卵期）即胞脉血海阴精充盛，至“重阴”，重阴转阳，阴盛阳动，是种子“的候”，若重阴转阳不利，则排卵障碍。治疗经间期出血需循期遣方用药，重视补肾调周，经后期宜滋阴养血益肾，经间期则因势利导，助阳鼓动。经过多年研修揣摩，辨证组成经典方——滋阴育泡汤用以治疗。

张良英教授认为经间期出血多因肾精不足，阳气易动，阴阳转化不协调，阴络易伤，损及冲任，血海封藏失职，血溢于外而致。张教授主张治疗重在月经后、以补肾滋阴养血为主、配伍补阴不忘阳三点，临床以补肾滋阴养血为法，自拟六味地黄加味方，疗效显著。

吴克明教授认为经间期是月经净后，血海空虚，冲任衰少，经气由衰到盛之转折，由阴转阳之时，精血渐充。女子以血为本，以冲任为要，冲任之要在肾。肝主疏泄、藏血、调情志，且肝脉连及冲任，若素性忧郁则内伤于肝，子病及母，肝郁伤肾，肾气亏虚，血溢脉外，则发为经间期出血。治疗肝郁肾虚型的经间期出血采用补肾疏肝、固冲止血之法，用定经汤治疗。定经汤出自《傅青主女科》，由熟地黄、柴胡、当归、菟丝子、山药、茯苓、荆芥穗、白芍等组成，具有补肾疏肝、养血调经功效。方中柴胡疏肝利胆、解郁调经，白芍止痛和营，当归补血活血，地黄补血滋阴，山药补脾滋精，茯苓健脾渗湿，炒荆芥止血，菟丝子补肾养肝。诸药合用，共奏疏肝补肾、养血调经之效。肝气郁结为主可加香附、郁金、合欢皮等疏肝解郁，肾虚为主可加续断、桑寄生、杜仲等补益肝肾。

第五章　经期延长

一、概述

经期延长是指月经周期正常，经期超过 7 日以上，甚或淋漓半月方净者。西医学之排卵性异常子宫出血的黄体萎缩不全、盆腔炎等疾病及计划生育手术后引起的经期延长等可参考本病治疗。

二、病名探源

经期延长在古代典籍中又称为“月水不断”“经事延长”“经水过期不止”“经期延后”“经行延历日久”等。

三、中医病因病机

本病的病机多为气虚冲任失约；或热扰冲任，血海不宁；或瘀阻冲任，血不循经。临床常见有气虚、血热、血瘀等。

1. 气虚　素体虚弱，或饮食不洁、劳倦、思虑过度伤脾，中气不足，冲任不固，不能制约经血，以致经期延长。

2. 虚热　素体阴虚，或久病伤阴，或多产房劳致阴血亏耗，阴虚内热，热扰冲任，血海不宁，经血妄行致经期延长。

3. 血瘀　素性抑郁，暴怒伤肝，气郁血滞，或外邪客于子宫，邪与血相搏成瘀，瘀阻冲任、子宫，经血难止。

四、西医发病机制

临床上以排卵性异常子宫出血的黄体萎缩不全、盆腔炎导致的经期延长最为常见。

1. 排卵性异常子宫出血的黄体萎缩不全病理生理详见上篇第二章月经过多。

2. 盆腔炎病理生理详见中篇第二十一章盆腔炎。

五、中医诊治方案

以经期延长而月经周期正常为辨证要点。治疗以固冲调经为大法，气虚者重在补气升提，阴虚血热者重在养阴清热，瘀血阻滞者以通为止，不可概投固涩之剂，以免犯虚虚实实之戒。

1. 气虚证

主要证候：经行时间延长，量多，经色淡红，质稀，肢倦神疲，气短懒言，面色皖白，舌淡，苔薄，脉缓弱。

治疗法则：补气摄血，固冲调经。

代表方药：举元煎（《景岳全书》）加阿胶、艾叶、乌贼骨

人参、黄芪、白术、炙甘草、升麻。

2. 血瘀证

主要证候：经行时间延长，量或多或少，经色紫黯，有块；经行小腹疼痛，拒按；舌质紫黯或有瘀点，脉弦涩。

治疗法则：活血祛瘀止血。

代表方药：（1）桃红四物汤（《医宗金鉴·妇科心法要诀》）合失笑散（《太平惠民和剂局方》）加味

当归、熟地、川芎、白芍、桃仁、红花。

（2）桂枝茯苓丸（《金匮要略》）加益母草、牛膝

3. 虚热证

主要证候：经行时间延长，量少，经色鲜红，质稠，咽干口燥，潮热颧红，手足心热，大便燥结，舌红，苔少，脉细数。

治疗法则：养阴清热止血。

代表方药：两地汤（《傅青主女科》）合二至丸（《医方集解》）加四乌贼骨一芦茹丸（《素问·腹中论》）或固经丸（《医学入门》）

生地、地骨皮、麦冬、白芍、玄参、女贞子、旱莲草。

六、西医诊治方案

1. 排卵性异常子宫出血的黄体萎缩不全导致的经期延长治疗详见上篇第二章月经过多。

2. 盆腔炎导致的经期延长治疗详见中篇第二十一章盆腔炎。

七、历代认识

1. 古代医家对经期延长的认识

（1）汉代：张仲景所著的《金匮要略·妇人妊娠病脉证并治》中指出

"妇人年五十所，病下利（血）数十日不止……温经汤主之"，论述了更年期阴道流血数十日不止可用温经汤治疗。

（2）隋唐时期：巢元方所著的《诸病源候论·妇人杂病诸候》中论述："妇人月水不断者，由损伤经血，冲脉、任脉虚损故也。冲任之脉，为经脉之海；手太阳小肠之经也，手少阴心之经也，此二经为表里，主下为月水。劳伤经脉，冲任之气虚损，故不能制其经血，故令月水不断也。"首次明确提出了"月水不断"，并指出月经与冲任、经络的关系，劳倦过度导致冲任虚损，不能固摄经血，是经期延长的病因。

孙思邈在《备急千金要方·月水不调》中云："瘀血占据血室，而致血不归经。"说明瘀血可致血不归经，经期延长。

（3）宋代：宋徽宗赵佶于公元1111—1117年敕撰的《圣济总录·妇人血气门》中总结了《诸病源候论》等历代医家对月经延长的认识，为本病的诊治提供了思路。

陈自明在《妇人大全良方·月水不断方论第十三》中记载："夫妇人月水不断者，由损伤精血，冲任脉虚损故也……令月水不断也。"指出劳损、经期行房事会使外邪客于胞内，以致月水不断。并指出"月水不止而合阴阳"会导致"冷气上入于脏，令人身体、面目痿黄，亦令绝子不产也"。治宜祛邪化瘀，"譬如有积之人，下利不定，有所去即愈"。《妇人大全良方》还明确以"月水不断"为名论述了此病，指出其特殊症状为经行不止，或淋漓不断。

陈沂《素庵医要·妇科补解》中，提出外感六淫邪气也会导致本病发生，"妇人经行，多则七日，少则四五日，血海自净。若迟至半月或一月，尚淋漓不止，非冲任两虚，气不能摄血，即风冷外感，使血滞经络，故点滴不已，久则成经漏，为虚劳、血淋等证"。

（4）明清时期：孙文胤在《丹台玉案·月信不调》中曾言道"经来之后，累数日而不能止者，乃血海脱滑，兼火有以动之也"。血海不固兼有火邪伤阴动血也是经期延长的原因之一。

陈秉钧的《女科秘诀大全》中称本病为"经水过期不止"，张山雷在《沈氏女科辑要笺正》中命名为"经事延长"。

沈金鳌于《妇科玉尺》中讲："经来十数日不止者，血热也。"

陈莲舫《女科秘诀大全·经水过期不止》中提出："非冲任气虚不能制约，为内伤不足，即劳伤气血，外邪客胞，而外感有余。有余不足，当参以人之强弱也。”表明外感和内伤皆为致病因素，应该结合病人的体质强弱来辨明病因。

《叶天士女科证治·调经》中云“经来十日半月不止乃血热妄行也，当审其妇曾吃椒、姜、热物过度所致。治宜清热凉血。方用金狗汤”，提出了饮食不节所致的血热迫血妄行可致本病，可以用清热凉血的金狗汤进行治疗。

叶其蓁在《女科指掌·不断》中总结：“经水淋漓不肯除，皆因气血本元虚，或缘房事伤冲任，郁怒忧思亦载书。”说明素体气血亏虚、房劳、忧思恼怒皆是导致经水淋漓不断的原因。

2. 近现代医家对经期延长的认识 唐容川（公元1846—1897年）在《血证论·男女异同论》中提出：“女子胞中之血，每月一换，除旧生新，旧血即瘀血，此血不去，便阻化机。”

国医大师夏桂成教授认为经期延长的出血期多以血瘀证为主，且演化过程多为由肾虚到肝郁再到血瘀。治疗上提倡使用周期疗法。经期以治标为主，平时疏肝补肾。经期补肾化瘀、止血调经。行经初期，用加味失笑散合四草汤；经行末期，加入补阳药如川断、桑寄生、补骨脂等，补阴药如女贞子、旱莲草等。经后期治疗以滋肾养血为主，佐以疏肝理气。经间期补肾调气血，促进重阴转阳。经前期，养血补肾助阳与疏肝理气并重，少佐化瘀。

张良英教授认为治疗经期延长当注重周期用药。经前以调理为主，辨证求因，审因论治。经期以止血为主，但经期止血应注意：①正确掌握止血的时间。在月经通畅后方能止血，否则不仅达不到止血的目的，相反还可因瘀血停滞体内，影响气血运行，从而引起漏下，甚或崩中等证。②正确应用止血的方法。强调“止血”是一个广义的名词，不仅仅单纯应用收涩止血，而应辨证求因，审因论治。对于经前淋漓不畅者，则应采用“通”法，治以活血化瘀通经，使经来即通畅，从而缩短经期；对于血瘀型经期延长，则应采用“通因通用”之法，治以活血化瘀止血；对于气阴两虚型经期延长，则用“补”法，治以补气滋阴、摄血止血；对于湿热型经期延长，则用“清”法，治以利湿清热止血。③正确选用止血药。止血药不能一味地用收涩止血药，而应在辨证施治的基础上，少佐1～3味止血药，止血的同时不留瘀，最终达到缩短经期，使之恢复正常的目的。

第六章　赤带

一、概述

赤带是指非经期出现阴道色红或赤白相兼分泌物，量或多或少。根据其临床表现及发病特征，与西医学中阴道炎、宫颈炎、排卵期出血等引起的异常阴道出血有相同表现，可参考本病论治。

二、病名探源

赤带之名出自《备急千金要方》卷四，亦名赤白沥、赤白漏下、妇人下赤白沃等，指妇女带下，其色赤白相杂、味臭者。

三、中医病因病机

《傅青主女科·带下》对赤带病名之论述曰："妇人有带下而色红者，似血非血，淋漓不断，所谓赤带也。"傅氏认为赤带亦属湿热之病，指出："赤带亦湿病，带脉通于肾，而肾气通于肝。妇人忧思伤脾，又加郁怒伤肝，于是肝经之郁火内炽，下克脾土，脾土不能运化，致湿热之气蕴于带脉之间；而肝不藏血，亦渗于带脉之内，皆由脾气受伤，运化无力，湿热之气，随气下陷，同血俱下，所以似血非血之形象，现于其色也。"赤带一证，多与肝、脾、肾密切相关，脾肾功能失常是发生的内在条件，感受湿热、湿毒之邪是重要的外在病因。

1. 阴虚夹湿热　素禀阴虚，或年老久病，真阴渐亏，或房事不节，阴虚失守，下焦复感湿热之邪，伤及任带而致带下过多。

2. 湿热下注　素体脾虚，湿浊内生，郁久化热；或情志不畅，肝气犯脾，脾虚湿盛，湿郁化热，或感受湿热之邪，以致湿热流注或侵及下焦，损及任带，而致带下过多。

3. 湿毒蕴结　经期产后，胞脉空虚，或摄生不慎，或房事不禁，或手术损伤，感染湿毒之邪，湿毒蕴结，损伤任带，而致带下过多。

四、西医发病机制

1. 阴道炎 正常阴道内虽有多种微生物存在，但这些微生物与宿主阴道之间相互依赖、相互制约，达到动态的生态平衡，并不致病。若阴道微生态平衡被打破，则可能导致阴道炎的发生。阴道的酸性环境改变，如频繁性交（性交后阴道pH可上升至7.2，并维持6～8小时）、阴道灌洗等均可使阴道pH升高，不利于乳杆菌生长，若厌氧菌过度生长，可导致细菌性阴道病。长期应用广谱抗生素，可抑制乳杆菌生长，若真菌过度增殖，可导致外阴阴道假丝酵母菌病。外源性病原体如阴道毛滴虫的侵入，可导致滴虫性阴道炎。

2. 子宫颈炎 子宫颈炎症是妇科常见疾病之一，包括子宫颈阴道部炎症及子宫颈管黏膜炎症。因子宫颈阴道部鳞状上皮与阴道鳞状上皮相延续，阴道炎症均可引起子宫颈阴道部炎症。由于子宫颈管黏膜上皮为单层柱状上皮，抗感染能力较差，易发生感染。临床多见的子宫颈炎是急性子宫颈管黏膜炎，若急性子宫颈炎未经及时诊治或病原体持续存在，可导致慢性子宫颈炎症。

导致急性子宫颈炎的病原体分为性传播疾病病原体和内源性病原体。性传播疾病病原体主要包括淋病奈瑟菌及沙眼衣原体，见于性传播疾病的高危人群，这些病原体均感染子宫颈管柱状上皮，沿黏膜面引起浅层感染，病变以子宫颈管明显。除子宫颈管柱状上皮外，淋病奈瑟菌还经常侵袭尿道移行上皮、尿道旁腺及前庭大腺；内源性病原体包括细菌性阴道病病原体、生殖支原体等。但也有部分患者的病原体不清楚。

五、中医诊治方案

带下俱是湿证，故治疗以祛湿止带为基本原则，临证治法有清热解毒或清热利湿止带、健脾除湿止带、温肾固涩止带、滋肾益阴除湿止带等，必须在辨证论治的基础上灵活应用。另外，还需配合中成药口服、中药制剂外洗、栓剂阴道纳药、中医特色疗法等，同时可选用食疗进行预防调护，以增强疗效，预防复发。

1. 阴虚夹湿热证

主要证候：带下量较多，质稍稠，色赤白相兼，有臭味，阴部灼热或瘙痒；伴五心烦热，失眠多梦，咽干口燥，头晕耳鸣，腰酸腿软；舌质红，苔薄黄或黄腻，脉细数。

治疗法则：滋阴益肾，清热祛湿。

代表方药：知柏地黄丸加芡实、金樱子

知母、黄柏、生地黄、山药、山茱萸、茯苓、泽泻、丹皮、芡实、金樱子。

2. 湿热下注证

主要证候：带下量多，色黄赤或呈脓血性，气味臭秽，外阴瘙痒或阴中灼热；伴全身困重乏力，胸闷纳呆，小腹作痛，口苦口腻；小便黄少，大便黏滞难解；舌质红，舌苔黄腻，脉滑数。

治疗法则：清热利湿止带。

代表方药：止带方（《世补斋医书·不谢方》）

猪苓、茯苓、车前子、泽泻、茵陈、赤芍、牡丹皮、黄柏、栀子、川牛膝。

3. 热毒蕴结证

主要证候：带下量多，色黄赤如脓，或五色杂下，质黏稠，臭秽难闻；伴小腹或腰骶胀痛，烦热头昏，口苦咽干，小便短赤或色黄，大便干结；舌质红，苔黄腻，脉滑数。

治疗法则：清热解毒，利湿止带。

代表方药：五味消毒饮（《医宗金鉴》）加土茯苓、薏苡仁、黄柏、茵陈

蒲公英、金银花、野菊花、紫花地丁、天葵子、土茯苓、薏苡仁、黄柏、茵陈。

4. 肾虚肝郁证

主要证候：带下量多，而颜色红，似血非血，淋沥不断，可伴见疲乏无力，腰酸膝软，心烦眠差，面色㿠白少华，舌淡苔白或舌红苔少，脉细弱或浮弦。

治疗法则：滋补肝肾，养血清热，平肝理气。

代表方药：清肝止淋汤（《傅青主女科》）加黑荆芥穗、生地榆

白芍、当归、生地、阿胶、粉丹皮、黄柏、牛膝、香附、红枣、小黑豆。

5. 阴虚夹瘀证

主要证候：带下赤白，量不多，有腥臭味；伴全身无力，手足心发

热，腰酸，小腹隐痛，口干欲饮，舌红苔少，脉数。

治疗法则：滋阴清热，佐以化瘀止带。

代表方药：二至丸（《摄生众妙方》）加赤芍、当归、丹参、黄芩、黄柏、茜草、茯苓

女贞子、旱莲草、赤芍、当归、丹参、黄芩、黄柏、茜草、茯苓。

6. 肾精亏虚证

主要证候：带下绵绵不断，赤白相间，质稍稠，无臭味，阴部灼热，平时月经先期，量多色红；伴形体消瘦，面颊潮红，失眠多梦，五心烦热，便艰尿黄，腰酸膝软；舌红苔薄，脉细数。

治疗法则：补肾填精，清热降火止带。

代表方药：清经散合两地汤（《傅青主女科》）加鸡苏散、炒蒲黄、槐花炭、砂仁、茯苓、椿根皮

生地黄、玄参、地骨皮、麦冬、阿胶、白芍药、牡丹皮、熟地黄、青蒿、黄柏、茯苓。

六、西医诊治方案

1. 滴虫阴道炎

（1）诊断：主要症状是阴道分泌物增多及外阴瘙痒，间或出现灼热、疼痛、性交痛等。分泌物典型特点为稀薄脓性、泡沫状、有异味。分泌物灰黄色、黄白色、呈脓性是因其中含有大量白细胞，若合并其他感染则呈黄绿色；呈泡沫状、有异味是滴虫无氧酵解碳水化合物，产生腐臭气体所致。瘙痒部位主要为阴道口及外阴。若合并尿道感染，可有尿频、尿痛的症状，有时可有血尿。检查见阴道黏膜充血，严重者有散在出血点，甚至宫颈有出血斑点，形成“草莓样”宫颈；部分无症状感染者阴道黏膜无异常改变。根据典型临床表现容易诊断，阴道分泌物中找到滴虫即可确诊。最简便的方法是湿片法，取 0.9% 氯化钠温溶液 1 滴放于玻片上，在阴道侧壁取典型分泌物浸于其中，立即在低倍光镜下寻找滴虫。显微镜下可见到呈波状运动的滴虫及增多的白细胞被推移。

（2）治疗：滴虫阴道炎患者可同时存在尿道、尿道旁腺、前庭大腺多部位滴虫感染，治愈此病需全身用药，并避免阴道冲洗。主要治疗药物为硝基咪唑类药物。

①全身用药：初次治疗可选择甲硝唑 2g，单次口服；或替硝唑 2g，单

次口服；或甲硝唑400mg，每日2次，连服7日。口服药物的治愈率达90%～95%。服用甲硝唑者，服药后12～24小时应避免哺乳；服用替硝唑者，服药后3日内避免哺乳。

②性伴侣的治疗：滴虫阴道炎主要由性行为传播，性伴侣应同时进行治疗，并告知患者及性伴侣治愈前应避免无保护性性行为。

③妊娠期滴虫阴道炎的治疗：妊娠期滴虫阴道炎可导致胎膜早破、早产以及低出生体重儿等不良妊娠结局。妊娠期治疗的目的主要是减轻患者症状。目前对甲硝唑治疗能否改善滴虫阴道炎的不良妊娠结局尚无定论。治疗方案为甲硝唑400mg，每日2次，连服7日。甲硝唑虽可透过胎盘，但未发现妊娠期应用甲硝唑会增加胎儿畸形或机体细胞突变的风险。但替硝唑在妊娠期应用的安全性尚未确定，应避免应用。

2. 外阴阴道假丝酵母菌病

（1）诊断：主要表现为外阴阴道瘙痒、阴道分泌物增多。外阴阴道瘙痒症状明显，持续时间长，严重者坐立不安，以夜晚更加明显。部分患者有外阴部灼热痛、性交痛以及排尿痛，尿痛是排尿时尿液刺激水肿的外阴所致。阴道分泌物的特征为白色醇厚，呈凝乳状或豆腐渣样。妇科检查可见外阴红斑、水肿，可伴有抓痕，严重者可见皮肤皲裂、表皮脱落。阴道黏膜红肿、小阴唇内侧及阴道黏膜白色块状物，擦除后露出红肿黏膜面，急性期还可见到糜烂及浅表溃疡。对有阴道炎症症状或体征的妇女，若在阴道分泌物中找到假丝酵母菌的芽生孢子或假菌丝即可确诊。可用湿片法或革兰染色检查分泌物中的芽生孢子和假菌丝。湿片法多采用10%氢氧化钾溶液，可溶解其他细胞成分，提高假丝酵母菌检出率。对于有症状而多次湿片法检查为阴性或治疗效果不好的难治性外阴阴道假丝酵母菌病（VVC）病例，可采用培养法同时行药敏试验。

外阴阴道假丝酵母菌病可分为单纯性VVC和复杂性VVC。单纯性VVC包括非孕期妇女发生的散发性、白假丝酵母菌所致的轻或中度VVC；复杂性VVC包括非白假丝酵母菌所致的VVC、重度VVC、复发性VVC、妊娠期VVC或其他特殊患者（如未控制的糖尿病、免疫低下者）所患VVC。

（2）治疗：消除诱因，根据患者情况选择局部或全身抗真菌药物，以局部用药为主。

①消除诱因：及时停用广谱抗生素、雌激素等药物，积极治疗糖尿

病。患者应勤换内裤，用过的毛巾等生活用品以开水烫洗。

②单纯性 VVC：常采用唑类抗真菌药物。

局部用药：可选用下列药物放置于阴道深部：克霉唑制剂，1 粒（500mg），单次用药；或每晚 1 粒（150mg），连用 7 日；咪康唑制剂，每晚 1 粒（200mg），连用 7 日；或每晚 1 粒（400mg），连用 3 日；或 1 粒（1200mg），单次用药；制霉菌素制剂，每晚 1 粒（10 万 U），连用 10～14 日。

全身用药：对未婚妇女及不宜采用局部用药者，可选用口服药物。常用药物：氟康唑 150mg，顿服。

③复杂性 VVC

重度 VVC：在单纯性 VCC 治疗的基础上延长多一个疗程的治疗时间。若为口服或局部用药一日疗法的方案，则在 72 小时后加用 1 次；若为局部用药 3～7 日的方案，则延长为 7～14 日。

复发性 VVC：1 年内有症状并经真菌学证实的 VVC 发作 4 次或以上，称为复发性 VVC。治疗重点在于积极寻找并去除诱因，预防复发。抗真菌治疗方案分为强化治疗与巩固治疗，根据培养和药物敏感试验选择药物。在强化治疗达到真菌学治愈后，给予巩固治疗半年。强化治疗方案即在单纯性 VVC 治疗的基础上延长多 1～2 个疗程的治疗时间。巩固治疗目前国内外尚无成熟方案，可口服氟康唑 150mg，每周 1 次，连续 6 个月；也可根据复发规律，每月给予一个疗程局部用药，连续 6 个月。

在治疗前建议作阴道分泌物真菌培养，同时行药敏试验。治疗期间定期复查监测疗效，并注意药物副作用，一旦出现肝功能异常等副作用，立即停药，待副作用消失，更换其他药物。

妊娠期 VVC：以局部用药为主，以小剂量、长疗程为佳，禁用口服唑类抗真菌药物。

④注意事项：无需对性伴侣进行常规治疗。有龟头炎症者，需要进行假丝酵母菌检查及治疗，以预防女性重复感染。男性伴侣包皮过长者，需要每天清洗，建议择期手术。症状反复发作者，需考虑阴道混合性感染及非白假丝酵母菌病的可能。

⑤随访：在治疗结束的 7～14 日，建议追踪复查。若症状持续存在或治疗后复发，可做真菌培养同时行药敏试验。对复发性 VVC 患者在巩固治疗的第 3 个月及 6 个月时，建议进行真菌培养。

3. 萎缩性阴道炎

（1）诊断：该病是由于雌激素水平降低、局部抵抗力下降引起的、以需氧菌感染为主的阴道炎症，常见于自然绝经或人工绝经后的妇女，也可见于产后闭经、接受药物假绝经治疗者。绝经后妇女因卵巢功能衰退或缺失，雌激素水平降低，阴道壁萎缩，黏膜变薄，上皮细胞内糖原减少，阴道内 pH 升高（多为 5.0 ~ 7.0），嗜酸的乳杆菌不再为优势菌，局部抵抗力降低，以需氧菌为主的其他致病菌过度繁殖，从而引起炎症。

主要症状为外阴灼热不适、痛痒，阴道分泌物稀薄，呈淡黄色；感染严重者，阴道分泌物呈脓血性，可伴有性交痛。检查时见阴道皱壁消失、萎缩、菲薄。阴道黏膜充血，有散在小出血点或点状出血斑，有时见浅表溃疡。

根据绝经、卵巢手术史、盆腔放射治疗史及临床表现，排除其他疾病，可以得出诊断。阴道分泌物镜检见大量白细胞而未见滴虫、假丝酵母菌等致病菌。萎缩性阴道炎患者因受雌激素水平低的影响，阴道上皮脱落细胞量少且多为基底层细胞。对有血性阴道分泌物者，应与生殖道恶性肿瘤进行鉴别。对出现阴道壁肉芽组织及溃疡情况者，需行局部活组织检查，与阴道癌相鉴别。

（2）治疗：治疗原则为补充雌激素，增强阴道抵抗力；使用抗生素，抑制细菌生长。

①补充雌激素：补充雌激素主要是针对病因的治疗，以增强阴道抵抗力。雌激素制剂可局部给药，也可全身给药。如局部涂抹雌三醇软膏，每日 1 ~ 2 次，连用 14 日。口服替勃龙 2.5mg，每日 1 次，也可选用其他雌孕激素制剂连续联合用药。

②抑制细菌生长：阴道局部应用抗生素，如诺氟沙星制剂 100mg，放于阴道深部，每日 1 次，7 ~ 10 日为 1 个疗程。对阴道局部干涩明显者，可应用润滑剂。

4. 急性子宫颈炎症

（1）诊断：出现两个特征性体征之一、显微镜检查子宫颈或阴道分泌物白细胞增多，可得出急性子宫颈炎症的初步诊断。子宫颈炎症诊断后，需进一步做沙眼衣原体和淋病奈瑟菌的检测。

①两个特征性体征，具备一个或两个同时具备：a. 于子宫颈管或子宫颈管棉拭子标本上，肉眼见到脓性或黏液脓性分泌物。b. 用棉拭子擦拭子

宫颈管时，容易诱发子宫颈管内出血。

②白细胞检测：子宫颈管分泌物或阴道分泌物中白细胞增多，后者需排除引起白细胞增多的阴道炎症。a. 子宫颈管脓性分泌物涂片作革兰染色，中性粒细胞 >30/高倍视野。b. 阴道分泌物湿片检查白细胞 >10/高倍视野。

③病原体检测：应作沙眼衣原体和淋病奈瑟菌的检测，以及有无细菌性阴道病及滴虫阴道炎。

（2）治疗：主要为抗生素药物治疗。可根据不同情况采用经验性抗生素治疗及针对病原体的抗生素治疗。

①经验性抗生素治疗：对有以下性传播疾病高危因素的患者（如年龄小于25岁，多性伴或新性伴，并且为无保护性性交或性伴患性传播疾病），在未获得病原体检测结果前，可采用经验性抗生素治疗，方案为阿奇霉素1g单次顿服；或多西环素100mg，每日2次，连服7日。

②针对病原体的抗生素治疗：对于明确病原体者，选择针对病原体的抗生素。

a. 单纯急性淋病奈瑟菌性子宫颈炎，主张大剂量、单次给药，常用药物有头孢菌素及头霉素类药物，前者如头孢曲松钠250mg，单次肌内注射；或头孢克肟400mg，单次口服；也可选择头孢唑肟500mg，肌内注射；头孢噻肟钠500mg，肌内注射；后者如头孢西丁2g，肌内注射，加用丙磺舒1g口服；另可选择氨基糖苷类抗生素中的大观霉素4g，单次肌内注射。

b. 沙眼衣原体感染所致子宫颈炎，治疗药物主要有：四环素类，如多西环素100mg，每日2次，连服7日；米诺环素0.1g，每日2次，连服7～10日。大环内酯类，主要有阿奇霉素1g，单次顿服；克拉霉素0.25g，每日2次，连服7～10日；红霉素500mg，每日4次，连服7日。氟喹诺酮类，主要有氧氟沙星300mg，每日2次，连服7日；左氧氟沙星500mg，每日1次，连服7日；莫西沙星400mg，每日1次，连服7日。

由于淋病奈瑟菌感染常伴有衣原体感染，因此，若为淋菌性子宫颈炎，治疗时除选用抗淋病奈瑟菌药物外，应同时用抗衣原体感染药物。

c. 合并细菌性阴道病同时治疗细菌性阴道病，否则将导致子宫颈炎持续存在。

七、历代认识

1. 古代医家对赤带的认识

（1）春秋战国：带下一词，首见于《素问·骨空论》："任脉为病……女子带下瘕聚。"

（2）汉代：张仲景《金匮要略·妇人杂病脉证并治》最早记载经、带合病："妇人经水闭不利……下白物，矾石丸主之。"

（3）晋代：皇甫谧撰《针灸甲乙经》，书中首次提出带下病的针灸治疗："乳子下赤白，腰俞主之。女子绝子，阴挺出，不禁白沥，上髎主之。女子赤白沥，心下积胀，次髎主之。腰痛不可俯仰，先取缺盆，后取尾骶。女子赤淫时白，气癃，月事少，中髎主之。女子下苍汁不禁，赤沥，阴中痒痛，少腹控眇，不可俯仰，下髎主之""妇人下赤白，里急瘛疭，五枢主之"，腰俞、上髎、下髎、五枢穴，首先成为以文献记载针灸治疗带下病的穴位。

（4）隋唐时期：巢元方《诸病源候论·妇人杂病诸候·带下候》明确提出了"带下病"之名，并分"带五色俱下候"，形成了五色分属五脏的辨证体系，"冲任之脉，既起于胞内，阴阳过度则伤络，故风邪乘虚而入于胞，损冲任之经，伤太阳少阴之血，致令胞络之间秽液与血相兼，连带而下，冷则多白，热则多赤，故名带下"，"带下病者……伤损经血，或冷或热，而五脏俱虚损者，故其色随移液而下，为带五色俱下。肝脏之色青，带下青者，是肝脏虚损，故带下而夹青色也。脾脏之色黄，带下黄者，是脾脏虚损，故带下而夹黄色。心脏之色赤，带下赤者，是心脏虚损，故带下而夹赤色。肺脏之色白，带下白者，是肺脏虚损，故带下而夹白色。肾脏之色黑，带下黑者，是肾脏虚损，故带下而夹黑也"。

孙思邈《备急千金要方》补充了《诸病源候论》有证无方的不足，提到赤白带下专方：白马毛散、赤石脂丸、千金白垩丸、白马蹄丸、龙骨散、增损禹余粮丸、牡丹皮汤、川芎汤等方剂，其中三个可治"白崩"。此外，巴郡太守奏三黄丸的条目下，首次在医籍中记载了带下的食疗预防，"妇人月水来，不用食蓼及蒜，喜为血淋带下"。月事时若食用蓼实或蒜，可减少血淋带下的发病。"赤白带下"病名首次出现在《千金要方》卷四，与"崩中""漏下"同时作为卷名，说明孙真人已对三者有所区分。其次"白带""赤带"正式从带下病中区分出来，分别用药，如增损禹余粮丸中马通用法，赤带用赤马，白带用白马。虽然带下病的范畴有了进一步的明确，但是书中治疗带下与治疗崩中、漏下的方药可以同用，可知三者在定义上仍有重叠。《备急千金要方》同时指出病位在下腹的可引起不孕的十二种疾患，带下病的“白带”“赤带”分列第一、第二位，可见当时已经认识到带下病是引发不孕症的重要原因。

（5）宋代：严用和《济生方》认为冲任劳伤、风冷袭胞是赤带的病因病机，谓：“妇人赤白带下，劳伤冲任，风冷居于胞络。”

《太平圣惠方》为中国宋代官修方书，该书对带下病的论述，主要分为赤白带下、赤带下、白带下、带下五色、久赤白带下五个篇章对方药进行收录，其中对赤白带下有了明确定义：“移液与血相兼带而下。冷则多白，热则多赤。故名赤白带下也。”其所载的方药，无论是专治赤带下、白带下，还是赤白带下，尤其是对于带下五色、久赤白带下的，辛温药占主导，如当归、鹿角胶、吴茱萸、桂心之属，久虚带下不止或五色带下的更是用鹿茸等血肉大补之品。

宋太医局编的《太平惠民和剂局方》总结并收集了多条治疗带下病的方剂，在“论妇人诸疾”篇中提到：“赤白带下，服诸药不瘥者，可服泽兰丸，该方主治风虚劳羸之证。”

（6）金元时期：朱丹溪在《丹溪心法》中认为：“赤属血，白属气，属痰，俱是胃中痰积，下流膀胱。”

李东垣在《脾胃论》中提出论治带下病以益脾胃、升阳泻火、清除湿热以扶脾治虚为主的理论。

刘完素《素问病机气宜保命集》云：“赤者热入小肠，白者热入大肠，原其本也。皆湿热结于脉，故津液涌溢，是为赤白带下。本不病，缘五脉经虚，结热屈滞于带，故为病也。”

张从正治赤白带下同治湿法，以导水丸、禹功散，或单用无忧散，泻下水湿，泄完服淡剂桂苓散、五苓散、葶苈木香散和缓利水，兼补心肾固本。或者用吐剂独圣散先涌上，再用下剂导水丸、禹功散泻之，后服和剂葶苈木香散、四物汤、白术散，亦起到健脾祛湿、行气活血之调和之功。所著《儒门事亲》继承了《金匮要略》的带下病的阴道纳药外治法的观点，书中记载如圣丹，治妇人赤白带下，月经不来，以白矾、蛇床子为末，醋打面糊丸如弹子大，以胭脂为衣。绵子裹，纳于阴户，如热极再换。这一方法首创了针对带下病的阴道纳药治疗法，大大丰富了带下病的临床治疗方式，为后世医家深入研究带下病局部治疗提供了借鉴。

（7）明清时期：戴思恭在《证治要诀》中指出："赤白带下，皆因七情内伤，或下元虚冷，感非一端。"

张景岳《景岳全书·妇人规》云："湿热下流而为带浊，脉必滑数，色见红赤。"其卷之五十一《德集》曰："保阴煎治男妇带、浊、遗、淋，色赤带血，脉滑多热，便血不止，及血崩、血淋，或经期太早。凡一切阴虚内热动血等证。"

缪仲淳强调火热的病因病机："赤带多因心肝二火，时炽不已，久而阴血渐虚，中气渐损，遂下赤带。"

傅山《傅青主女科》云："妇人有带下而色红者，似血非血，淋沥不断，所谓赤带也。""世人以赤带属心火之误"，他认为，"肝经之郁火内炽，下克脾土，脾土不能运化，而致湿热之气蕴于带脉之间，而肝不藏血，亦渗于带脉之内"，则成赤带，拟清肝止淋汤用治赤带。方中"白芍一两（醋炒），当归一两（酒洗），生地五钱（酒炒），阿胶三钱（白面炒），粉丹皮三钱，黄柏二钱，牛膝二钱，香附一钱（酒炒），红枣十个，小黑豆一两"，傅氏在本方后说："此方但主补肝之血，全不利脾之湿者，以赤带之为病，火重而湿轻也。夫火之所以旺者，由于血之衰，补血即足以制火，且水与血合成赤带之症，竟不能辨其是湿非湿，则湿亦化而为血矣，所以治血则湿亦除。"其病之原在肝经郁火，故赤带火重而湿轻，其治当以清肝之火为要，而火之旺又由于肝血之衰，故此方之治专补肝血，少加清火之品。

沈金鳌《妇科玉尺》云："妇人多忧思恚怒，伤损心脾，肝脏之火时发，血走不归经而患赤白带下。"又云："内热脉数，赤白带下不止，由于热也……阴虚烦热，而赤白带下。"

张璐在《张氏医通》中指出："赤白带下，积久不愈，必有瘀血留着于内。"

叶天士《叶天士女科》云："瘦人血虚生热，多下赤带。"

2. 近现代医家对赤带的认识　张山雷《沈氏女科辑要笺正》记载："所思不遂，龙相之火，因而外越，是即亢火疏泄太过之带下；入房太甚，则冲任不守，是为虚脱之带下。"认为阴虚不固可导致带下病的发生。

袁树珊《妇科准绳》针对瘀血留着所致的赤白带下立有"消瘀血"的治法。

崔玉衡教授认为此病系肾阴亏损，阴虚生内热，热注带脉，带脉失约，或因抑郁多怒伤肝，肝郁化火，心肝之火下注任带二脉而成。故治疗用滋阴凉血之剂。自拟滋阴凉血汤：生地黄、熟地黄各15g，旱莲草30g，女贞子20g，煅龙骨、煅牡蛎各15g，浙贝母15g，海螵蛸15g，茜草15g，白芍15g，甘草6g。生地黄、熟地黄两药，滋阴补肾，益精填髓，补血生血，养阴凉血，清热退热；女贞子补肾养肝滋阴，旱莲草养肝益肾、凉血止血，两药相须为用，互相促进，补肝肾、凉血止血、清虚热之力增强；煅龙骨、煅牡蛎收敛固涩、吸湿敛疮；海螵蛸收敛止血、固精止带，茜草凉血止血，行瘀通络，二药合用，活血而不伤正，止血而不留瘀；在茜草的用量上，崔教授强调：茜草用于活血时，用量要大，一般在15～20g；用于止血时用量要小，一般9g左右。浙贝母清热散结，收涩止带。诸药相配，相得益彰，药到病除。若口干咽燥者，加麦冬、沙参、五味子；若腰酸膝软者，加菟丝子、牛膝、杜仲。

第七章 胎漏、胎动不安

一、概述

妊娠期间，阴道有少量出血，时出时止，或淋漓不断，而无腰酸、腹痛、小腹下坠者，称为“胎漏”；妊娠期间出现腰酸、腹痛、小腹下坠，或伴有少量阴道出血者，称为“胎动不安”。胎漏、胎动不安是堕胎、小产的先兆，西医学中先兆流产、前置胎盘等疾病可参照本病辨证治疗。

二、病名探源

胎漏、胎动不安最早记载于汉代张仲景《金匮要略·妇人妊娠病脉证并治》中。后王叔和在《脉经·平妊娠胎动血分水分吐下腹痛证第二》中首提“胞漏”之名，其指出“妇人有漏下者……有妊娠下血者，假令妊娠腹中痛，为胞漏。”胎动不安之名最早见于《诸病源候论》，虽将“妊娠漏胞候”与“妊娠胎动候”分列，但未指出“漏胞”与“胎动不安”的症状区别。到明代《济阴纲目》才明确了胎漏与胎动不安的症状异同，即“胎动、胎漏皆下血，而胎动有腹痛、胎漏无腹痛为异尔”。

三、中医病因病机

胎漏、胎动不安的主要病机是冲任损伤，胎元不固。妊娠是胚胎寄生于母体子宫内生长发育和成熟的过程。母体和胎儿必须互相适应，否则易发生流产。中医把母、胎之间的微妙关系以“胎元”来涵盖。胎元包括胎气、胎儿、胎盘三个方面。《简明中医辞典》解释胎气为“胎儿在母体所受精气”。胎气、胎儿、胎盘任何一方有问题，均可发生胎漏、胎动不安。临床影响冲任损伤、胎元不固的常见病因病机有肾虚、血热、气血虚弱和血瘀。

1. 肾虚 肾为先天之本，肾虚则胎失所系。先天禀赋薄弱，肾气虚不能固摄冲任，或后天久病伤肾，或屡孕屡堕，或孕后房事不节，均足以损伤肾气，胎元不固发为胎漏、胎动不安。

2. 血热 孕妇素体阳盛或因孕后过食辛辣椒姜类助热生火食物，过服温热暖宫药物，或外感热邪，或因七情内伤郁而化热，或因阴虚而内热，热伤冲任，冲任失固，血为热迫而妄行，不能养胎反离经下走，发为胎漏，热扰胎元则胎动不安。

3. 气血虚弱 素体不足，气血虚弱，或由劳倦过度，饮食不节，忧思气结；或因病恶阻频繁，呕恶所伤，以致脾虚气弱，化源匮乏；或因他病损伤气血，终至气虚而胎失所载，血失统摄，血亏故胎失所养，胎元不固而病胎漏、胎动不安。

4. 血瘀 宿有癥瘕瘀血占据子宫，或孕后不慎跌扑闪挫，或孕期手术创伤，均可致气血不和，瘀阻子宫、冲任，使胎元失养而不固，发为胎漏、胎动不安。

四、西医发病机制

1. 先兆流产 病因包括胚胎因素、母体因素、父体因素和环境因素。

（1）胚胎因素：胚胎或胎儿染色体异常是早期流产最常见的原因，通常占50% ~60%，中期妊娠流产约占1/3，晚期妊娠胎儿丢失仅占5%。染色体异常包括数目异常和结构异常，前者以三体最多见，常见的有13 - 三体、16 - 三体、18 - 三体、21 - 三体和22 - 三体，其次为X单体，三倍体及四倍体少见；后者引起流产并不常见，主要有平衡易位、倒置、缺失和重叠及嵌合体等。

（2）母体因素

①全身性疾病：孕妇患全身性疾病，如严重感染、高热疾病、严重贫血或心力衰竭、血栓性疾病、慢性消耗性疾病、慢性肝肾疾病或高血压等，均可能导致流产。

②生殖器异常：子宫畸形（如子宫发育不良、双子宫、双角子宫、单角子宫、纵隔子宫等）、子宫肌瘤（如黏膜下肌瘤及某些肌壁间肌瘤）、子宫腺肌病、宫腔粘连等，均可影响胚胎着床发育而导致流产。宫颈重度裂伤、宫颈部分或全部切除术后、宫颈内口松弛等所致的宫颈功能不全，可导致胎膜早破而发生晚期流产。

③内分泌异常：女性内分泌功能异常（如黄体功能不全、高催乳素血症、多囊卵巢综合征等）、甲状腺功能减退、糖尿病血糖控制不良等，均可导致流产。

④强烈应激与不良习惯：妊娠期无论严重的躯体或心理的不良刺激均可导致流产。孕妇过量吸烟、酗酒、过量饮咖啡等，均可能导致流产。

⑤免疫功能异常：包括自身免疫功能异常和同种免疫功能异常。前者主要表现在抗磷脂抗体、抗 β_2 糖蛋白抗体、狼疮抗凝血因子阳性的患者，临床上可仅表现为自然流产甚至复发性流产，也可同时存在风湿免疫性疾病；少数发生在抗核抗体阳性、抗甲状腺抗体阳性的孕妇。

（3）父体因素：有研究证实，精子的染色体异常可导致自然流产。

（4）环境因素：过多接触放射线和砷、铅、甲醛、苯、氯丁二烯等化学物质，均可能引起流产。

2. 前置胎盘　病因尚不清楚，可能与以下因素有关。

（1）胎盘异常：胎盘形态和大小异常。胎盘位置正常而副胎盘位于子宫下段接近宫颈内口；胎盘面积过大或膜状胎盘大而薄，延伸至子宫下段；双胎较单胎妊娠前置胎盘的发生率高 1 倍。

（2）子宫内膜病变或损伤：剖宫产、子宫手术史、多次流产刮宫史、产褥感染、盆腔炎等可引起子宫内膜炎或萎缩性病变。受精卵植入受损的子宫内膜，子宫蜕膜血管形成不良造成胎盘血供不足，为了摄取足够营养，胎盘延伸至子宫下段以增大面积。前次剖宫手术瘢痕妨碍胎盘于妊娠晚期随着子宫峡部的伸展而上移等。

（3）滋养层发育迟缓：滋养层尚未发育到可以着床的阶段时，受精卵已达子宫腔，继续下移，着床于子宫下段进而发育成前置胎盘。

（4）辅助生殖技术：使用促排卵药物，改变了体内性激素水平，由于受精卵的体外培养和人工植入，造成子宫内膜与胚胎发育不同步，人工植入时可诱发宫缩，导致受精卵着床于子宫下段。

五、中医诊治方案

治疗以固冲任、安胎为总则。安胎之法，应随证随人，灵活运用。但要注意时时维护胎元，避免使用碍胎、动胎之品。由于肾为先天之本，胞络系于肾，故安胎之中须注意顾护肾气，以固胎元。但若胎元不正（异位妊娠、葡萄胎）或胎元已损者，则急需下胎以益母。

1. 肾虚证

主要证候：妊娠期阴道少量下血，色黯淡，质清稀，腰酸，腹坠痛，或曾屡次堕胎，或伴头晕耳鸣，小便频数，夜尿多，眼眶黯黑或有面部暗斑，舌淡苔白，脉沉细滑，尺脉弱。

治疗法则：补肾健脾，益气安胎。

代表方药：寿胎丸（《医学衷中参西录》）加党参、白术

菟丝子、桑寄生、阿胶、续断。

2. 血热证

主要证候：妊娠期阴道出血，色鲜红或深红，质稠，或腰酸，口苦咽干，心烦不安，便结溺黄，舌质红，苔黄，脉滑数。

治疗法则：清热凉血，养血安胎。

代表方药：保阴煎（《景岳全书》）或当归散（《金匮要略》）

生地、熟地、当归、白芍、黄芪、白术、川芎。

3. 气血虚弱证

主要证候：妊娠期阴道少量出血，色淡红，质稀薄。或小腹空坠、腰痛，面色㿠白，心悸气短，神疲肢倦，舌质淡，苔薄白，脉细弱略滑。

治疗法则：补气养血，固肾安胎。

代表方药：胎元饮（《景岳全书》）

人参、白术、炙甘草、当归、熟地、白芍、杜仲、陈皮。

4. 血瘀证

主要证候：宿有癥积，孕后常有腰酸、腹痛、下坠感；阴道不时出血，色黯红；或妊娠期跌扑闪挫，继之腹痛或少量阴道出血，舌黯红，或有瘀斑，脉弦滑或沉弦。

治疗法则：活血化瘀，补肾安胎。

代表方药：桂枝茯苓丸（《伤寒论》）合寿胎丸加减

桂枝、茯苓、赤芍、丹皮、桃仁、菟丝子、桑寄生、续断、阿胶。

六、西医诊治方案

1. 先兆流产

（1）诊断：根据病史及临床表现多能确诊，少数需配合妇科检查及B超、妊娠试验、孕激素测定、宫颈功能判定等辅助检查。确诊自然流产后，还需确定其临床类型，决定相应的处理方法。其中，先兆流产指妊娠28周前先出现少量阴道流血，常为暗红色或血性白带，无妊娠物排出，随后出现阵发性下腹痛或腰背痛。妇科检查宫颈口未开，胎膜未破，子宫大小与停经周数相符。经休息及治疗后症状消失，可继续妊娠；若阴道流血

量增多或下腹痛剧烈，可发展为难免流产。

（2）治疗：卧床休息，禁性生活，保持情绪稳定，营养均衡。黄体功能不全者，可选用黄体酮10～20mg，每日或隔日1次肌内注射，或口服孕激素制剂。甲状腺功能减退者可予小剂量甲状腺素片。经治疗2周，若阴道流血停止，B超检查提示胚胎存活，可继续妊娠。若临床症状加重，超声检查发现胚胎发育不良，血hCG持续不升或下降，表明流产不可避免，应终止妊娠。

2. 前置胎盘

（1）诊断：根据病史及临床表现多能得出诊断，典型症状是妊娠晚期或临产时，发生无诱因、无痛性阴道流血。患者一般情况与出血量有关，大量出血呈现面色苍白、脉搏增快微弱、血压下降等休克表现。确诊需配合腹部检查及B超、磁共振等辅助检查。

（2）治疗：原则是抑制宫缩、纠正贫血、预防感染和适时终止妊娠。

①期待疗法：目的是在保障母儿安全的前提下，尽量延长妊娠时间，提高胎儿存活率。适用于妊娠<36周、胎儿存活、一般情况良好、阴道流血量少、无需紧急分娩的孕妇。包括一般处理、纠正贫血、止血、运用糖皮质激素促胎肺成熟等。

②终止妊娠

a. 指征：出血量大，甚至休克，为挽救孕妇生命，无需考虑胎儿情况，应立即终止妊娠；出现胎儿窘迫等产科指征时，胎儿已可存活，可行急诊手术；临产后诊断的前置胎盘，出血量较多，估计短时间内不能分娩者，也应终止妊娠；无临床症状的前置胎盘，根据类型决定分娩时机，合并胎盘植入者可于妊娠36周及以上择期终止妊娠，完全性前置胎盘可于妊娠37周及以上择期终止妊娠，边缘性前置胎盘可于38周及以上择期终止妊娠。

b. 手术管理：手术应当由技术娴熟的医师操作，做好分级手术的管理。术前积极纠正贫血，预防感染、出血，备血，做好处理产后出血和抢救新生儿的准备。

c. 阴道分娩：仅适用于边缘性前置胎盘、低置胎盘、枕先露、阴道流血少，估计在短时间内能结束分娩者，在有条件的机构，备足血源的前提下，可在严密监测下行阴道试产。

七、历代认识

1. 古代医家对胎动不安的认识

（1）春秋战国时期：先秦时期并无对胎漏、胎动不安的记载。但在《素问·上古天真论》中有“女子七岁肾气盛，齿更发长；二七而天癸至，任脉通，太冲脉盛，月事以时下，故有子”的描述，表明女子妊娠与先天肾气、任脉与太冲脉等生理功能密切相关，肾气充盛，天癸发育成熟，脏腑之气血下注冲任，血海满溢、月经来潮而具有生育能力，阐明肾气、天癸、冲任为女性受孕的必要条件，任一条件受损均可能导致胎漏及胎动不安。故古代医家由此多从肾论治胎漏、胎动不安，通过调治冲任气血以安胎、益母。

（2）汉代：张仲景在《金匮要略·妇人妊娠病脉证并治第二十》中记载“妇人宿有癥病，经断未及三月，而得漏下不止，胎动在脐上者，为癥痼害”，首提胎漏有因癥病而致病，并阐明其病机为宿有癥瘕之疾，瘀阻胞宫，孕后冲任气血失调，血不归经，胎失摄养，因而致胎漏及胎动不安。其所创桂枝茯苓丸方，成为治疗血瘀癥瘕所致胎漏及胎动不安的首选方。

（3）魏晋时期：王叔和在《脉经》中提出“妇人有胎腹痛，其人不安……假令妊娠腹中痛，为胞漏，胶艾汤主之”“妇人妊娠，经断三月，而得漏下，下血四十日不止，胎欲动，在于脐上……宜桂枝茯苓丸”，首次对胎漏的名词、主要症状、选方做出论述，并首次对二者的症状做出区别。

晋代《小品方》中的“妊娠动惊愕，胎不安”又明确指出惊恐情志变化可导致本病。

（4）隋唐时期：巢元方《诸病源候论·妇人妊娠病诸候上》提出“妊娠而恒腰痛者，喜堕胎”“妊娠而腰痛甚者，多堕胎也”，并指出“血气虚损者，子脏为风冷所居，则血气不足，故不能养胎”，提出胎漏与胎动不安的病机与母体素体虚弱，气血不足，或饮食、劳倦伤脾，气血化生乏源，致气血两虚，冲任不足有关；或因禀赋虚弱、先天肾气不足，劳损伤动，致其经虚，损伤肾气致冲任不固而发病，首提胎动不安之名，并总结其病因多为“肾气虚”“劳损伤动”“胞络有冷”“血不通”导致冲任功能失调。其认为胎漏及胎动不安病因多责之于肾，肾虚则无力系养保胎，加之跌扑损伤、外感、饮食失调等损伤胞络，胎元不固而致病。由此可见，祖国传统医学认为肾中天癸主要通过冲任二脉来调节人体的生长、发育和生殖，故冲任二脉的盛衰在保胎方面具有十分重要的作用，是历代医家调理的重点。

孙思邈在《备急千金要方·养胎第三》中提出妊娠初期，出现举重腰痛、腹满胞急者，应预安之，并提出“妊娠二月……有寒多坏，不成……中风寒，有所动摇”，阐明妊娠初期因素体虚弱，胞内虚寒可致本病，并列举乌雌鸡汤方与补胎方以安胎，并在妇人方三卷中重点指出了“预服”对于治疗胎动不安的重要性，告诉我们对于胎动不安疾病，预防重于治疗，对后人影响深远。

昝殷在《经效产宝》中则从母子两方面分析了胎动不安发生的原因：“因母病以动胎，但疗母疾，其胎动自安；又称胎有不坚，致动以病母，但疗胎则母瘥。”其已认识到先兆流产的发生，或因孕妇有病，或因胎儿发育不良，首提“因母病而致胎病者，重在治母病，母病去则胎自安；因胎不安而致母病者，重在安胎，胎安则母病自愈”的治疗原则，这对后来妊娠病处理原则具有重要的指导意义。

这一时期还提到了一些有效的安胎药用法，如《外台秘要》用到阿胶、艾叶、续断、桑寄生，《经效产宝》用到杜仲等。

（5）宋代：陈自明在《妇人大全良方·妊娠门》有“胎动不安”和“妊娠胎漏下血”方论，归纳了胎动不安的病因，认为其主要为“由冲任经虚，胞门、子户受胎不实故也”，“并有饮酒、房室过度，有所损动不安者”，指出“轻者转动不安，重者必致伤堕”。陈氏这一时期已认识到胎漏、胎动不安可发展为堕胎，并将其主要病因归纳阐述为外感、饮食起居、跌扑闪挫、七情失宜、脾气虚弱等。

陈无择在《三因极一病证方论》中，将前人治疗妇科疾病的理论经验及方药进行总结，提出“喜怒不常，气宇不舒，伤于心肝，触动血脉，冲任经虚，乃至胞门不固”“登高上厕，风攻阴户，入于子宫”等胎动不安的病因。

《太平惠民和剂局方》中所记载的四物汤，可治“妊娠胎动不安，下血不止”，现已成为妇科调经安胎的基本方。其中运用胎漏方（阿胶、龙骨、艾叶等）补血滋阴、止血安胎，治疗气血虚弱、腰酸腹痛、胎动下坠证候的胎动不安；运用黄芪粥补气固脱、利水消肿，治疗因气虚不摄血、脾虚不统血、中气下陷、表虚出汗等导致的胎动不安；运用鸡子粥补中益气、滋养阴血，用于气虚型胎动不安；运用鲤鱼阿胶粥凉血安胎，治疗因血热证候导致阴道下血而出现的胎动不安。

《圣济总录》重视应用粥剂进行养生保健，妊娠期间根据孕妇不同的症状、证候，选取针对性的食疗药膳，并提出“妊娠之人……及喜怒劳动之过，悉致胎动”的病因。书中收录了宋代以前食疗方33首用于治疗妊娠病，如应用鸡子羹治疗血虚型胎动不安。

（6）金元时期：《寿亲养老新书》中记录了妊娠期间出现脾胃虚弱选用麦门冬粥以清热养阴、健脾益胃、和中止呕；出现肾虚型胎动不安选用鲤鱼粥健脾和胃、利水安胎；出现血热性胎动不安选用苎麻粥，以凉血止血安胎、健脾和胃。

朱丹溪在《丹溪心法》中论述到肾阴不足、冲任不固是胎漏、胎动不安的主要原因，并在《丹溪心法·妇人·产前》言：“古人用白术、黄芩为安胎圣药，盖白术补脾燥湿，黄芩清热故也。”并拟“固肾安胎丸”，具有保胎、安胎、固胎、养胎之功效；创“芩、术安胎”“产前宜清热”之说，对后世医家具有一定指导意义。朱丹溪又在《格致余论·胎自堕论》中提出“血气虚损，不足荣养，其胎自堕；或劳怒伤情，内火便动，亦能堕胎”，认为气血不足、肝郁化火是导致胎动不安的病因。这一点为后世医家所重视。

（7）明清时期：张景岳在《景岳全书·妇人规》中不仅广泛论述了关于胎动不安的理、法、方、药，还提出“祛病以安胎”的思想，并创制千金保孕丸等名方强调辨证论治安胎，提出“妊娠胎气伤动者……轻者转动不安或微见血，察其不甚，速宜安之……若腹痛血多，腰酸下坠，势有难留者，无如决津煎、五物煎助其血而落之，最为妥当”，完善了妊娠病“治病与安胎并举”和“下胎”两大治则。此外，还提出“若父气薄弱……而血之漏者……而生子必萎小”，说明了胎元因素，即夫妇精气不足，可导致胎元缺陷，引起胎漏及胎动不安。其初次论述的“腹痛、下血、腰酸、下坠”等胎动不安的四大主要临床症状，对后世影响深远。

朱棣等编著的《普济方》中记载，龙骨阿胶粥滋阴养血、固元安胎，可用于阴血亏虚之胎动不安，并提出：“盖有娠而月信复至，是亦未必因血盛也。谓妇人荣经有风，则精血喜动，以其风盛则可也，既荣经为风所胜，则所来者非养胎之血，以此辨之。”提到临床漏血应辨清激经与胎漏。

武之望在《济阴纲目》中将“胎动不安”简称为“胎动”，并提出胎漏、胎动不安的区别：“胎动、胎漏皆下血，而胎动有腹痛、胎漏无腹痛为异尔”。

万全在《广嗣纪要》中曾指出引发胎难安稳的病因有七种：持重跌扑、房劳无度、情志失常、饮食失宜、外感寒热、修造移徙及母多疾病，记录了多种可能的致病因素。其所著《万氏妇人科·胎前章·胎动不安》云：“脾胃虚弱不能管束其胎，气血素衰不能滋养其胎。”指出脾胃气血化源不足，或各种因素耗伤气血，致气血两虚，冲任不固，不能载胎养胎，可导致胎漏、胎动不安。

李梴《医学入门·妇人门·胎前》提出“若冲任不充，偶然受孕……宜预服八珍汤，免其坠堕”的预防性措施。

沈金鳌《妇科玉尺》有云：“气不充，冲任脉虚……更加外感六淫，内伤七情，饮食伤脾胃，淫欲损真元，致疾之由也。”认识到孕妇体质虚弱为主要内因，外感淫邪、饮食房劳等外因通过影响内因起作用，内外因素共同作用则导致胎动不稳。

傅山《傅青主女科·妊娠跌损》言：“妊娠期少腹疼痛，胎元转动不安，似有下堕之象，众人单纯认为是带脉所系无力也，哪知根源在于脾肾亏。”提出脾肾虚损是胎动不安的病机；其言“妊娠有失足跌损，致伤胎元……人只知是外伤之为病也，谁知有内伤之故乎”，指导后世当内外兼顾看待先兆流产；认为“夫胎也者……均不离肾水之养，故肾水足而胎安，肾水亏而胎动”。提出关于气血虚而致血瘀的治疗方法，“必须大补气血，而少加以行瘀之品，则瘀散胎安”。《傅青主女科》辨证论治创制了安奠二天汤及助气补漏汤，提出并且论述了安胎七法，分别为“补气安胎法”“滋阴补肾安胎法”“温肾助阳法”“补肾益气法”“清热安胎法”“养肝安胎法”“活血安胎法”。

凌德《女科折衷纂要·胎前门·胎动不安》言：“妊娠胎动不安……有喜怒气宇不舒，伤于心肝、触动血脉者。”说明了情志因素与胎动不安的关系。

王清任《医林改错》：“子宫内先有瘀血占其地……将此方服三五服，将子宫内瘀血化净。”进一步完善血瘀型先兆流产的治疗方法。王清任提出“常有连伤数胎者……不知子宫内，先有瘀血占其地，胎至三月再长，其内无容身之地，胎病靠挤，血不能入胎胞，从旁流而下，故先见血，血既不入胎胞，胎无血养，故小产”，创立了少腹逐瘀汤，从瘀血论治滑胎。

肖埙的《女科经纶·引女科集略》说：“女之肾脉系于胎，是母之真气，子之所赖也，若肾气亏损，便不能固摄胎元。”指出母体天禀虚弱，肾气不敷，或惊恐伤肾，或孕后劳逸无度，损及肾气，肾虚冲任不固，胎失所系，而形成胎漏、胎动不安。

叶天士在《叶氏女科证治》亦提出：“妊娠少腹痛而下血者，为胎动；不痛而下血者，为胎漏。”又在《临证指南医案》中记载有“胎气系于脾，如寄生之托于苞桑，茑与女萝之施于松柏，脾气过虚，胎无所附，坠滑难免矣”，认为脾气受损则无以生化气血，继而难以载胎、养胎。

2. 近现代医家对胎动不安的认识 现代中医学在对传统医学经典和理论传承的基础上承古拓新，在临床中不断探索实践，对本病有着独特的见解。

张锡纯在《医学衷中参西录》指出，妊娠期间当重视补肾，其创制的寿胎丸是治疗胎漏、胎动不安与滑胎的名方，一直沿用至今。

国医大师夏桂成教授在临床中高度重视心－肾－子宫轴系统，提出通过补肾气、宁心安神、交通心肾等法顾护胎元。夏桂成教授认为，子宫为心肾交合的场所，故本病重点在于心肾失交，尤其以肾虚为前提，故在治疗上应以补肾为主，而补肾尚须宁心，同时提出对有滑胎史的患者应在妊娠前就开始治疗，使其功能正常后再妊娠，以避免再次出现堕胎。

罗元恺教授认为肾主先天，胎漏、胎动不安的发病与肾气虚衰、气血损伤、母体素虚、冲任不固有关，肾虚是流产的主要病机，提出“补肾以安胎”，创制“补肾固冲丸”广泛应用于临床，使广大患者受益。另外罗教授还认为妊娠期阴血下聚冲任以养胎元，上焦、中焦二者失去阴血之滋养，并且孕期气机下行以载养胎元，气机条达失利，妊妇易出现烦躁、心情抑郁、失眠等症状，故提出安胎要旨均在于“静”，即用药、身体、心绪均宜静。

国医大师班秀文教授认为肾虚血瘀与西医学“血栓前状态易导致流产”有相似之处，认为其是胎动不安、胎漏的基本病因病机之一。

胡玉荃教授认为胎漏、胎动不安的基本病机为肾虚，且肾虚常可兼见血热、血虚，安胎当以固肾为本，养血清热为要。

张良英教授提出胞胎的孕育是以心肾交济为基础，胚胎的生长发育与心神密切关联，张教授认为先兆流产的临床治疗应以补肾、健脾、安胎为主，重视肝肾气血的调和。

赵翠英教授认为孕后精血下注养胎，肝木抑而不达，肾虚相火易动，致胎漏下血或胎动不安，故在补肾安胎的同时，当予以清热活血化瘀之品，使得气血调和，胎有所养。

八、刘瑞芬工作室应用经验

1. 治疗验案

鹿某，女，28 岁。初诊时间 2013 年 3 月 27 日。

主诉：停经 32 日，阴道少量流血 4 日。

病史：患者平素月经 7/（32～34）天，量中，色质正常。LMP：2013 年 2 月 24 日，6 日净，量色可，余无明显不适。现患者停经 32 日，4 日前患者无明显诱因出现阴道流血，持续至今，偶腰酸，无小腹疼痛。2 日前患者自测尿 hCG（±）。平时白带正常。G_3A_3，2011 年、2012 年均于孕 40 余天时发生自然流产（共 3 次），有生育要求。纳眠可，二便调。舌淡红，苔白，脉沉细。辅助检查：E_2：480pg/mL，P：24.41ng/mL，β-hCG：228.90mIU/mL。

中医诊断：胎漏？滑胎；异位妊娠待排。

西医诊断：先兆流产；复发性流产；异位妊娠待排。

辨证分型：肾虚证。

治法：补肾健脾，益气安胎。

处方：①菟丝子 15g，桑寄生 15g，炒续断 18g，炒杜仲 12g，枸杞 12g，党参 18g，炒白术 12g，炒白芍 15g，黄芩 9g，麦冬 9g，砂仁 9g（后下），香附 9g，苎麻根 15g，墨旱莲 18g，炙甘草 6g，7 剂，水煎服，日 1 剂。②黄体酮胶丸 0.1g，每日 2 次，口服。③维生素 E 软胶囊 100mg，每日 1 次，口服。④多维元素胶囊 1 粒，每日 1 次，口服。

二诊（2013 年 4 月 2 日）：用药后患者阴道流血停止，现停经 36 日，偶感腰酸及小腹坠痛。白带正常，纳眠可，二便调，舌淡红，苔白，脉沉细。辅助检查：E_2：407.50pg/mL，P：37.48ng/mL，β-hCG：549.80mIU/mL。

处方：①上方去墨旱莲，黄芩改为 12g，麦冬改为 12g，加炙黄芪 30g，6 剂，水煎服，日 1 剂。②余治疗方案继用。

三诊（2013 年 4 月 9 日）：现停经 43 日，无阴道流血及小腹坠痛，白带正常。纳差，眠欠佳，多梦易醒，二便调。舌淡红，苔白，脉沉细。

处方：①上方去苎麻根，加柏子仁 12g，竹茹 9g，7 剂，水煎服，日 1 剂。②余治疗方案继用。③复查 E_2、P、β－hCG。

四诊（2013 年 4 月 19 日）：现患者停经 53 日，感腰酸、恶心、呕吐，无阴道流血，无小腹坠痛，白带正常。纳欠佳，眠可，大便调，小便略频。舌淡红，苔白，脉沉细。辅助检查：E_2：811. 20pg/mL，P：34. 32ng/mL，β－hCG：22123. 0mIU/mL。B 超提示早孕（符合 7. 5 孕周），可见胎芽及胎心搏动。

中医诊断：胎漏；滑胎。

西医诊断：先兆流产；复发性流产。

处方：上述治疗方案继用，患者因恶心、呕吐，拒服中药，嘱暂停服。

五诊（2013 年 5 月 21 日）：现患者停经 12 周，无阴道流血，偶有恶心、呕吐，纳眠可，二便调，舌淡红，苔白，脉沉细。辅助检查：B 超提示早孕（符合 12 孕周）。

处方：停用黄体酮及多维元素胶囊，定期产检。

后经随访，患者于 2013 年 12 月 4 日足月顺产一男婴。

按语：胎漏、胎动不安是妇产科常见病，常见的病因病机有肾虚、血热、气血虚弱、血瘀。本患者的病机为肾虚。患者先天禀赋不足，肾虚冲任损伤，胎元不固，发为胎漏、胎动不安。方中菟丝子、续断为君药，补肾益精，固摄冲任，肾旺自能荫胎。桑寄生、盐杜仲补肝肾，固冲任，使胎气健旺；枸杞子补肾滋阴；党参、炒白术补气健脾，是以后天养先天，诸药为臣。炒白芍养血柔肝缓急，可预防子宫收缩；黄芩、麦冬滋阴清热安胎；砂仁行气和中安胎；墨旱莲、苎麻根补肝肾，止血安胎；香附理气止痛；皆为佐药。炙甘草为使，调和诸药。二诊加黄芪，益气升提安胎。后加柏子仁养心安神，竹茹清热化痰、除烦止呕。全方共奏补肾健脾益气、养血固冲安胎之效。

第八章 堕胎、小产

一、概述

凡妊娠12周内，胚胎自然殒堕者，为“堕胎”；妊娠12～28周，胎儿已成形而自然殒堕者，为“小产”，亦称“半产”。根据其临床表现及发病特征，与西医学自然流产中早期流产和晚期流产有相同表现，可参考本病论治。

二、病名探源

堕胎始见于《脉经·卷九》：“妇人怀躯六月七月，暴下斗余水，其胎必倚而堕。”小产之名始见于《医宗金鉴·妇科心法要诀》：“五月成形名小产，未成形象堕胎言。”

三、中医病因病机

本病主要发病机制是冲任损伤，胎元受损或胎结不实，而致胚胎、胎儿自然殒堕，离宫而下。堕胎、小产与他病可因果转化，堕胎、小产既可为一个独立的疾病，又可为他病（胎漏、胎动不安）发展的结局，还可成为他病（滑胎）的原因。其病因与胎漏、胎动不安基本相同。

1. **肾气虚弱** 先天禀赋虚弱，肾气不盛，成胎不实，或孕后房事不节，耗伤肾气，肾虚胎元不固，以致堕胎、小产。

2. **气血不足** 素体虚弱，或久病大病损伤气血，或饮食劳倦伤脾胃，气血乏源，以致气血两虚，冲任不固，无以载胎养胎，而发堕胎、小产。

3. **热病伤胎** 摄生不慎，感受时疫邪毒或热病温疟，热扰冲任血海，损伤胎元，以致堕胎、小产。

4. **跌扑伤胎** 孕后不慎，跌扑闪挫，致使气血紊乱，胞宫不稳，或瘀滞胞宫，直接逼迫胎元而出，发生堕胎、小产。

四、西医发病机制

根据堕胎、小产的临床表现及发病特征，与西医学中早期流产和晚期流产有相同表现，西医病理生理认识详见上篇第七章胎漏、胎动不安。

五、中医诊治方案

堕胎、小产的治疗原则以下胎益母为主。临证中一经确诊，应尽快终止妊娠，速去其胎，或行吸宫术或钳刮术；或于严密观察中辨证用药下胎；或中西医结合治疗。

1. 胎堕难留证

主要证候：多由胎漏、胎动不安发展而来。阴道流血增多，色红有块，小腹坠胀疼痛加剧，会阴坠胀，或有羊水溢出；舌质正常或紫暗，舌边尖有瘀点，苔薄，脉滑或涩。

治疗法则：祛瘀下胎。

代表方药：（1）脱花煎（《景岳全书》）加益母草

当归、川芎、红花、肉桂、川牛膝、车前子。

（2）生化汤（《傅青主女科》）加益母草

2. 胎堕不全证

主要证候：胎殒之后，尚有部分组织残留于子宫，阴道流血不止，腹痛阵阵，甚至出血如崩；伴心悸气短，面色苍白，头晕目眩；舌淡紫，苔白，脉沉细无力。

治疗法则：活血化瘀，佐以益气。

代表方药：脱花煎加人参、益母草、炒蒲黄。

当归、川芎、红花、肉桂、川牛膝、车前子、人参、益母草、炒蒲黄。

六、西医诊治方案

根据临床表现及发病特征，堕胎、小产对应于西医学自然流产中的难免流产，故此处对难免流产进行展开论述。

1. 诊断　根据病史及临床表现多能确诊，少数需配合妇科检查及B超、妊娠试验、孕激素测定、宫颈功能判定等辅助检查。确诊自然流产后，还需确定其临床类型，决定相应的处理方法。其中，难免流产指流产不可避免。在先兆流产基础上，阴道流血量增多，阵发性下腹痛加剧，或出现阴道流液（胎膜破裂）。妇科检查宫颈口已扩张，有时可见胚胎组织或羊膜囊堵塞于宫颈口内，子宫大小与停经周数基本相符或略小。

2. 治疗　一旦确诊，应尽早使胚胎及胎盘组织完全排出。早期流产应及时行刮宫术，对妊娠物应仔细检查，并送病理检查。晚期流产，子宫较大，出血较多，可用缩宫素10～20U加于5%葡萄糖液500mL中静脉滴注，促进子宫收缩，必要时通过手术清除宫腔内容物。当胎儿及胎盘排出后检查排出物是否完全，必要时刮宫以清除宫腔内残留的妊娠物。应给予抗生素预防感染。

七、历代认识

1. 古代医家对堕胎、小产的认识

（1）汉代：张仲景在《金匮要略·妇人妊娠病脉证并治》中有“半产”的记载，提出“妇人有漏下者，有半产后因续下血都不绝者，有妊娠下血者，假令妊娠腹中痛，为胞阻，胶艾汤主之”。

（2）魏晋时期：王叔和在《脉经·卷九》中提出“妇人怀躯六月七月，暴下斗余水，其胎必倚而堕”。

（3）隋唐时期：隋代巢元方《诸病源候论·妇人妊娠病诸候》指出，堕胎后可因阴道大量出血，或虽无出血但由于血逆抢心，导致严重后果，并指出堕胎之后因体虚而失于调摄可导致多种疾病。

唐代孙思邈《备急千金要方·妇人方上》中，有“治妊娠胎堕下血不止”“治半产下血不尽”之方药4首，为继胶艾汤之后的又一记载。《经效产宝》中提出应根据母病在前或胎病在先予以分辨治疗，确定了流产的治疗原则。

（4）宋代：《妇人大全良方·妊娠门》中补充了外伤、饮邪致肾、肝、脾等伤损而堕胎之理，并强调堕胎可由胎动不安之甚者发展而成。《女科百问》中指出堕胎、小产后或因出血过多，或因瘀血内结的危重症候。

（5）金元时期：元代《格致余论·胎自堕论》主张“血气虚损，不足养荣，其胎自堕，或劳怒伤胎，内火便动，亦能堕胎”，侧重于“虚损”“内火”为因。

（6）明清时期：万全《广嗣纪要》首次明确提出了孕期房劳伤损冲任为堕胎之因。

武之望《济阴纲目·堕胎后为半产》从病位上明确了冲任，病机上突出了冲任不足与胎气不固的要点。

张景岳《景岳全书》指出妊娠下血量多、腹痛、腰酸下坠等症状为堕胎之先兆症状。

吴谦《医宗金鉴·妇科心法要诀》指出，若胎已堕而暴下不止者，用独参汤峻补其气；若胎已堕而恶血凝滞，胸胁胀痛者，用回生丹化瘀止血。这些处理方法对治疗堕胎、小产均有较好的作用。

傅山《傅青主女科》详列了小产的病因，并强调“火盛本于水亏”“气旺则胎牢，气衰则胎堕”之理，其所组的6首方剂，充分体现了不论何种原因导致的堕胎小产，均以补血益气为基础，或佐以清热，或佐以散寒的治疗特点。同时指出“未小产”和“已小产”的不同施治原则。

2. 近现代医家对堕胎、小产的认识 近现代医家根据自己的临床经验，分型论治，遣方用药，各有特色。

国医大师夏桂成教授认为，该病治疗上当以补益肾气为主，寿胎丸是公认的补肾安胎方药，其中菟丝子、桑寄生、杜仲等尤为重要，在此基础上根据患者证候偏向予以加减化裁。

张宽智教授主张用安奠二天汤加味，气血两虚加用当归、砂仁；脾肾不足加川断、巴戟天；血热则去参、术，加白茅根、紫草；跌扑损伤而出血加侧柏炭、椿根皮；腹痛加益母草，腰痛加菟丝子。

程运文教授则从痰辨治，分别用补气健脾之四君子汤合二陈汤，温补肾阳、温化寒痰之肾气丸合二陈汤，滋补肾阴、清化热痰之六味地黄汤合清气化痰汤加减。

罗元恺教授将本病分为3型：脾肾两虚用补肾固冲丸，气血两虚用毓麟珠，血虚内热用保阴煎。

第九章 鬼胎

一、概述

鬼胎，指妊娠数月，腹部异常增大，隐隐作痛，阴道反复流血，或下水疱者。西医学中葡萄胎的临床表现及发病特征与鬼胎相似，可参考本病论治。

二、病名探源

“鬼胎”一词最早见于《诸病源候论·妇人妊娠病诸候下·妊娠鬼胎候》：“妖魅鬼精得入于脏，状如怀娠，故曰鬼胎也。”其实早在《灵枢·水胀》中就有相关的论述，“石瘕生于胞中，寒气客于子门，子门闭塞，气不得通，恶血当泻不泻，衃以留止，日以益大，状如怀子，月事不以时下，皆生于女子，可导而下”。

三、中医病因病机

本病主要发病机制是素体虚弱，七情郁结，痰浊凝滞不散，精血虽凝而终不成形。病因病机分类如下。

1. 气血虚弱 素体虚弱，气血不足，孕后邪思蓄注，血随气结而不散，冲任滞逆，胞中壅瘀，则腹部胀大，瘀伤胞脉则流血，发为鬼胎。

2. 气滞血瘀 素性抑郁，孕后情志不遂，肝郁气滞，血与气结，冲任不畅，瘀血结聚胞中，腹大异常，瘀血伤胎则胎坏，瘀伤胞脉则流血，发为鬼胎。

3. 寒湿瘀滞 孕妇久居湿地，或贪凉饮冷，或经期、产后感受寒湿，寒湿之邪客于冲任胞宫，气血瘀滞，发为鬼胎。

4. 痰浊凝滞 孕妇素体肥胖，或恣食厚味，或脾虚不运，湿聚成痰，痰浊内停，冲任不畅，痰浊郁结胞中，腹大异常，痰浊凝滞伤胎，瘀伤胞脉则流血，发为鬼胎。

四、西医发病机制

葡萄胎因妊娠后胎盘绒毛滋养细胞增生，间质水肿，形成大小不一的水泡，水泡间借蒂相连成串，形如葡萄，亦称水泡状胎块。葡萄胎可分为完全性葡萄胎、部分性葡萄胎。

1. 完全性葡萄胎 诊断时须考虑包括营养状况与经济社会因素、年龄因素、既往葡萄胎史、流产和不孕史。完全性葡萄胎的染色体核型为二倍体，均来自父系，其中90%为46XX，系由一个细胞核缺如或失活的空卵与一个单倍体精子（23X）受精，经自身复制为二倍体（46XX）。另有10%核型为46XY，系由一个空卵被两个单倍体精子（23X和23Y）同时受精而成。虽然完全性葡萄胎染色体基因为父系，但其线粒体DNA仍为母系来源。

镜下可见：①可确认的胚胎或胎儿组织缺失。②绒毛水肿。③弥漫性滋养细胞增生。④种植部位滋养细胞呈弥漫和显著的异型性。

2. 部分性葡萄胎 迄今对部分性葡萄胎高危因素的了解较少，可能相关的因素有不规则月经和口服避孕药等，但与饮食因素及母亲年龄无关。

部分性葡萄胎的染色体核型90%以上为三倍体，合并存在的胎儿也为三倍体。最常见的核型是69XXY，其余为69XXX或69XYY，系由一看似正常的单倍体卵子和两个单倍体精子受精或一个减数分裂缺陷的双倍体精子受精而成，所以一套多余的染色体也来自父方。多余的父源基因物质也是部分性葡萄胎滋养细胞增生的主要原因。另外尚有极少数部分性葡萄胎的核型为四倍体，但其形成机制还不清楚。

镜下可见：①有胚胎或胎儿组织存在。②局限性滋养细胞增生。③绒毛大小及其水肿程度明显不一。④绒毛呈显著的扇贝样轮廓，间质内可见滋养细胞包涵体。⑤种植部位滋养细胞呈局限和轻度的异型性。

五、中医诊治方案

治疗以下胎、祛瘀、益母为主，佐以调补气血。葡萄胎一经确诊，应及时清宫，术后可予中药益气养血祛瘀以善其后。若为恶证或有恶性倾向，可采用化疗等治疗手段。

1. 气血虚弱证

主要证候：孕期阴道不规则流血，量多，色淡，质稀，腹大异常，无胎动、胎心音；时有腹部隐痛，神疲乏力，头晕眼花，心悸失眠，面色苍白；舌质淡，苔薄，脉细弱。

治疗法则：益气养血，活血下胎。

代表方药：救母丹（《傅青主女科》）加枳壳、川牛膝

人参、当归、川芎、益母草、赤石脂、荆芥穗。

2. 气滞血瘀证

主要证候：孕期阴道不规则流血，量或多或少，血色紫暗有块，腹大异常，无胎动、胎心音；时有腹部胀痛，拒按，胸胁胀满，烦躁易怒；舌质紫暗或有瘀点，脉涩或沉弦。

治疗法则：理气活血，祛瘀下胎。

代表方药：荡鬼汤（《傅青主女科》）

枳壳、厚朴、桃仁、红花、牡丹皮、川牛膝、雷丸、大黄、人参、当归。

3. 寒湿瘀滞证

主要证候：孕期阴道不规则流血，量少色紫暗有块，腹大异常，无胎动、胎心音；小腹冷痛，形寒肢冷；舌质淡，苔白腻，脉沉紧。

治疗法则：散寒除湿，逐水化瘀下胎。

代表方药：芫花散（《妇科玉尺》）。

芫花、吴茱萸、川乌、巴戟天、秦艽、白僵蚕、柴胡。

4. 痰浊凝滞证

主要证候：孕期阴道不规则流血，量少色暗，腹大异常，无胎动、胎心音；形体肥胖，胸胁满闷，呕恶痰多；舌质淡，苔腻，脉滑。

治疗法则：化痰除湿，行气下胎。

代表方药：平胃散（《太平惠民和剂局方》）加芒硝、枳壳。

苍术、厚朴、陈皮、甘草、生姜、大枣。

六、西医诊治方案

1. 诊断 凡有停经后不规则阴道流血要考虑葡萄胎可能。若阴道排出葡萄样水疱组织，支持诊断。常选择下列辅助检查以进一步明确诊断。

B 超是诊断葡萄胎的一项可靠和敏感的辅助检查，通常采用经阴道彩色多普勒超声。血清 hCG 测定是诊断葡萄胎的另一项重要辅助检查。流式细胞计数是最常用的倍体分析方法。检测母源表达印迹基因可区别完全性

和部分性葡萄胎。其他检查如 X 线胸片、血细胞和血小板计数、肝肾功能等。

2. 治疗

(1) 清宫：葡萄胎诊断一经成立，应立即清宫。清宫前首先应注意有无休克、子痫前期、甲亢及贫血等并发症，出现时应先对症处理，稳定病情。一般选用吸刮术，具有手术时间短、出血少、不易发生子宫穿孔等优点。由于葡萄胎清宫时出血较多，子宫大而软，容易穿孔，清宫应由高年资医生操作，在手术室内进行，在输液、备血准备下，充分扩张宫颈，选用大号吸管吸引。待葡萄胎组织大部分吸出、子宫明显缩小后，改用刮匙轻柔刮宫。推荐在充分扩张宫颈管和开始吸宫后使用缩宫素。子宫小于妊娠 12 周可以一次刮净，大于妊娠 12 周或术中感到一次刮净有困难时，可于一周后行第二次刮宫。清宫过程中若发生滋养细胞进入血窦造成肺动脉栓塞，甚至出现急性呼吸窘迫、急性右心衰时，要及时给予心血管及呼吸功能支持治疗，一般在 72 小时内恢复。急性呼吸窘迫可由甲亢、子痫前期等并发症引起。组织学是葡萄胎的最终诊断依据，每次刮宫的刮出物必须送组织学检查。

(2) 卵巢黄素化囊肿的处理：清宫后囊肿会自行消退，一般不需处理。若发生急性蒂扭转，可在 B 超或腹腔镜下穿刺吸液，囊肿也多能自然复位。若扭转时间较长，发生坏死，则需作患侧附件切除术。

(3) 预防性化疗：不常规推荐。预防性化疗仅适用于有高危因素和随访困难的完全性葡萄胎患者，但也非常规，一般采用多疗程化疗至 hCG 阴性。部分性葡萄胎不作预防性化疗。

(4) 子宫切除术：不作为常规处理。对于年龄接近绝经、无生育要求者可行全子宫切除术，两侧卵巢可保留。子宫小于妊娠 14 周时可直接切除子宫。术后仍需定期随访。

七、历代认识

1. 古代医家对鬼胎的认识

(1) 隋唐时期：巢元方编纂的《诸病源候论》中首次提出鬼胎病名。该书“卷之四十二”云：“妊娠鬼胎候：夫脏腑调和，则气血充实，风邪鬼魅不能干之，若荣卫虚损，则精神衰弱，妖魅鬼精得入于脏，状如妊娠，故曰鬼胎也。”鬼胎病名也由此沿用至今。

（2）宋代：陈自明在《妇人大全良方》中对鬼胎的病因病机症状治疗描述详尽。在《妊娠腹内有鬼胎方论第三》中："夫人脏腑调和，则血气充实，风邪鬼魅不能干之。若荣卫虚损，则精神衰弱，妖魅鬼精得于入脏，状如怀娠，故曰鬼胎也。"并提出"疗妊娠是鬼胎，致腹中黑血散下，腹痛，雄黄丸"，方中"雄黄（细研）、鬼臼（去毛）、莽草、丹砂（细研）、巴豆（去皮、心、油）、獭肝（炙令黄）各半两，蜥蜴一枚（炙黄），蜈蚣一条（炙微黄）。上为细末，蜜丸如梧桐子大，空心，温酒下二丸，日二服，后当利。如不利，加至三丸。初下清水，次下虫如马尾状无数。病极者下蛇虫，或如段卵鸡子；或如白膏；或如豆汁，其病即除"。至于"疗妇人鬼胎，及血气不可忍方"，则以"斑蝥（去头、翼、足，制）、延胡索（炒）各三枚，为细末，再研如面，以温酒调下半钱。以胎下为度"。另有"治妇人虚羸，有鬼胎癥块，经候不通"，用"芫花根三两。上锉，炒令黄色，为细末，每服一钱，桃仁煎汤调下，当下恶物"，为后世医家治疗鬼胎一证奠定了基础。

（3）明清时期：虞抟《医学正传》中对于鬼胎的描述并不迷信于鬼神，如"夫所谓鬼胎者，伪胎也。非实有鬼神交接而成胎也"，并提出本病乃"妇人自己之血液淫精，聚结成块，而胸腹胀满，俨若胎孕耳，非伪胎而何"。

张景岳认为鬼胎形成乃七情郁结，经血虽凝，终不成型，遂为鬼胎。如《景岳全书·妇人规》中讲："妇人有鬼胎之说，岂虚无之鬼气，果能袭人胞宫而遂得成型乎？此不过由本妇之气质，盖或以邪思蓄注，血随气结而不散，或以冲任滞逆，脉道壅淤而不行，是皆内因之病，而必非外来之邪。盖即血壅气瘕之类耳，当即以癥瘕之法治之。凡鬼胎之病，必以血气不足而兼凝滞者多有之。但见经候不调而预为调补，则必无是病。若其即病，则亦当以调补元气为主，而继以去积之药，乃可也。"

傅山在《傅青主女科》中有云："妇人腹似怀妊，终年不产，甚至二三年不生者，此鬼胎也。其人必面色黄瘦，肌肤消削，腹大如斗，厥所由来，必素与鬼交，或入神庙而兴云雨之思，或游山林而起交感之念，皆能召祟成胎。"亦有云："女子有在家未嫁，月经忽断，腹大如妊，面色乍赤乍白，六脉乍大乍小，人以为血结经闭也，谁知是灵鬼凭身乎？"傅山对于鬼胎的初步认识始于鬼神之说，他认为鬼胎的形成是由于女子身感妖魅，腹怀异胎，从另一方面也可以看出鬼胎这一病证的特殊性与复杂性。

张璐在《张氏医通》中提到："古人论鬼胎之说，皆由其人阳气不足，或肝气郁结，不能生发，致阴血不化而患也。"文中阐述了鬼胎的病因病机，对鬼胎的病症进行了辨证分析。

闵纯玺《胎产心法》描述与《医学正传》类同，皆以"思想无穷，所愿不遂，白淫白浊流入子宫，结为鬼胎，乃本妇自己血液淫精，聚结成块，血随气结而不散，以至胸腹胀满，俨若怀孕耳"，并提出以决津煎、通瘀煎、加味归脾汤、加味逍遥散等治疗本病。

陈莲舫则将本病归于癥瘕，如其在《女科秘诀大全·调理经脉秘诀·鬼胎》云："鬼胎即癥瘕之类。"

2. 近现代医家对鬼胎的认识

蒋嘉奇教授等认为该病主要由于素体虚弱、七情郁结、痰浊凝滞不散、精血虽凝而终不成形，遂为鬼胎，多由气血虚弱、气滞血瘀和痰浊凝滞所致，类似于西医学的葡萄胎和侵蚀性葡萄胎。

马丽娜等认为，鬼胎作为中医的一个古病名，在现在的运用已较少，历代也没有与鬼胎有关的专门文献整理，正确弄清其对应的病因病名，对于我们认识和进一步研究先贤遗留下来的宝贵经验具有重要的意义。

第十章 产后恶露不绝

一、概述

产后恶露不绝，是指产后血性恶露持续10日以上，仍淋漓不尽，又称“恶露不尽”“恶露不止”。西医学中产后子宫复旧不全、晚期产后出血、药物流产、人工流产后阴道出血的临床表现及发病特征与产后恶露不绝相似，可参考本病论治。

二、病名探源

“恶露不尽”病名首见于《金匮要略·妇人产后病脉证并治》，“产后七八日，无太阳证，少腹坚痛，此恶露不尽”。

三、中医病因病机

本病的主要病机为冲任失固，气血运行失常。常见的有气虚冲任不固，血失统摄；或瘀血内阻，血不归经；抑或热扰冲任，迫血下行。

1. 气虚 素体气虚，正气不足，复因分娩失血耗气，或产后操劳过早，劳倦伤脾，气虚下陷，冲任失固，不能摄血，以致恶露不绝。

2. 血瘀 产后胞脉空虚，寒邪趁虚入胞，血为寒凝；或因七情所伤，血为气滞；或因产留瘀，胞衣胎膜残留为瘀，瘀血内阻，新血难安，不得归经，以致恶露不净。

3. 血热 素体阴虚，复因产时伤血，阴液更亏，阴虚内热，或产后过食辛热温燥之品，或感受热邪，或肝郁化热，热扰冲任，迫血下行，导致恶露不净。

四、西医发病机制

晚期产后出血病因主要有以下几项。

1. 胎盘稽留、部分胎盘残留、胎膜残留，是引起晚期产后出血最常见的原因。

2. 蜕膜残留。蜕膜长时间残留在子宫腔内继发子宫内膜炎症，容易引起晚期产后出血。

3. 子宫胎盘附着部位感染、复旧不全。

4. 剖宫产手术切口感染，切口裂开。一般认为阴道分娩所致晚期产后出血多是胎盘、胎膜残留所致，剖宫产术后的晚期产后出血多为子宫切口裂开所致。

五、中医诊治方案

辨证应根据恶露的量、色、质、气味等，并结合全身症状辨别寒热、虚实。如恶露量多，色淡，质稀，无臭气者，多为气虚；色红或紫，黏稠而臭秽者，多为血热；色暗有块，小腹疼痛者，多为血瘀。治疗应遵循虚者补之、瘀者攻之、热者清之的原则分别施治，并随证选加相应止血药以达标本同治。

1. 气虚证

主要证候：产后恶露过期不止，量多，色淡红，质稀，无臭味；面色白，精神倦怠，四肢无力，气短懒言，小腹空坠；舌淡，苔薄白，脉缓弱。

治疗法则：补气摄血固冲。

代表方药：补中益气汤（《脾胃论》）加艾叶、阿胶、益母草。

人参、黄芪、甘草、当归、陈皮、升麻、柴胡、白术。

2. 血热证

主要证候：产后恶露过期不止，量较多，色鲜红，质黏稠；口燥咽干，面色潮红；舌红苔少，脉细数无力。

治疗法则：养阴清热止血。

代表方药：保阴煎（《景岳全书》）加益母草、重楼（七叶一枝花）、贯众。

生地黄、熟地黄、黄芩、黄柏、白芍、山药、续断、甘草。

3. 血瘀证

主要证候：产后恶露过期不止，淋漓量少，或突然量多，色暗有块，或伴小腹疼痛拒按，块下痛减；舌紫暗，或有瘀点，苔薄，脉弦涩。

治疗法则：活血化瘀止血。

代表方药：生化汤（《傅青主女科》）加益母草、炒蒲黄。

当归、川芎、桃仁、炮姜、炙甘草。

六、西医诊治方案

1. 诊断　主要根据临床表现，估计出血量，明确原因，及早处理。但需要注意的是，估计的出血量往往低于实际失血量。根据阴道流血发生时间、出血量与胎儿、胎盘娩出之间的关系，初步判断引起产后出血的原因，常见的原因有子宫收缩乏力、胎盘因素、软产道裂伤、凝血功能异常。有时产后出血原因互为因果。

2. 治疗　针对出血原因，迅速止血；补充血容量，纠正失血性休克；防止感染。

（1）子宫收缩乏力，加强宫缩能迅速止血，导尿排空膀胱后可采用以下方法：按摩子宫、使用缩宫素、填塞纱布条、子宫压缩缝合等。同时给予足量广谱抗生素配合使用止血药，抗贫血等进行药物治疗。

（2）产后胎盘、胎膜、蜕膜未排干净或宫内原胎盘附着处收缩不良的晚期产后出血患者应立即行清宫术，术前要备血、建立静脉通道，预防术中大出血、子宫穿孔等不良医疗事故发生。术后常规给予抗炎、缩宫治疗，并加用雌激素和孕激素，促进子宫内膜再生，防止宫腔粘连，术后病理检查宫内残余物，以排除因肿瘤等引起的晚期产后出血。

（3）剖宫产术后子宫切口裂开引起的大量晚期产后出血，可行剖腹探查、清创缝合、子宫动脉及髂内动脉结扎止血、髂内栓塞等，必要情况下酌情行子宫次全切除或全部切除。

七、历代认识

1. 古代医家对产后恶露不绝的认识

（1）汉代：张仲景《金匮要略·妇人产后病脉证并治》中指出“产后腹痛，烦满不得卧，枳实芍药散主之”，枳实芍药散为行气活血散结之剂，对气滞血凝、恶露不尽者有良效，临床上除用于产后气血瘀滞之腹痛外，凡气血郁滞、气机不畅的腹痛，均可加减使用。

（2）隋唐时期：巢元方《诸病源候论》首列“产后恶露不尽候”，阐述病因“凡妊娠当风取凉，则胞络有冷，至于产时，其血下必少。或新产而取风凉，皆令风冷搏于血，致使血不宣消，蓄积在内，则有时血露淋沥不尽”。又列“产后血崩中恶露不尽候”，云“产伤于经血，其后虚损未平复，或劳役损动而血暴崩下……若小腹急满，为内有瘀血，不可断之，断之终不断”。归纳本病可由“风冷搏于血”“虚损”“内有瘀血”所致，明确了本病的病因病机，尤其对血瘀提出“不可断之，断之终不断”的观点，颇有临床指导价值。

孙思邈《备急千金要方》载有治疗恶露不尽的方剂25首。

（3）宋代：陈自明《妇人大全良方》中有关于病机及治法方药的详细记载，如“夫产后恶露不绝者，由产后伤于经血，虚损不足。或分娩之时，恶血不尽在于腹中，而脏腑夹于宿冷，致气血不调，故令恶露淋漓不绝也”，提出用牡蛎散、独圣汤等方药以治之。

（4）明清时期：张景岳《景岳全书·妇人规》指出产后恶露不止有因血热、冲任之络受伤、肝脾气虚、气血俱虚、肝火、风热所致，并出具方药。王肯堂《女科证治准绳·卷之五》“夫产后恶露不绝者，由产后伤于经血虚损不足，或分解之时，恶血不尽，在于腹中，而脏腑夹于宿冷，致气血不调，故令恶露淋沥不绝也”。

闵纯玺《胎产心法》又指出“产后恶露不止……由于产时损其气血，虚损不足，不能收摄，或恶血不尽，则好血难安，相并而下，日久不止，或火动病热”，即可归纳为气虚、血瘀、血热三个方面。

傅山《傅青主女科·恶露》曰：“即系裹儿污血，产时恶露随下，则腹不痛而产自安。若腹欠温暖，或伤冷物，以致恶露凝块，日久不散，则虚症百出。”

吴谦《医宗金鉴》云：“恶露不绝伤任冲，不固时时淋漓行，或因虚损血不摄，或因瘀血腹中停，审色污淡臭腥秽，虚补实攻要辨明，虚用十全加胶续，瘀宜佛手补而行。”对于治疗又指出“不可轻而用固涩之剂，造成败血聚内，后患无穷”。《医宗金鉴》记载：“产后恶露乃裹儿污血，产时当随胎下……若日久不断，时时淋沥者，或因冲任虚损，血不收摄，或因瘀行不尽，停留腹内，随化随行。当审其血之色，或污浊不明，或浅淡不鲜，或臭，或腥，或秽，辨其为实为虚，而攻补之。虚宜十全大补汤加阿胶、续断，以补而固之。瘀宜佛手散，以补而行之。”

2. 近现代医家对产后恶露不绝的认识 国医大师夏桂成教授指出，分娩后血露未净且有血块，小腹隐块疼痛的病证，俗称儿枕痛，是一种子宫收缩的现象，应用生化汤有助于子宫收缩而复旧，在南京市妇幼保健院，已作为常规处理方法，正如《产后编》指出的“唯生化汤系血块圣药也”。

如七日内饮冷受寒者，加入肉桂 2～4g，如血块未消，不可加参、芪，用之则痛不止，气胀用乌药、香附以顺之，内热烦躁，用芩连、栀子、黄柏以退热除烦等。

国医大师朱南孙教授认为，妇人素以血为本，而妊娠之时，阴血注于胞宫以顾护养胎，生产之时产妇体力虚耗过多，气损津伤，血随气脱，而产后又需哺乳，精血上行，化为乳汁，乳子亦耗其气血。故总以虚为本，固摄无权，冲任不固；而营阴亏虚，虚而生热，热扰冲任，迫血妄行；产后气虚，无以推动胞衣排出，瘀血不化，均可引起恶露不止。产后恶露不绝多以虚、瘀、热为其主因，治疗上以“审因辨证，治病求本”为原则。提出中医治疗产后恶露不绝需通补结合，动静并用，祛瘀为先；同时权衡清补，兼以疏肝；注重复旧善后，且视脏腑气血之盛衰以调节体质。

全国名老中医李祥云教授认为，产后恶露不绝在具体施用止血过程中，需本着辨证求因和审因论治的原则，辨寒、热、虚、实，分标本缓急，究其出血的原因，主要与脾、肝、肾功能障碍有关。在对各种出血证的临床诊疗过程中，李教授往往善于分析洞悉其病根，灵活应用各类止血法，同时从肾、肝、脾三脏着手，用药如鼓应桴，直中肯綮。李教授特别指出，在所有治疗过程中，必须随时注重照顾胃气，不使有伤，在选用药时，要滋而不腻，补而不呆，症虽有热，不可纯用寒凉之药以止血，虽属血瘀亦不可专用峻利攻伐之剂以攻瘀，避免损伤脾胃冲和之气，不然恐病未除而人先损矣。

李京枝教授认为产后恶露不绝的主要病机是由于肝肾虚衰，冲任失固，气血运行失常所致，认为产后恶露不绝为本虚标实，虚实夹杂之证，虚主要是指的气虚，实主要是指的血瘀。

八、刘瑞芬工作室应用经验

1. 对药流、人流后恶露不绝病因病机的认识 刘瑞芬教授认为本病的主要病机为冲任失固，气血运行失常，离不开虚、热、瘀三个方面。

（1）冲任受损，气虚血瘀：药流乃人为终止妊娠，似青藤摘瓜，对脏腑、气血、冲任损伤较甚，阴血骤虚，气随血脱，无力摄血，气虚无力行血而致瘀，《医林改错》曰：“元气既虚，必不能达于血管，血管无力，血液在血管中运行势必迟缓乃至滞阻。”

（2）瘀阻胞络，血不归经：《血证论》云：“瘀血不去，新血难安。”

药流后余血浊液停留，阻滞胞中；或胞衣残留，阻滞气血运行及胞宫闭缩复原；或药流后冲任被扰，加之情怀不畅，肝郁气滞，气滞血瘀，瘀血阻滞，新血难安，故阴道下血不止。

（3）热扰冲任，迫血妄行：药流后阴血骤虚，阴血虚则虚热内生，热扰冲任，迫血妄行，或因产后瘀血未去，血室正开，热邪乘虚而入，与血相搏，瘀热蕴结，阻滞冲任，血不归经而下血不止。

2. 治疗药流、人流后恶露不绝遣药组方思路 刘瑞芬教授认为在立法上，活血祛瘀是关键，养血益气是基础，清热是防止本病传变的手段，治疗应遵循虚者补之、热者清之、留者攻之的原则。

根据产后“多虚多瘀”的特点，谨守药流后以虚、热、瘀三方面为主的病机特点，刘瑞芬教授以祛瘀、清热、养血益气为法，拟订了防治药流后恶露不绝的宫清方，在临床应用中取得了显著的疗效。方中益母草辛苦微寒，善走散，有活血通经、祛瘀生新之效，为君药。马齿苋性寒滑利而入血分，善清热解毒，又能凉血止血；蒲黄辛甘性凉，善凉血活血止血。二药合用，共奏活血祛瘀、清热止血之效。牛膝活血祛瘀通经，并能引血下行。以上三味共为臣药。当归补血和血，调经止痛；失血易伤气，用党参健脾益气，使“有形之血生于无形之气”。川芎行气活血止痛，枳壳理气行滞，使补而不滞，二药合用，养血和血、健脾益气。川芎辛散温通，既活血，又行气，为“血中气药”，加强益母草活血祛瘀之功，使气行血行；枳壳辛苦微寒，长于行气宽中除胀，和川芎共用，加强行气之效；仙鹤草苦涩平，能收敛止血、补虚，助蒲黄、马齿苋以止血，又加强党参益气之功。以上五味共为佐药。甘草调和诸药，为使药。诸药合用，标本兼顾，攻补兼施，行中有补，补中有行，祛瘀而不伤正气，止血而不留瘀，共奏活血祛瘀、清热止血、养血益气之功。

3. 治疗验案

于某，女，32岁。2009年10月30日初诊。

药流后阴道流血38日未净。2009年9月22日行药物流产术。术后阴道流血至今，量时多时少，色黯有血块，神疲懒言，四肢无力，小腹坠胀，时口燥咽干，纳眠可，二便调，舌暗有瘀点，苔薄黄，脉细涩。尿hCG示：（+）；B超示：宫腔残留（4.3cm×2.1cm）。诊断：药流后恶露不绝。证属气虚血瘀兼血热，治以活血化瘀，益气养血，清热止血。方用宫清方：益母草30g，马齿苋30g，生蒲黄（包）18g，川牛膝18g，当归

9g，党参18g，川芎9g，枳壳18g，仙鹤草15g，甘草6g。6剂，水煎服，每日1剂，早晚分服。

2009年11月6日二诊：服上药2剂后，阴道有两个约1cm×2cm血块排出，色黑，质硬。现阴道流血量较前增多，色黯，余症同前。B超示：宫腔残留（3.8cm×1.6cm）。上方益母草改45g，马齿苋改45g，5剂，煎服法同前。

2009年11月11日三诊：患者述3日前先后流出约1cm×2cm三块组织物后，阴道流血量明显减少，色黯，质可，无小腹坠胀，舌红，苔薄白，脉沉细。B超示：子宫及双侧附件未及明显异常，内膜厚度0.7cm。宫清方加炒川断18g，炒山药15g，陈棕炭15g，3剂，煎服法同前。

按语：刘瑞芬教授认为药流后胞络损伤，又因瘀血阻滞，以致新血不得归经，且瘀久又易化热，致本病发生。初诊药流后阴道流血不止，量时多时少，色稍黯，有小血块，乃因瘀血阻滞胞络、子宫，新血不得归经；神疲懒言，四肢无力，乃气虚，中阳不振；有时觉口燥咽干乃为阴虚有热，阴液不足，津不上乘；小腹坠胀乃气虚下陷，气机阻滞；舌脉乃瘀血之征。本患者不是单纯的虚、热、瘀，而是三者相互交错，虚实并存，刘瑞芬教授根据患者特点，辨证论治用宫清方。标本兼顾，攻补兼施，行中有补，补中有行，祛瘀不伤正，止血不留瘀，共奏活血祛瘀、养血益气、清热止血之功。二诊阴道流血量稍增多，色黯，仍感小腹坠胀，故加大益母草、马齿苋用量，以加强活血化瘀、清热凉血止血之功。三诊无小腹坠胀，阴道仍有少量流血，B超示子宫及双侧附件未及明显异常。胞脉者系于肾，药流后伤肾，冲任损伤，故宫清方加炒川断18g，补肝肾、固冲任；炒山药15g，益气养阴、补脾肺肾；陈棕炭15g，以加强仙鹤草收敛止血之功。

第十一章　癥瘕

一、概述

癥瘕是指妇女小腹内的结块，伴有或胀、或痛、或满，并常致月经或带下异常，甚至影响生育的疾病。西医学子宫内膜息肉、黏膜下子宫肌瘤导致异常子宫出血的情况可参照本病辨证论治。

二、病名探源

“瘕”最早见于《内经》，多指腹部肿块等一类病证，常与疝、聚等无结块的病证相对而言；“癥”最早出现于《神农本草经》。《金匮要略》中有“妇人宿有癥病，经断未及三月，而得漏下不止，胎动在脐上者，为癥痼害”（《妇人妊娠病脉证并治》），“此结为癥瘕，名曰疟母”（《疟病脉证并治》）的记载。隋代巢元方在《诸病源候论》中将“癥瘕”作为正式的病名进行论述。

三、中医病因病机

本病的发生，主要病机是机体正气不足，风寒湿热之邪内侵或七情、房室、饮食内伤，脏腑功能失调，致体内气滞、瘀血、痰湿、湿热等病理产物聚结于冲任、胞宫、胞脉，日久而聚成癥瘕。

1. 气滞血瘀　七情内伤，肝气郁结，阻滞经脉，血行不畅，气滞血瘀，积而成块，日久成癥。正如《灵枢・百病始生》云：“若内伤于忧怒，则气上逆，气上逆则六输不通，温气不行，凝血蕴里而不散，汗液涩渗，着而不去，而积皆成矣。”

2. 痰湿瘀结　素体脾虚，或饮食所伤，脾失健运，水湿不化，凝而为痰，痰湿与瘀血相搏，痰瘀互结，积聚成块，久而成癥瘕。《陈素庵妇科补解・调经门》指出：“经水不通有属积痰者，大多属脾气虚，土不能制水，水谷不化精，生痰不生血，痰久则下流胞门，闭塞不行，或积久成块。”

3. 湿热瘀阻　经行产后，胞脉空虚，湿热之邪入侵，与气血相搏，或痰湿蕴结日久化热，结于冲任胞宫胞脉，日久成癥瘕。

4. 肾虚血瘀　肾藏精，主生殖，为人体阴阳之根本。若先天肾气不足或后天伤肾，肾虚则脏腑之气失于资助，故血行无力，停滞为瘀，积而成块，日久为癥瘕。

四、西医发病机制

1. 子宫内膜息肉　由于子宫局部内膜过度生长所致，数量可单个或多个，直径从数毫米到数厘米，可分无蒂和有蒂。70% ~90% 的子宫内膜息肉表现为经间期出血、月经过多、经期延长或不规则出血。单发、较小的子宫内膜息肉常无症状，仅在超声检查、诊刮或切除子宫后标本剖检时被发现。若息肉较大或突入颈管的息肉，易继发感染、坏死，引起恶臭的血性分泌物。

（1）内分泌因素：子宫内膜息肉的形成与雌激素水平过高密切相关。围绝经期和绝经后激素补充治疗、长期服用激素类的保健品，都会使女性体内雌激素水平升高。

（2）炎症因素：长期妇科炎症刺激、宫腔内异物（如宫内节育器）刺激、分娩、流产、产褥期感染、手术操作或机械刺激，都可能引起子宫内膜息肉的发生。

（3）其他：年龄增长、高血压、肥胖、糖尿病、乳腺癌术后长期应用他莫昔芬等，也是子宫内膜息肉发病的高危因素。

2. 黏膜下子宫肌瘤　黏膜下子宫肌瘤属于子宫肌瘤的一种，占 10% ~15%。肌瘤向宫腔方向生长，突出于宫腔，表面仅为子宫内膜覆盖。黏膜下肌瘤易形成蒂，在宫腔内生长犹如异物，常引起子宫收缩，肌瘤可被挤出宫颈外口而突入阴道。确切病因尚未明了。因肌瘤好发于生育期，青春期前少见，绝经后萎缩或消退，提示其发生可能与女性激素相关，生物化学检测证实肌瘤中雌二醇的雌酮转化明显低于正常肌组织；肌瘤中雌激素受体浓度明显高于周边肌组织，故认为肌瘤组织局部对雌激素的高敏感性是肌瘤发生的重要因素之一。此外，研究还证实，孕激素有促进肌瘤有丝分裂、刺激肌瘤生长的作用。细胞遗传学研究显示，25% ~50% 子宫肌瘤存在细胞遗传学的异常，包括 12 号和 14 号染色体长臂片段相互换位、12 号染色体长臂重排、7 号染色体长臂部分缺失等。

五、中医诊治方案

中医药治疗癥瘕，在选择非手术治疗癥瘕的适用范围后，应以辨证为先。气滞血瘀者，行气活血，化瘀止血消癥；湿热瘀阻者，清热利湿，凉血止血，化瘀消徵；肾虚血瘀者，补肾祛瘀止血，活血消癥散结。临证新病多实，宜攻宜破；久病不愈或术后，以补益气血为主，恢复机体的正气。若正气已复，肿块未除，应以攻破为主，出血量多，辅以止血之品；术后若有瘀滞，可于补气益血之时，辅以行气活血之品，应注重调理饮食，增强食欲，改善脾胃功能。

1. 气滞血瘀证

主要证候：下腹部结块，触之有形，按之痛或不痛，小腹胀满，经行量多，色紫黯，质稠有血块，经行难净；带下量多，赤白相杂或同房出血；精神抑郁，胸闷不舒，面色晦黯，肌肤甲错；舌质紫黯，或有瘀斑，脉沉弦涩。

治疗法则：行气活血，化瘀止血消癥。

代表方药：香棱丸（《济生方》）合失笑散（《太平惠民和剂局方》）加益母草、三七、茜草

木香、丁香、三棱、枳壳、青皮、川楝子、茴香、莪术、蒲黄、五灵脂、益母草、三七、茜草等。

2. 湿热瘀阻证

主要证候：下腹部肿块，热痛起伏，触之痛剧，痛连腰骶，经行量多，经期延长，色鲜红或深红，质黏稠，或有小血块；带下量多，色黄如脓，或赤白相杂；兼见身热口渴，心烦不宁，大便秘结，小便黄赤；舌黯红，有瘀斑，苔黄，脉弦滑数。

治疗法则：清热利湿，凉血止血，化瘀消癥。

代表方药：大黄牡丹皮汤（《金匮要略》）合保阴煎（《景岳全书》）加地榆、茜草炭。

大黄、牡丹皮、桃仁、冬瓜仁、芒硝、生熟地、黄芩、黄柏、怀山药、白芍、续断、甘草等。

3. 肾虚血瘀证

主要证候：下腹部结块，触痛，月经量多，经色紫黯有块，经期延长，带下量多，赤白相杂；婚久不孕或曾反复流产；腰膝酸软，头晕耳

鸣；舌黯，脉弦细。

治疗法则：补肾祛瘀止血，活血消癥散结。

代表方药：补肾祛瘀方（李祥云经验方）或益肾调经汤（《中医妇科治病学》）

熟地、盐杜仲、白芍、牛膝、黄芪、淫羊藿、当归、红花、鸡血藤、肉苁蓉、狗脊、木香等。

六、西医诊治方案

1. 子宫内膜息肉的诊断及治疗

（1）诊断：根据患者的症状、妇科检查和超声检查，可初步做出诊断。确诊需在宫腔镜下切除，行病理检查。

（2）治疗

①保守治疗：直径<1cm的息肉若无症状，1年内自然消失率约27%，恶变率低，可观察随诊。

②宫腔镜子宫内膜息肉切除术：对体积较大、有症状的息肉，推荐宫腔镜下息肉切除或刮宫，但盲目刮宫容易遗漏，术后复发风险3.7%~10.0%。有生育要求者，也建议手术后再试孕。对已完成生育或近期内无生育计划者可考虑使用短效口服避孕药或左炔诺孕酮宫内缓释系统，以减少复发风险。

③根治性手术：对40岁以上患者，恶变风险大者，可考虑子宫切除术。

2. 黏膜下子宫肌瘤的诊断及治疗

（1）诊断：根据病史、体征和超声检查，诊断多无困难。超声检查能区分子宫肌瘤与其他盆腔肿块。磁共振检查可准确判断肌瘤大小、数目和位置。若有需要，还可选择宫腔镜、腹腔镜、子宫输卵管造影等协助诊断。

（2）治疗：应根据患者年龄、症状和生育要求，以及肌瘤的类型、大小、数目全面考虑。

①观察：无症状肌瘤一般不需治疗，特别是近绝经期妇女。绝经后肌瘤多可萎缩和症状消失，每3~6个月随访一次，若出现症状，可考虑进一步治疗。

②药物治疗：适用于症状轻、近绝经年龄或全身情况不宜手术者。

a. 促性腺激素释放激素类似物：采用大剂量连续或长期非脉冲式给药，可抑制 FSH 和 LH 分泌，降低雌激素至绝经后水平，以缓解症状并抑制肌瘤生长使其萎缩，但停药后肌瘤又会逐渐增大。用药后可引起绝经综合征，长期使用可引起骨质疏松等副作用，故不推荐长期用药。应用指征：缩小肌瘤以利于妊娠；术前用药控制症状、纠正贫血；术前用药缩小肌瘤，降低手术难度，或使经阴道或腹腔镜手术成为可能；对近绝经妇女，提前过渡到自然绝经，避免手术。一般应用长效制剂，每月 1 次。

b. 其他药物：米非司酮，每日 10mg 或 12. 5mg 口服，可作为术前用药或提前绝经使用。但米非司酮不宜长期使用，因其拮抗孕激素后，子宫内膜长期受雌激素刺激，可能增加子宫内膜病变的风险。

③手术治疗

a. 适应证：包括因肌瘤导致月经过多，致继发贫血；严重腹痛、性交痛或慢性腹痛；肌瘤体积大，压迫膀胱、直肠等引起相应症状；因肌瘤造成不孕或反复流产；疑有肉瘤变。

b. 手术方式

肌瘤切除术：适用于希望保留生育功能的患者，黏膜下肌瘤和突向宫腔的肌壁间肌瘤可行宫腔镜下切除术。术后有残留或复发的可能。

子宫切除术：不要求保留生育功能或疑有恶变者，可行子宫切除术，包括全子宫切除和次全子宫切除。术前应行宫颈细胞学检查，排除子宫颈鳞状上皮内瘤变或子宫颈癌。发生于围绝经期的黏膜下子宫肌瘤要注意排除合并子宫内膜癌。

七、历代认识

1. 古代医家对癥瘕的认识

（1）春秋战国时期：《黄帝内经》中最早见“瘕”，无“癥”一说，并提出“瘕聚”“石瘕”等病名。如所论“石瘕”，便有“月事不以时下”的证候。《素问·骨空论》中论“瘕聚”则为：“任脉为病……女子常下瘕聚。”而关于“石瘕”的证候、病因、病机及治疗原则的记载，如《灵枢·水胀》所云：“石瘕生于胞中，寒气客于子门，子门闭塞，气不得通，恶血当泻不泻，衃以留止，日以益大，状如怀子，月事不以时下，皆生于女子，可导而下。”从其所描述的肿物部位及证候来看，“石瘕”与今之子宫肿瘤相似，为腹内有形可见之包块。

（2）汉代：“癥”作为病名始见于汉代，司马迁《史记·扁鹊仓公列传》中提到：“扁鹊以其言饮药三十日，视见垣一方人。以此视病，尽见五脏癥结，特以诊脉为名耳。”这时的“癥”用来指代一切疾病。

“癥瘕”始见于东汉时期张仲景《金匮要略·疟病脉证并治》：“病疟，以月一日发，当以十五日愈；设不差，当月尽解；如其不差，当如何？师曰：此结为癥瘕，名曰疟母。急治之下，宜鳖甲煎丸。”张仲景指出，“宿有癥病”的妇女有三种临床表现：腹大如怀胎、闭经、漏下。并明确指出癥与漏下的因果关系：“所以血不止者，其癥不去故也。”亦即：癥是漏下之因，而漏下则是“为癥痼害”的结果，是其临床表现。

（3）魏晋时期：华佗的《中藏经》首次将“积聚”和“癥瘕”相提并论。

（4）隋代：巢元方《诸病源候论·癥瘕病诸候》中提到“其病不动者，直名为癥。若病虽有结癥而可推移者，名为癥瘕”，由此可见，癥、瘕、癥瘕都是病证名，都是指腹部结块的一类疾病。

书中对癥瘕作了较为全面的讨论：“癥者，由寒温失节，致府藏之气虚弱，而食饮不消，聚结在内，染渐生长块段，盘牢不移动者，是癥也，言其形状，可征验也。若积引岁月，人即柴瘦，腹转大，遂致死。”并指出癥瘕的形成，与经期、产后不注意调摄有关：“因产后脏虚受寒，或因经水往来，取冷过度……多夹血气所成也。”并特别提出，不注意性生活卫生，亦是导致妇女发生癥瘕的重要原因之一。

《诸病源候论》始将“癥”“瘕”并称，并提出“八瘕”之名，分别为黄瘕、青瘕、燥瘕、血瘕、脂瘕、蛇瘕、鳖瘕、狐瘕，均为腹内有形可征之包块。书中详尽地描述了八瘕结块的部位，如“左肋下”“横骨下”“脐上中”等；结块的形状及大小，如“大如半杯”“形如小秤”“长成蛇形”等；以及结块的质地，如“牢如石”等。其疼痛性质，则有“小腹急痛”“小腹切痛”“刺痛”“小腹里急苦痛”等，这些疼痛的性质，是不能仅以气聚来解释的。“八瘕候”中说：“若经水未尽而合阴阳，即令妇人血脉挛急，小腹急支满……结牢恶血不除，月水不时，或前或后，因生积聚，如怀胎状。”早在隋朝就已经观察到，患有癥瘕病的妇女，多伴有不孕证、月经失调、闭经、漏下、带下等疾病，如“月水为之不通利，或不复禁，状如崩中……令人少子”的青瘕候，和“月水乍来乍不来，此病令人无子”的血瘕候等等。

再从病因来看，《诸病源候论》多处指出，八瘕系由于“经来或大小产后，血气未定，脏腑空虚……中于风湿……恶血不除”“月水与气相着不合”“内有寒热，与月水合会而成”。总之，“瘕”的发病，与“癥”一样，均系经行、产后，“血气未定，脏腑空虚”之时，寒、热、风、湿之邪乘虚而入，至“恶血不除”，结而成“瘕”。

（5）唐宋时期：唐宋期间，医籍中对癥瘕的论述基本继承了《诸病源候论》的说法，如唐代《备急千金要方》《外台秘要》，宋代《太平圣惠方》《博济方》《圣济总录》《普济本事方》等，它们大多是以《诸病源候论》所列病候而随证列方。

孙思邈《千金方》中以阴道异常分泌物的特征，来为“十二瘕”命名。由此可见，癥瘕伴见经、带、产、育的异常，正是其有别于积聚，属于妇科范围的明证。

《太平圣惠方》成书于公元992年，是集宋以前医方大成之作。其补充阐发癥瘕发病机理，重视癥瘕食治疗法。首次记载并论述了妇人“癥痞”的病源、证候和治疗方药，认为其发病机理为腹内或肠胃形成癥块，阻滞气机，导致气机痞塞不畅，因“皆得冷则发动，刺痛”，冷气可入于胞络或子脏，可导致妇女闭经或不孕。该书还独创性地论述了手少阴、太阳之经在妇女癥瘕形成中的作用，认为心主血，手少阴心经和手太阳小肠经为表里，“其经血上为乳汁，下为月水也，风冷伤于冲任之脉，并手太阳、少阴之脉，故令月水不通也”。

《太平惠民和剂局方》为宋代太平惠民和剂局编写，是全世界第一部由官方主持编撰的成药标准。在病因方面，《局方》把癥瘕积聚归在“治一切气”条下，认为癥瘕的形成是在气虚的基础上，或因感受寒热之气，或因怒气、恚气、喜气、忧气、愁气五种情志之气郁结体内，导致气血郁结而致。在治疗上，《局方》重温阳散寒，如用炮附子、肉桂、干姜、川乌等。还注重调畅气机，如用破血行气药三棱、莪术、桃仁等，疏肝理气药柴胡、川楝子、延胡索、青皮等，调中化滞行气药陈皮、厚朴、槟榔、益智仁、胡椒等，温中下气药吴茱萸、丁香等，完善了妇人癥瘕的病机。

《圣济总录》是北宋政和年间，由政府征集宋代民间及医家所献医方，以及政府所藏的秘方，整理汇编而成，堪称宋代医学巨著。在《圣济总录·积聚门》中写道：“牢固推之不移者癥也。”又：“浮流腹内，按抑有形，谓之瘕。”后世一般以坚硬不移、痛有定处的为癥，聚散无常、痛无定处的为瘕。关于癥瘕与积聚之别，《圣济总录》以癥瘕、积聚为一类，如“癥瘕结癖者，积聚之异名也。证状不一，原其根本，大略相类”，其秉承着《诸病源候论》和《太平圣惠方》的观点，强调饮食和水饮因素及三焦在癥瘕发病中的作用，提出“诸癥本于食，诸癖本于饮，诸瘕本于气”的观点，发展了癥瘕病因病机学说。治疗上重“温法”，善用活血行气逐饮药。此外，还强调“须渐磨溃削，使血气流通，则病可愈矣”的原则，善用活血行气逐饮之品。

陈无择则明确反对过于繁杂的癥瘕命名，认为强分“七癥八瘕”在理论上似乎有道理，其实毫无必要。在《三因极一病证方论》中提出以在气在血分别癥瘕积聚，其云：“癥瘕积聚，随气血以分门。”又云：“妇人癥瘕，并属血病。”

陈自明在《妇人大全良方》中虽列有“妇人痃癖诸气”“妇人疝瘕”“妇人八瘕”“妇人癥痞”“妇人食癥”“妇人积年血癥块”“产后积聚癥块”“产后血瘕”等方论，不过仍从气血来分治。

（6）金元时期：金元时期对癥瘕病因病机的认识有所发展，其中一个显著特点是对妇人癥瘕的发病机理有了新的认识。

刘完素乃“金元四大家”之一，河间学派创始人，著述丰富，其对癥瘕病证的论述主要见于《黄帝素问宣明论方》《素问玄机原病式》中。他认为“……癥瘕颓疝，痞坚……皆属于寒”，其中癥病情较重，故“腹中坚硬，按之应手”；瘕病情轻浅，故表现为“腹中虽硬，而忽聚忽散，无有常准”。刘氏又指出瘕亦有热证，他解释“小肠移热于大肠，为伏瘕为沉”的机理，是因为小肠热与大肠之热，两热相得，则血溢于经外，涩而不利，则月事沉滞而不行，故为伏瘕，病属阳气郁结，怫热壅滞气血而成，应该从脉证上进行区分。

张元素是“易水学派”创始人。张元素受刘完素学术思想影响较大，接受了刘完素“癥瘕颓疝，痞坚……皆属于寒”之说及“亢害承制”的理论，认为癥瘕积聚与瘤气、瘿气、结核等病证，皆因“气动内有所成者”，但不同的是，张元素认为癥瘕属肝脏病证，并创脏腑标本用药法则。在其《脏腑标本虚实寒热用药式》一书中，张元素把癥瘕归在“肝之本病”中，并详列治肝诸法及用药。张氏对药物进行归纳和分类，对后世治疗癥瘕具有指导意义。

张从正是“金元四大家”之一，“攻下派”之代表。张从正认为前人对积聚类病证论述虽然明了，但治疗方法欠妥，因此疗效较差。他总结出吐、汗、下、利小便、降逆五种攻邪法治疗五积类病证的机理及具体方法，“先以丸药驱逐新受之食，使无梗塞。其碎着之积，已离而未下。次以散药满胃而下。……设未尽者，以药调之。唯坚积不可用此法，宜以渐除”。张从正认为九积临床症状不同，当以不同攻积药物为主治之。他将许叔微《普济本事方》七种积证的用药规律补充为九种，并立九积丸以治之。在《儒门事亲·卷八·内积形·伏瘕》中，记载了以涌泄之法治愈癥瘕的具体运用。

朱震亨在《丹溪心法》中对癥瘕积聚的形成，除认为有“食积”和“瘀血”等因素外，还强调“痰湿”因素，与其主张“气、血、痰、郁”致病的观点是一致的。治疗上，朱氏提倡“痰瘀同治”，攻补兼施，认为“治块，当降火消食积，食积即痰也”，同时须配合活血祛瘀之法。但祛邪不忘顾护正气，“块去须大补”，以恢复人体正气。用药上以活血、消痰、化积药为主，逐渐摆脱了前人用药过于“温燥”的窠臼。

（7）明清时期：后金元、明清之际，医家对癥瘕与积聚的概念出现了一些争议。或许因为积聚和癥瘕两者都是结块一类的疾病，所以明代一些医家又将癥瘕的范围缩小了，认为癥瘕多见于女子。

王肯堂《女科证治准绳·杂证门下·积聚癥瘕》云：“若夫七癥八瘕，则妇人居多。”“妇人癥瘕，并属血病，……宿血停凝，结为痞块。”由此可见，癥瘕多见于妇人，有别于积聚，当是从妇人生理和病机特点而言的。

李中梓《医宗必读》强调癥瘕治疗必须注意分期立法：“初、中、末之三法不可不讲也。初者病邪初起，正气尚强，邪气尚浅，则任受攻……正气较弱，任受且攻且补；末者病势经久，邪气侵袭，正气消残，则任受补。”

医家方隅《医林绳墨·卷七》中提到：“气聚而成瘕，发无定处也。又曰发于小腹，下上无时，发作见形，发已而不知所去者也。”

《陈素庵妇科补解·调经门》云：“血滞经闭，不必琐屑分七癥八瘕、五积六聚之名。”

李梴在《医学入门》中认为：积聚是男子病，癥瘕是女子病。

清代沈金鳌《杂病源流犀烛·积聚癥瘕痃癖痞源流》详细描述了瘕病：“瘕者假也，假血成形，腹中虽硬，其实聚散无常也，亦往往见于脐下，其原由寒暖失宜，饮食少节，脏腑之气先虚，又复多所劳伤，外而感受风寒，停蓄于内，是故正虚邪实，正不能胜邪，邪遂夹其力，反假游行之血，相聚相结，而成颗块，推之而动，按之而走，故名曰瘕。”“癥瘕见于脐下，是下焦之病。……多生于女子，而男子偶患之。”

清代医家叶天士《临证指南医案》所载癥瘕医案中，叶天士所论述的癥瘕，多指胃脘、胁腹部有形或无形的疾患，在名称上虽有“瘕”“瘕聚”“癥瘕”之别，但所指基本一致：既指无形之“瘕”，又指有形之瘕，或癥瘕并称。在病机上，叶天士首次提出了癥瘕属“络病”的理论，独创癥瘕“病在奇脉，以辛香治络”的“络病”治疗大法，与其“久病入络”的思想一以贯之。

清朝吴谦所编撰的《医宗金鉴》有云：“凡治诸症积……病势之缓急而治之。如人虚，则气血虚弱，不任攻伐……当先扶正，而后治其病；若形证俱实，宜先攻其病也。”又云：“大积大聚，衰其大半而止，盖恐过于攻伐，伤其气血也。”从形证实虚的角度讲述了治疗积聚病症的“补”和“治”的先后顺序问题。本书也对产后癥瘕提供了大七气汤、血竭散等重要方剂。

2. 近现代医家对癥瘕的认识　张锡纯《医学衷中参西录》云：“女子癥瘕，多因产后恶露未净，凝结于冲任之中，而流走之新血又日凝滞其上以附益之，遂渐积而为癥瘕矣。”治疗上以“补破并用”为原则，用黄芪、党参等与三棱、莪术或牵牛花组成益气活血、扶正祛邪之剂，以理冲汤（丸）为代表方，采取“久服”之策略，以达到“徐徐消之”之目的；在治疗过程中，根据正邪力量对比之不同，不失时机地加用水蛭，“专药消之”，促进癥瘕的消退。

陕西中医学院张建荣教授认为，瘀血的产生可有以下四种情况：一是离经之血蓄积脏腑体腔和经络，如蓄血、干血；二是瘀血宿积脏腑经络形成的肿块，如癥、积等；三是血液因受邪而变污秽，或为血脉肌肉坏死组织，如产后恶露等；四是血行涩滞迟缓，血脉不畅，如痛经、闭经等。总之，妇人新产，恶露不尽；或经行不慎，感受寒邪，血脉凝涩而不行；或湿热之邪煎熬血液成块；或气滞日久，由气及血，气滞血瘀等，皆可导致腹中之瘀血积结成块，继而发为妇人癥瘕。

尹巧芝、谷红苹教授等认为，妇人癥瘕的治疗过程中应多兼用补法。因其病在气血，正气不足是不可忽视的病因，应根据患者体质强弱、证情虚实、病程新久，合理使用补法。补法的应用不仅在于改善症状、体征，更在于保护卵巢功能。药理实验研究表明：补肾中药能增强下丘脑-垂体-卵巢性腺轴的功能，通过调整激素水平，调节相关细胞因子，从而改善卵巢的功能。在子宫肌瘤、子宫内膜异位症及其他激素依赖性肿瘤的药物长期保守治疗过程中，多会抑制卵巢功能，而疾病的本身及手术、化疗等治疗手段亦可能导致卵巢功能的衰竭，在此过程中若能合理运用补法，则可防止在治疗过程中对卵巢功能的损害。

南京中医药大学陆启滨教授认为，癥瘕是因患者正虚邪结所致。正虚为本，主要包括气血两虚、肝肾阴虚、脾肾阳虚；邪实为标，包括肝郁气滞血瘀、痰凝湿阻瘀滞、血瘀日久成癥。陆教授在临床实践中体会到，中医“瘀结为癥”理论类似于现代医学中神经内分泌紊乱，机体特异性及非特异性免疫介导的清除不足，细胞凋亡减少；感染、局部炎症刺激，子宫微循环障碍，损伤-修复反复发生，细胞异常增殖，逐渐形成肿瘤。治疗上以扶正祛邪、化瘀消癥为治疗大法，自拟消癥汤，分期给药，不但可减轻症状，促进肿块消散，还可提高机体免疫功能和抗应激能力，防止癥瘕复发。

现代名中医蔡连香教授认为，在治疗癥瘕用药时应审身形之壮弱、病势之缓急，不宜一味攻伐，犯虚虚之戒，要遵“大积大聚，衰其大半而止”的原则。久病者应祛邪之中寓以扶正，正如古人所谓“养正则积自除”。她提出中药内服加外治法，以行气导滞、活血消癥、软坚散结、健脾益气、理气化痰的方药，予多途径、不同时期给药，促进腹部气血流畅，加强散结消痞等作用，比单一用药疗效高，避免了部分患者承受手术之苦及术后不利影响。

上海中医药大学何新慧教授应用现代计算机技术对历代医家关于癥瘕辨证论治的条目进行分析、归纳、总结，认为瘀血、痰饮、寒邪、宿食等病邪内结，脏腑亏损、阳气虚衰是癥瘕病的主要病因病机，治法上注重散寒化瘀、温补消积，用药频数位居前 6 位的依次是：肉桂、当归、大黄、三棱、木香、巴豆。

山东中医药大学师伟教授认为，子宫内膜息肉、黏膜下子宫肌瘤所致的妇科血证，多由瘀痰夹热互结、血不归经而兼有气阴两虚所致，创制祛癥化瘕汤，以经方桂枝茯苓丸为基本组方，加强通络化痰、软坚散结之力，辅以益气清虚热之品而成方，运用于癥瘕所致妇科血证的术后复发患者及选择保守治疗的患者，突出中西医结合的优势互补，提高了手术的远期效益和保守治疗依从性。

第十二章　宫环出血

一、概述

宫环出血，指育龄妇女放置节育器后，节育器位置正常，而出现以经期延长或月经过多、非经期阴道流血等异常子宫出血为主症的疾病。西医学中宫内节育器（IUD）出血副反应临床表现及发病特征与宫环出血相同，可参考本病论治。

二、中医病因病机

近代中医妇科著作多将其归于“经期延长”“月经过多”等范畴，现代中医妇科学结合其病因、临床症状，暂统一病名为“宫环出血”。

目前认为“环卧胞宫”“金刃损伤”是宫环出血的主要病因，其诱因或责之于素体因素，或责之于外邪，或与 IUD 在宫腔的位置、型号与宫腔是否相匹配等诱发因素有关。素体因素，如素体阳盛，或素性抑郁，或阴虚内热，或素体正气虚弱等；感受外邪，如置器术中、术后消毒不严，或调摄失慎，感受寒、热、湿之邪等。

“瘀阻脉络，冲任不固”为本病的核心病机，胞脉、胞络为金刃所伤，导致脉络瘀阻受损，致子宫藏泻失调，冲任不固，经血非时而妄行。其病位在子宫，血瘀是其核心病机。同时本病还具有阶段性，初期金刃损伤，瘀阻胞络或者瘀热阻滞，血不循经而妄行，以实证居多；后期出血既久，或气血俱损，或气阴两伤，或耗损肾气，属虚证或虚实夹杂证居多，常累及肝、脾、肾三脏。病因病机分类如下。

1. 肝郁血瘀　素性抑郁，或因上环而忧思不解，致肝之疏泄功能失调，血海蓄溢失常，环卧子宫，胞脉瘀阻，恶血不去，新血不得归经而妄行。

2. 阴虚血瘀　素体肾阴不足，或久病伤阴，产多乳众，阴血愈亏，阴虚内热，热扰冲任，血海不宁，环卧子宫，胞脉瘀阻，恶血不去，新血不得归经而妄行。

3. 气虚血瘀 素体虚弱，或劳倦过度，损伤脾气，中气不足，摄血无权，冲任不能制约经血，环卧子宫，胞脉瘀阻，发为本病。

4. 瘀热互结 环卧子宫，损伤冲任、胞脉，瘀阻子宫，恶血不去，瘀久化热，热扰冲任，使血不归经而妄行。

三、西医发病机制

本病发病机理可归纳为两个方面：一是子宫内膜形态学的改变，二是子宫内膜局部生化物质、相关受体的改变。另外，置器后宫内细菌等微生物的感染、缺锌，宫腔与 IUD 的形态、大小不相适应，也是本病的诱发因素和加重因素。

对于子宫内膜形态学改变，主要从内膜一般形态学、浅表微血管改变和螺旋动脉的异常变化三个方面进行了研究。已证实放置 IUD 对内膜机械性摩擦或压迫性坏死可引起 IUD 接触区子宫内膜表皮发生溃疡，未受压迫区虽无溃疡或仅有少量炎细胞浸润，但内膜局部血管增多并充血扩张，渗透性增加，可引起间质水肿和出血。子宫内膜超微结构显示血管内皮损伤和其缝隙形成，比 IUD 对子宫内膜结构造成的其他损伤更能说明异常出血原因。

内膜螺旋动脉形态学研究表明，放置 IUD 后内膜局部浅表血管扩张、瘀血引起的血液循环障碍可导致螺旋动脉收缩功能下降，并引起收缩功能相关结构的改变，导致子宫内膜不能同步脱落而诱发和加重本病。

子宫内膜局部生化物质及相关受体的研究，主要集中在前列腺素（PGs）含量的变化、纤溶机制的异常、内膜局部溶酶体及所释放酶的变化、子宫内膜血管内皮细胞凝血第 8 因子（FⅧ）活性、内皮素（ET）/一氧化氮（NO）比例异常、血管内皮生长因子（VEGF）及其受体、内膜局部雌激素与孕激素受体（ER、PR）的变化，以及其他生化介质如内膜肾上腺素（NE）含量、局部免疫反应的改变等，放置 IUD 后子宫局部纤溶活性升高和 PGs 合成增多、比例失衡是本病发生的主要机理之一。

四、中医诊治方案

对于本病的治疗除必须兼顾致病因素外，还要尽力修复置环所致的金刃损伤，同时应改善胞宫的生理环境，使机体尽早适应胞宫内异物的存在，从而恢复冲任及胞宫的正常功能，使任通冲盛，胞宫藏泄有度，则月经恢复正常。因本病贯穿疾病始终的核心病机为血瘀，故临床以祛瘀清热、止血调经为本病治疗大法，兼顾益气养阴，祛邪而不伤正。

宫环出血虽然是一个独立的妇科疾病，但同时又是多系统、多脏腑功能损伤的综合征。由于患者体质的差异，病程有长短之分，临床表现错综复杂，所以目前尚无统一的中医辨证分型。

1. 肝郁血瘀型

主要证候：置环后出现经量增多或经行时间延长，色黯红，有血块或经行不畅，伴有精神抑郁，善太息或烦躁易怒，胸胁、乳房胀痛，舌质暗红，苔薄黄或薄白，脉弦。

治疗法则：理气化瘀止血。

代表方药：四草止血汤加减（《中西医结合妇产科学》）

马鞭草、鹿衔草、炒茜草、益母草、夏枯草、女贞子、大蓟、小蓟、炒蒲黄、炒五灵脂、炒续断、甘草。

2. 阴虚血瘀型

主要证候：月经量多或经期延长，色黯红，有血块，或经行小腹疼痛；咽干口燥，或见潮热颧红或手足心热，腰膝酸软、耳鸣，舌红，苔少，脉细数。

治疗法则：滋阴化瘀止血。

代表方药：二至丸（《医方集解》）加味

女贞子、墨旱莲、生地黄、炒蒲黄、丹皮、茜草、山萸肉、仙鹤草、川断、甘草。

3. 气虚血瘀型

主要证候：月经量多或经期延长，色淡质稀，伴有头晕乏力，面色㿠白，心悸怔忡，少气懒言或坠痛，或经行有块伴有下腹痛，舌淡暗，苔薄，脉弱。

治疗法则：益气化瘀止血。

代表方药：举元煎（《景岳全书》）合失笑散（《太平惠民和剂局方》）加味

人参、黄芪、白术、升麻、炒蒲黄、五灵脂、血余炭、茜草、益母草、炙甘草。

4. 瘀热互结型

主要证候：置环后月经量多或经期延长、月经周期较前缩短，经色紫红或深红，质黏稠，夹有血块，经行小腹刺痛，灼热拒按，块下痛减，伴有心烦口渴，大便燥结，小便黄，舌黯红，苔薄黄，脉弦数。

治疗法则：凉血化瘀止血。

代表方药：清经散（《傅青主女科》）加味或宫宁方（刘瑞芬教授临床经验方）

丹皮、地骨皮、白芍、熟地黄、青蒿、黄柏、茯苓、益母草、蒲黄、三七、茜草、荆穗炭、黄芩、党参、生地黄、盐续断、甘草。

五、西医诊治方案

1. 诊断

（1）年龄在20—50岁的经产妇。

（2）有宫内节育器避孕史。

（3）放置IUD前月经规律，经量正常，放置后经量明显增加（>本人正常月经量）和（或）非经期阴道流血和（或）经期延长（>7日≤15日）。

（4）妇科检查内外生殖器官无器质性病变。

（5）B超检查IUD位置正常。

2. 治疗

（1）药物治疗

①抗前列腺素制剂：主要为前列腺素合成酶抑制剂，其作用机理为抑制前列腺素（PGI_2）合成，增加血栓素A_2（TXA_2）；提高子宫内膜细胞蛋白酶体膜的稳定性，减少各种蛋白酶释放；大量可抑制纤溶酶，降低纤溶活性。常用的药物有：氟灭酸、甲灭酸、甲氧苯丙酸、吲哚美辛、布洛芬、萘普生等，其中以甲灭酸作用较强，而副作用小。上述药物均为月经期或经前一天开始用，5日一疗程，连续3个月。

②抗纤溶制剂

人工合成蛋白酶抑制剂：常用药物有6-氨基乙酸和止血环酸，经期用3~5日。

天然蛋白酶抑制剂：常用药物为抑肽酶，口服可因胃酸作用而失活，只能静注或宫内注射。宫腔注射量10 000~20 000 kIU，每日1次或隔日1次，共3次，可缩短经期50%，3个月后月经量仍不增加，有些患者月经从此恢复正常。

③其他作用于血管壁和血小板的止血药：主要有酚磺乙胺和水杨酸卡巴克络（安络血）等，作用机理主要是增强毛细血管对损伤的抵抗力，稳定小血管及周围组织中的酸性黏多糖而降低毛细血管的通透性，使断裂的毛细血管回缩，并使毛细血管及小动脉收缩而减少血液外渗，加速血液凝固，促使出血停止，酚磺乙胺还可以增加血小板的凝聚性，促使凝血物质释放。

④抗菌药物：置 IUD 后引起的宫内感染多为厌氧菌及革兰阴性菌感染，可给予足量的抗菌药物治疗。抗生素的种类选用灭滴灵、磺胺类药物及其他一些广谱抗菌药物，可收到较好的治疗效果。

⑤含锌制剂：适量补锌可以加速子宫内膜组织修复，防止子宫异常出血。

⑥维生素 E 和维生素 C 的使用：维生素 E 是一种较强的抗氧化剂，能清除自由基，保护细胞膜和细胞器的稳定性，对防止受压子宫内膜组织再灌注性损伤起重要作用，同时维生素 E 还参与酶的活动，促进血红蛋白的合成，延长红细胞半衰期，提高血红蛋白浓度，进而改善末梢循环和子宫内膜局部营养，加快受损内膜的修复。维生素 C 也是一种抗氧化剂，可以促进创面愈合及体内解毒，它又是维生素 E 的稳定剂，可协助加强维生素 E 的抗过氧化作用。

⑦甾体激素的应用：口服避孕药中所含的孕激素可稳定细胞膜，使子宫内组织纤维溶酶原激活物（t－PA）合成贮存或释放减少。IUD 缓慢释放孕激素也可使经量明显减少，但可能出现经期延长和不规则阴道出血，甚至可致闭经。故对放 IUD 后经期延长和周期前半期或经间期点滴出血者，可口服雌激素，而对分泌期出血或点滴出血者可用雌－孕激素合并疗法，对长达几个周期的持续性点滴出血者可用大剂量孕激素进行“药物刮宫”治疗。

（2）选用带有激素缓释系统的环：平时月经量多，经期长的妇女或是带其他环后月经量多、经期延长的妇女都可以选择此法避孕。如曼月乐，它是含有左炔诺孕酮的新型宫内节育系统，它将宫内节育器与长效避孕药的优点结合起来，避孕效果较好。

（3）取环：如果患者带环后出现月经量多、经期延长或者引起小腹、腰痛，严重影响妇女的生活而且药物治疗无效的患者应该取环而选择其他的避孕方式。

六、刘瑞芬工作室应用经验

1. 对宫环出血的病因病机的认识 刘瑞芬教授认为宫环出血的关键性病因为“环卧胞宫”“金刃所伤”，而外感六淫，感染邪毒，或IUD本身的型号、放置位置不合适亦会导致宫环出血的发生。《素问遗篇·刺法论》云：“正气存内，邪不可干。”强调了素体因素在疾病发生过程中发挥着至关重要的作用。《良方大全》指出：“冲为血海，任主胞胎，二脉流通，经血渐盈，应时而下。”故在“环卧胞宫”的特殊情况下，只要置器妇女冲任二脉通盛，气血和调，脏腑功能正常，则其经血按期满盈。而素体正气虚弱、或素体阳盛、或素体阴虚内热、或素性抑郁等，均易导致本病的发生。此外，瘀、热、虚作为宫环出血的核心病机始终贯穿于疾病发展的始终。环属金刃异物，使胞络、胞脉受阻，冲任不固，血不循经，非时而妄行，致异常子宫出血；离经之血，瘀久化热，或感染邪毒，扰乱冲任，迫血妄行，致血更难以循经而行。但本病发展呈阶段性，初期为金刃所伤，瘀阻胞络或瘀热阻滞，血不循经，以实证、热证居多；后期由实转虚，或气血俱损，或气阴两伤，或耗损肾气，多属虚证或虚实夹杂证，病机转归以瘀血阻滞、气血虚弱为主，兼有瘀热互结，以虚实夹杂证居多。

2. 教授治疗宫环出血遣药组方思路 对于宫环出血疾病的治疗，刘瑞芬教授遵循“凡治血者，必先以化瘀为要”的基本原则，立祛瘀清热、止血调经之法，自拟宫宁方：茜草、生蒲黄、三七粉、黄芩、党参、生地黄、白芍、甘草。此方化瘀清热之中兼有益气滋阴养血之功，且具有止血不留瘀，清热不伤阴，祛瘀不伤正之特点，对IUD出血副反应既治又防，且在“通因通用”理论的指导下，重视化瘀止血药物的运用。《本草汇言》谓“茜草治血，能行能止”，其对血热瘀滞之证最为相宜。《本草汇言》言生蒲黄：“性凉而利，血之滞者可行，血之行者可止”，两药合用，紧扣本病病机，祛瘀清热，凉血止血，共为君药。三七止血祛瘀，消肿止痛；黄芩性寒味苦，清热燥湿止血，共为臣药。君臣“通涩并用”，起到事半功倍之效。“气能摄血”“气能生血”，故用党参健脾益气，兼顾其机体之虚。生地黄清热凉血，养阴生津，既补已失之血，又防阴血进一步耗伤，同时可防清热药物伤阴之虞。白芍养血柔肝敛阴，甘草调和诸药，共为佐使药。诸药合用，使瘀血得化，邪热得清，胞脉通畅，血能归经，冲任乃固。

3. 治疗验案

验案1：刘某，女，32岁，2012年10月7日初诊。

月经10日未净。2012年9月13日放置IUD，LMP：2012年9月28日（月经周期23日），量多，色黯有血块，神疲懒言，四肢无力，小腹坠胀，时有口燥咽干，纳眠可，小便调，大便干，舌暗有瘀点，苔薄黄，脉细涩。妇科彩超示：宫内节育器位置正常。

诊断：经期延长，宫环出血。

证型：瘀热兼气虚。

治法：活血化瘀，清热止血，益气养血。

处方：宫宁方。

2012年10月14日二诊，服上药2剂后，阴道流血量明显减少，共服5剂血止。

验案2：李某，女，33岁，2011年12月27日初诊。

平素月经正常，半年前因宫内放置IUD后致月经过多，伴经期延长，经色紫红质稠有块，前6日量多，后经量渐少，每次10～13日方净，经期小腹灼痛拒按，心烦发热。曾用诺氟沙星、安宫止血颗粒治疗，效果不佳。刻诊：经行第4日，量多如崩，色紫红，夹有较多血块，小腹坠痛不适，心烦口干，乏力，舌质黯红、苔薄黄，脉沉涩。

诊断：经期延长，宫环出血。

证型：瘀热蕴结胞宫，冲任不固。

治法：祛瘀清热，调经止血。

处方：宫宁方。

服药3剂后血量明显减少，腹痛好转，心烦口干消失，继服3剂，月经基本干净。如此调治3个月经周期后，月经正常，病告痊愈。

按语：避孕环属金刃异物，如损伤胞络、胞脉，脉络瘀阻受损，则冲任不固，血不循经，非时而妄行，致异常子宫出血；离经之瘀血，瘀久化热，或感染邪毒，邪毒蕴结，日久化热，则瘀热阻滞胞络、胞脉，扰乱冲任，迫血妄行，致血更难以循经而行。瘀热阻滞冲任，血不循经，为其病机实质。刘瑞芬教授以《血证论》“凡治血者，必先以化瘀为要”为原则，谨遵病机，立祛瘀清热、止血调经之法，自拟宫宁方：茜草、生蒲黄、三七粉、黄芩、党参、生地黄、白芍、续断、地榆、海螵蛸、甘草。此方化瘀清热之中兼有益气滋阴养血之功，且具有止血不留瘀、清热不伤阴、祛瘀不伤正之特点，对宫环出血既治又防，临证收到满意效果。

第十三章　经断复来

一、概述

绝经期妇女月经停止 1 年或者 1 年以上，又再次出现子宫出血，称为经断复来。西医学中老年妇女子宫颈炎、子宫颈癌、子宫内膜癌等疾病出现异常子宫出血的情况可参照本病辨证治疗。若因生殖器官恶性病变所致者，预后不良，应及时发现，采取相关措施。

二、病名探源

“经断复来”病名见于吴谦等辑著的《医宗金鉴·妇科心法要诀》“经断复来审其故，邪病相干随证医”，主张对老年经断复行当辨证求因，审因论治。

三、中医病因病机

经断复来见于老年妇女，其一生经历了经、孕、产、乳等数伤阴血的阶段，年届七七，肾气虚，天癸竭，太冲脉衰少，地道不通，经水断绝，当进入老年期后，肾水阴虚逐渐影响他脏，或脾虚肝郁冲任失固或湿热下注、湿毒瘀结损伤冲任以致经断复行。

1. 脾虚肝郁　脾统血，肝藏血，本因脾气不足，加之思虑劳倦或忧郁过度，使脾气愈伤，中气不足，脾失所统，肝失所藏，冲任失固，而致经断复来。《傅青主女科》中云“妇人有年五十外或六七十岁忽然行经者，或下紫血块，或如红血淋，人或谓老妇行经，是还少之象，谁知是血崩之渐乎……乃肝不藏血，脾不统血之故也”。

2. 肾阴虚　老年妇女肾阴本虚，加之房劳损伤，复伤肾精，肾精不足，肝失濡养，相火妄动，扰及血海，而致经断复行。《傅青主女科》：“夫妇人七七之外，天癸已竭……如何能精满化经……非精过泄而动命门之火，即气郁甚而发龙雷之火，二火交发而血乃奔矣”。

3. 湿热下注　脾主运化，脾虚运化失职，郁久化热则湿热内生，或恣食膏粱厚味，或感受湿热之邪，湿浊下注，损伤带脉，迫血妄行，故致经断复来。《傅青主女科》云："脾土不能运化，致湿热之气蕴于带脉之间，而肝不藏血，亦渗于带脉之内，皆由脾气受损，运化无力，湿热之气随气下陷，同血俱下"。

4. 湿毒瘀结　素体虚弱，或多产房劳，或经期、产后不洁、湿毒秽浊之邪趁虚侵及冲任、子宫，日久瘀结，血不得归经，溢于下故致经断复来。

四、西医发病机制

临床上老年妇女子宫颈炎、子宫颈癌、子宫内膜癌导致的经断复来较为常见。

1. 子宫颈炎　详见上篇　第一章赤带。

2. 子宫颈癌　病因包括人乳头瘤病毒感染、多个性伴侣、吸烟、性生活过早（<16 岁）、性传播疾病、经济状况低下、口服避孕药和免疫抑制剂等因素相关。

（1）人乳头瘤病毒（HPV 感染）：目前已知 HPV 共有 160 多个型别，40 余种与生殖道感染有关，其中 13～15 种与子宫颈癌发病密切相关。已在接近 99% 的子宫颈癌组织发现有高危型 HPV 感染，其中约 70% 与 HPV16 和 18 型相关，高危型 HPV 产生病毒蛋白，其中 E6 和 E7 分别作用于宿主细胞的抑癌基因 p53 和 Rb 使之失去活性或降解，继而通过一系列分子时间导致癌变。接种 HPV 预防性疫苗可以实现子宫颈癌的一级预防。

（2）性行为及分娩次数：多个性伴侣、初次性生活<16 岁、早年分娩、多产与子宫颈癌的发生有关。与有阴茎癌、前列腺癌或其性伴侣曾患子宫颈癌的高危男子性接触的妇女，也易患子宫颈癌。

（3）其他：吸烟可增加感染 HPV 效应，屏障避孕法有一定的保护作用。

3. 子宫内膜癌　子宫内膜癌的病因不十分清楚，通常将子宫内膜癌分为两种类型，Ⅰ型是雌激素依赖型，其发生可能是在无孕激素拮抗雌激素长期作用下，发生子宫内膜不典型增生，继而发生癌变。子宫内膜增生主要分为两类，不伴有不典型的增生和不典型增生，前者属于良性病变，后者属于癌前病变，有可能发展为癌。Ⅰ型子宫内膜癌多见，均为子宫内膜样癌，患者较年轻，常伴有肥胖、高血压、糖尿病、不孕或不育或绝经延迟，或伴有无排卵性疾病、功能性卵巢囊肿、长期服用单一雌激素或他莫昔芬等病史，肿瘤分化较好，雌、孕激素受体阳性率高，预后好。Ⅱ型子宫内膜癌是非雌激素依赖型，发病与雌激素无明确关系，这类子宫内膜癌的病理形态属于少见类型，如子宫内膜浆液性癌、透明细胞癌、癌肉瘤等，多见于老年妇女，在癌灶周围可以是萎缩的子宫内膜，肿瘤恶性度高，分化差、雌、孕激素受体多呈阴性或低表达，预后不良。P53 基因突变和 HER2 基因过度表达为常见的分子事件。

五、中医诊疗方案

本病主要表现为经断后出血，但因其出血是发生在“任脉虚，太冲脉衰少，天癸竭”后，故出血量一般不多，因此，辨出血的色质及伴随证候是辨本病属虚、属实的关键。

1. 脾虚肝郁证

主要证候：经断后阴道流血，量少，色淡，质稀，气短懒言，肢倦神疲，食少腹胀，胁肋胀痛；舌苔薄白，脉弦无力。

治疗法则：健脾调肝，安冲止血。

代表方药：安老汤（《傅青主女科》）

党参、黄芪、白术、熟地、山茱萸、当归、阿胶、制香附、木耳炭、黑荆芥穗、甘草。

2. 肾阴虚证

主要证候：经断后阴道出血，量少，色鲜红，质稠，腰膝酸软，潮热盗汗，头晕耳鸣，口咽干燥，舌质偏红，苔少，脉细数。

治疗法则：滋阴清热，安冲止血。

代表方药：知柏地黄丸（《医宗金鉴》）加阿胶、龟甲

知母、黄柏、熟地、山药、山茱萸、丹皮、泽泻、茯苓、阿胶、龟甲。

3. 湿热下注证

主要证候：绝经后阴道出血，色红或紫红，量较多，平时带下色黄有味，外阴及阴道瘙痒，口苦咽干，大便不爽，疲惫无力，纳谷不香，小便短赤。舌质偏红，苔黄腻，脉弦细数。

治疗法则：清热利湿，止血凉血。

代表方药：易黄汤（《傅青主女科》）加黄芩、茯苓、泽泻、侧柏叶、大小蓟

黄柏、山药、芡实、车前子、白果、黄芩、茯苓、泽泻、侧柏叶、大

小蓟。

4. 湿热瘀结证

主要证候：绝经后复见阴道流血，量少，淋漓不断，夹有杂色带下，恶臭，小便疼痛，低热起伏，神疲，形体消瘦。舌质黯，或有瘀斑，苔白腻，脉细弱。

治疗法则：利湿解毒，化瘀散结。

代表方药：萆薢渗湿汤（《金匮要略》）合桂枝茯苓丸（《疡科心得集》）去滑石加黄芪、三七

萆薢、赤茯苓、泽泻、通草、黄柏、薏苡仁、桂枝、丹皮、赤芍、桃仁、生黄芪、三七粉。

六、西医诊治方案

1. 子宫颈炎 详见上篇 第六章赤带。

2. 子宫颈癌

（1）诊断：早期子宫颈癌的诊断应采用子宫颈细胞学检查和（或）HPV检测、阴道镜检查，子宫颈活组织检查的“三阶梯”程序，确诊依据为组织学诊断，子宫颈有明显病灶者，可直接在病灶取材。确诊后根据具体情况选择胸部X线或CT平扫、静脉肾盂造影、膀胱镜检查等影像学检查。

（2）治疗：对于子宫颈癌患者的治疗，应根据临床分期、患者年龄、生育要求、全身情况等综合考虑制定适当的个体化治疗方案，采用手术和放疗为主、化疗为辅的综合治疗。

①手术治疗：主要用于早期子宫颈癌患者，手术的优点是可以保留年轻患者的卵巢及阴道功能，主要用于早期子宫颈癌（ⅠA～ⅡA期）患者。

ⅠA期：无淋巴脉管间隙浸润者行筋膜外子宫全切术，有淋巴脉管间隙浸润者按ⅠA2期处理。

ⅠA2期：行改良广泛子宫切除术及盆腔淋巴切除术或考虑前哨淋巴结绘图活检。

ⅠB1期和ⅡA1期：行广泛子宫切除术及盆腔淋巴结切除术或考虑前哨淋巴结绘图活检，必要时行腹主动脉旁淋巴取样。

部分ⅠB2期和ⅡA2期：行广泛子宫切除术及盆腔淋巴结切除术和选择性腹主动脉旁淋巴取样；或同期放、化疗后行子宫切除术；也有采用新辅助化疗后行广泛性子宫切除术及盆腔淋巴结切除术和选择性腹主动脉旁

淋巴取样。未绝经、<45 岁的鳞癌患者可保留卵巢。

要求保留生育功能的年轻患者，ⅠA1 期无淋巴脉管间隙浸润者可行子宫颈锥形切除术（至少 3mm 阴性切缘）；ⅠA1 期有淋巴脉管间隙浸润和ⅠA2 期可行子宫颈锥形切除术加盆腔淋巴结切除术或考虑前哨淋巴结绘图活检，或和ⅠB1 期处理相同；一般推荐肿瘤直径 <2cm 的ⅠB1 期行广泛子宫颈切除术及盆腔淋巴结切除术或考虑前哨淋巴结绘图活检，但若经腹或腹腔镜途径手术，肿瘤直径可扩展至 2～4cm。

②放射治疗：根治性放射治疗适用于部分ⅠB2 期和ⅡA2 期和ⅡB～Ⅳ患者和全身情况不适宜手术的患者；辅助放射治疗适用于手术后病理检查发现有中、高危因素的患者；姑息性放疗适用于晚期患局部减瘤放疗或对转移病灶姑息放疗。

③全身治疗：包括全身化疗和靶向治疗、免疫治疗。

3. 子宫内膜癌

（1）诊断：对于有以下情况的异常阴道流血妇女要警惕子宫内膜癌：①有子宫内膜癌高危因素如肥胖、不育、绝经延迟者。②有长期应用雌激素、他莫昔芬或雌激素增高病史者。③有乳腺癌、子宫内膜癌家族史者。经阴道超声检查可了解子宫大小、宫腔形状、宫腔内有无赘生物、子宫内膜厚度、肌层有无浸润及深度，可对异常阴道流血的病因做出初步判断。其他影像学检查可协助诊断并判断有无子宫外转移。诊断性刮宫是子宫内膜癌常用而有价值的诊断方法。组织学检查是子宫内膜癌的确诊依据。宫腔镜检查可直接观察宫腔及宫颈管内有无癌灶存在，癌灶大小及部位，直视下活检，对局灶型子宫内膜癌的诊断和评估宫颈是否受侵更为准确。其他检查如子宫内膜微量组织学或细胞学检查以及血清 CA125 检测也可作为疗效观察的指标。

（2）治疗：子宫内膜癌患者的治疗应根据肿瘤累及范围及组织学类型、结合患者年龄及全身情况制定适宜的治疗方案、早期患者以手术为主，术后可选择性采用辅助治疗。晚期患者采用手术、放疗、化疗等综合治疗。对于影像学评估病灶局限于子宫内膜的高分化的年轻子宫内膜癌患者，可考虑采用孕激素治疗为主的保留生育功能治疗。

①手术治疗：为首选治疗方法。手术目的是进行手术－病理分期，确定病变范围及预后相关因素；切除病变子宫及其他可能存在的转移病灶。切除的标本应常规进行病理学检查，癌组织还应行雌孕激素检测，作为手

术后选用辅助治疗的依据。

②放疗：是治疗子宫内膜癌的有效方法之一，分近距离照射和体外照射两种。单纯放疗仅适用于有手术禁忌证的患者或无法手术切除的晚期患者。Ⅱ期、ⅢC 和伴有高危因素的Ⅰ期患者，手术后应辅助放疗，可降低局部复发，改善无瘤生存期。对Ⅲ期和Ⅳ期患者，通过手术、放疗和化疗联合应用，可提高疗效。

③化疗：为全身治疗，适用于晚期或复发子宫内膜癌，也可用于手术后有复发高危因素患者的治疗，以减少盆腔外的远处转移。

④孕激素治疗：主要用于保留生育能力的子宫内膜癌患者，也可作为晚期或复发子宫内膜癌患者的综合治疗办法之一。

七、历代认识

1. 古代医家对经断复来的认识　有关老年经断复行一候，历代医籍录载不多，在有限的论述中，多认为若老妇经断复潮，但见经候不调或兼见他证，当属病态。

（1）两宋时期：陈自明《妇人大全良方》中提出："妇人天癸过期而经脉不调，或三四月不行，或一月再至，腰腹疼痛"是其例也。

齐仲甫在《女科百问》中写道："妇人卦数已尽，经水当止，而复行者，何也？七七则卦数已终或劳伤过度，喜怒不时，经脉虚衰之余又为邪气攻冲，所以当止而不止也"。

（2）明清时期：傅山所撰《傅青主女科》对老妇行经又补充了"乃肝不藏、脾不统之故也，非精过泄而动命门之火，即气郁甚而发龙雷之炎，二火交发而血乃奔矣，有似行经而实非经也。"的病因病理观。更有对其病因病机的进一步论述："妇人有年五十外或六七十岁忽然行经者，或下紫血块，或如红血淋，人或谓老妇行经，是还少之象，谁知是血崩之渐乎……乃肝不藏血，脾不统血之故也"，"脾土不能运化，致湿热之气蕴于带脉之间，而肝不藏血，亦渗于带脉之内，皆由脾气受损，运化无力，湿热之气随气下陷，同血俱下"。

吴谦等辑著的《医宗金鉴·妇科心法要诀》更为直接而简扼地指出"经断复来审其故，邪病相干随证医"，主张对老年经断复行当辨证求因，审因论治，并附录血热者用芩心丸或益阴煎，肝不藏血或忧思伤脾，脾不摄血，宜逍遥归脾斟酌用之。

中篇

妇科痛证证治与源流

妇科痛证是指女性就诊以疼痛为主要诉求的一类疾病，涵盖妇科月经病的行经伴发痛及胎产杂病表现为疼痛的病种，痛点多源于西医解剖学认识的内生殖器官及性激素作用的靶器官等，但要排除内科相关病因。临床上痛证和血证常兼而有之，既以血证就诊、亦以痛证为诉求，更有同一部位的渐进性病证，引发不同病种间相关联的血证和痛证，如子宫内膜增生过长、子宫内膜息肉、子宫内膜异位症、子宫腺肌病、子宫内膜癌等一类内膜增生性疾病。

常见的妇科痛证类疾病有：痛经、经行头痛、经行身痛、经行乳房胀痛、异位妊娠、产后身痛、产后腹痛、癥瘕、盆腔炎等。

祖国医学对痛证的认识历史悠久，且有完整的理论体系和丰富的治疗方法。刘瑞芬教授根据多年临床经验总结出妇科痛证的病机不外乎虚实两端，病因多由于外感六淫、内伤七情、起居失常等使得脏腑功能失常，气血失调，进而产生水湿、痰饮、瘀血等病理产物，终致机体气血津液运行障碍，经脉阻滞，不通则痛，或气血亏虚，脉络失养，不荣则痛。

现代医学认为疼痛的发生多与神经内分泌系统关系密切，西医许多疾病均可归于妇科痛证范畴，如原发性痛经、子宫内膜异位症、子宫腺肌病、盆腔炎性疾病、慢性盆腔痛等。现代医学对于妇科痛证的治疗方法主要有口服止痛药、抗生素、激素或手术治疗。

祖国医学对妇科痛证的治疗，重视辨证求因，在止痛的同时力图解决导致疼痛的原因。对于疼痛患者而言，祖国医学治疗方法避免了长期服药产生的卵巢功能抑制及其副作用和手术带来的创伤，对患者损伤小，患者接受度高。

妇科痛证的辨证，需要根据中医基础理论，应用八纲、经络、脏腑气血、三焦、病因等辨证方法。首先要问清病史，仔细检查，明确病因、疼痛的时间、部位、性质。局部有无压痛或反跳痛，有无结块，进行辨病和辨证。按之痛甚者多实，按之痛减者多虚；得热痛甚为热证，得热痛减为寒证；刺痛、痛有定处为血瘀，绞痛为寒凝，反跳痛多为化脓性炎症。其具体辨证及治疗方案将在有关章节中叙述。

第十四章　痛经

一、概述

痛经，是指妇女正值经期或经行前后出现周期性小腹疼痛或痛引腰骶，甚至剧痛晕厥者。西医学原发性痛经、子宫内膜异位症、子宫腺肌病及盆腔炎性疾病引起的继发性痛经可参照本病辨证治疗。

二、病名探源

清·陈莲舫《女科秘诀大全》中记载“痛经”，首次明确提出了“痛经”这一病名。

三、中医病因病机

痛经的发生与冲任、胞宫的周期性生理变化密切相关，主要病机在于邪气内伏或精血素亏，更值经期前后冲任二脉气血的生理变化急骤，导致胞宫的气血运行不畅，“不通则痛”；或冲任、胞宫失于濡养，“不荣则痛”；故使痛经发作。常由肾气亏损、气血虚弱、气滞血瘀、寒凝血瘀、湿热瘀阻所致。

1. **肾气亏损**　素禀肾虚，或房劳多产，或久病虚损，伤及肾气，肾虚则精亏血少，冲任血虚。经后精血更虚，胞脉失于濡养，“不荣则痛”，发为痛经。

2. **气血虚弱**　素体虚弱，气血不足，或大病久病，耗伤气血，或脾胃虚弱，化源不足，气血虚弱。经后冲任气血更虚，胞脉失于濡养；兼之冲任气弱，无力流通血气，则血行迟滞，因而发为痛经。

3. **气滞血瘀**　素性抑郁，或忿怒伤肝，肝郁气滞，气滞血瘀；经期产后，余血内留，感受外邪，邪与血搏，血瘀气滞，以致瘀阻冲任，血行不畅。经前、经期气血下注，胞脉气血更加壅滞，“不通则痛”，发为痛经。

4. **寒凝血瘀**　经期产后，感受寒邪，或过食寒凉生冷，寒客冲任，与血相搏，以致瘀阻冲任，气血凝滞不畅。经前、经期气血下注冲任，胞脉气血更加壅滞，“不通则痛”，故致经行腹痛。

5. 湿热瘀阻　素有湿热内蕴，或经期产后余血未尽，感受湿热之邪，湿热与血搏结，以致瘀阻冲任，气血凝滞不畅。经前、经期气血下注冲任，胞脉更加壅滞，“不通则痛”，故发痛经。

四、西医发病机制

1. 原发性痛经　发病机制主要与月经时子宫内膜前列腺素（PG）含量增高有关。研究表明，痛经患者子宫内膜和月经血中 $PGF_{2\alpha}$和 PGE_2含量均较正常妇女明显升高。$PGF_{2\alpha}$含量升高是造成痛经的主要原因。$PGF_{2\alpha}$和 PGE_2是花生四烯酸脂肪酸的衍生物，在月经周期中，分泌期子宫内膜前列腺素浓度较增生期子宫内膜高。月经期因溶酶体酶溶解子宫内膜细胞而大量释放，使 $PGF_{2\alpha}$及 PGE_2含量增高。$PGF_{2\alpha}$含量高可引起子宫平滑肌过强收缩，血管挛缩，造成子宫缺血、乏氧状态而出现痛经。增多的前列腺素进入血液循环，还可引起心血管和消化道等症状。血管升压素、内源性缩宫素以及β－内啡肽等物质的增加也与痛经有关。此外，痛经还受精神、神经因素影响，疼痛的主观感受也与个体痛阈有关。无排卵的增生期子宫内膜因无孕酮刺激，所含前列腺素浓度很低，通常不发生痛经。

2. 子宫内膜异位症　其发病机制至今未完全阐明，目前主要有以下几种学说。

（1）种植学说：1921 年，Sampson 首次提出了子宫内膜异位症（简称“内异症”）的种植学说，其传播途径主要包括以下几种。

①经血逆流：Sampson 首先提出经期时子宫内膜腺上皮和间质细胞可随经血逆流，经输卵管进入盆腔，种植于卵巢和邻近的盆腔腹膜，并在该处继续生长、蔓延，形成盆腔子宫内膜异位症。该理论也被称为经血逆流学说，许多临床和实验资料均支持这一学说：70%～90%的妇女有经血逆流，在经血或早卵泡期的腹腔液中，均可见存活的内膜细胞；先天性阴道闭锁或宫颈狭窄等经血排出受阻者发病率高；动物实验能将经血中的子宫内膜移植于猕猴腹腔内存活生长，形成典型内异症。但该学说无法解释在多数生育期女性中存在经血逆流，但仅少数（10%～15%）女性发病，也无法解释盆腔外的内异症。

②淋巴及静脉播散：子宫内膜也可以通过淋巴及静脉向远处播散，发生异位种植。不少学者在光镜检查时发现盆腔淋巴管、淋巴结和盆腔静脉

中有子宫内膜组织。临床上所见远离盆腔的器官，如肺、四肢皮肤、肌肉等发生内异症，可能就是内膜通过血行和淋巴播散的结果。但该学说无法说明子宫内膜如何通过静脉和淋巴系统，而盆腔外内异症的发病率又极低。

③医源性种植：剖宫产术后腹壁切口或分娩后会阴切口出现内异症，可能是手术时将子宫内膜带至切口直接种植所致。此途径在人猿实验中获得证实。

（2）体腔上皮化生学说：该学说由 19 世纪著名病理学家 Robert Meyer 提出。其认为卵巢表面上皮、盆腔腹膜均由胚胎期具有高度化生潜能的体腔上皮分化而来，在受到持续卵巢激素或经血及慢性炎症的反复刺激后，能被激活转化为子宫内膜样组织。但目前仅有动物实验证实，小鼠卵巢表面上皮可经过 K－ras 激活途径直接化生为卵巢内异症病变。

（3）诱导学说：未分化的腹膜组织在内源性生物化学因素诱导下，可发展成为子宫内膜组织，种植的内膜可以释放化学物质，诱导未分化的间充质形成子宫内膜异位组织。此学说是体腔上皮化生学说的延伸，在兔动物实验中已被证实，而在人类尚无证据。

（4）遗传因素：内异症具有一定的家族聚集性，某些患者的发病可能与遗传有关。患者一级亲属的发病风险是无家族史者的 7 倍。人群研究发现，单卵双胎姐妹中一方患有内异症时，另一方发生率可达 75%。此外，有研究发现内异症与谷胱甘肽转移酶、半乳糖转移酶和雌激素受体的基因多态性有关，提示该病存在遗传易感性。

（5）免疫与炎症因素：免疫调节异常在内异症的发生、发展各环节起重要作用，表现为免疫监视功能、免疫杀伤细胞的细胞毒作用减弱，不能有效清除异位内膜。研究发现，内异症与某些自身免疫性疾病如系统性红斑狼疮有关，患者的 IgG 及抗子宫内膜抗体明显增加；内异症也与亚临床腹膜炎有关，表现为腹腔液中巨噬细胞、炎性细胞因子、生长因子、促血管生成物质增加。

（6）其他因素：国内学者提出“在位内膜决定论”，认为在位子宫内膜的生物学特性是内异症发生的决定因素，局部微环境是影响因素。内异症患者在位子宫内膜的特性如黏附性、侵袭性、刺激形成血管的能力均强于非内异症患者的在位子宫内膜。环境因素也与内异症之间存在潜在联系，二噁英在内异症发病中有一定作用。血管生成因素也可能参与内异症的发生，患者腹腔液中 VEGF 等血管内皮生长因子增多，使盆腔微血管生长增加，易于异位内膜种植生长。

3. 子宫腺肌病 子宫腺肌病患者部分子宫肌层中的内膜病灶与宫腔内膜直接相连，故认为是由基底层子宫内膜侵入肌层生长所致，多次妊娠及分娩、人工流产、慢性子宫内膜炎等造成子宫内膜基底层损伤，与腺肌病发病密切相关。由于内膜基底层缺乏黏膜下层，内膜直接与肌层接触，使得在解剖结构上，子宫内膜易于侵入肌层。腺肌病常合并有子宫肌瘤和子宫内膜增生，提示高水平雌孕激素刺激也可能是促进内膜向肌层生长的原因之一。

五、中医诊治方案

痛经的治疗法则，以调理气血为主，须根据不同的证候，或行气，或活血，或散寒，或清热，或补虚，或泻实。治法分两步：经期调血止痛以治标，迅速缓解，消除疼痛，须注意适时用药：若经前或正值行经时疼痛发作者，当于经前 3～5 日开始服药，痛止停服，若经净后疼痛发作者，可于痛前 3～5 日开始服药。平时应辨证求因以治本。一般需治疗 2～5 个月经周期。本病实证居多，虚证较少，“夹虚者多，全实者少”，处方用药应以通调气血为主，兼顾标本虚实。

1. 肾气虚损型

主要证候：经期或经后，小腹隐隐作痛，喜按，伴腰骶酸痛，月经量少，色淡质稀，头晕耳鸣，面色晦暗，小便清长，舌淡，苔薄，脉沉细。

治疗法则：补肾填精，养血止痛。

代表方药：益肾调经汤（《中医妇科治疗学》）或调肝汤（《傅青主女科》）

巴戟天、杜仲、续断、当归、白芍、山茱萸、巴戟天、甘草、山药、阿胶。

2. 气血虚弱型

主要证候：经期或经后，小腹隐痛喜按，月经量少，色淡质稀，神疲乏力，头晕心悸，失眠多梦，面色苍白，舌淡，苔薄，脉细弱。

治疗法则：补气养血，和中止痛。

代表方药：圣愈汤（《医宗金鉴》）或黄芪建中汤（《金匮要略》）或养血活血汤（《黄绳武经验方》）

人参、黄芪、熟地黄、当归、白芍、桂枝、炙甘草、生姜、大枣、饴糖。

3. 气滞血瘀型

主要证候：经前或经期，小腹剧痛拒按，经血量少，经行不畅，经色紫黯有块，块下痛减，胸胁、乳房胀痛，舌紫黯，或有瘀点，脉弦涩。

治疗法则：行气活血，祛瘀止痛。

代表方药：膈下逐瘀汤（《医林改错》）或痛经方（许润三经验方）

当归、赤芍、桃仁、川芎、枳壳、红花、延胡索、五灵脂、牡丹皮、乌药、香附、甘草。

4. 寒凝血瘀型

主要证候：经前或经期，小腹冷痛拒按，得热则痛减，或周期后延，经血量少，色黯有块，畏寒肢冷，面色青白，舌黯，苔白，脉沉紧。

治疗法则：温经散寒，祛瘀止痛。

代表方药：少腹逐瘀汤（《医林改错》）或温经散寒汤（蔡小荪经验方）

人参、当归、川芎、白芍、肉桂、莪术、牡丹皮、甘草、牛膝。

5. 湿热瘀阻型

主要证候：经前或经期，小腹灼痛拒按，痛连腰骶，或平时小腹痛，至经前疼痛加剧，经量多或经期长，经色紫红，质稠或有血块，平素带下量多，黄稠臭秽，或伴低热，小便黄赤，舌红，苔黄腻，脉滑数或濡数。

治疗法则：清热除湿，化瘀止痛。

代表方药：清热调血汤（《古今医鉴》）加车前仁、薏苡仁、败酱草或银甲丸

牡丹皮、黄连、生地黄、当归、白芍、川芎、红花、桃仁、莪术、香附、延胡索。

六、西医诊治方案

1. 诊断　根据月经期下腹坠痛，妇科检查无阳性体征，临床即可诊断。

2. 治疗

（1）一般治疗：应重视心理治疗，说明月经时的轻度不适是生理反应，清除紧张和焦虑可缓解疼痛。足够的休息和睡眠、规律而适度的锻

炼、戒烟均对缓解疼痛有一定的帮助，疼痛不能忍受时可辅以药物治疗。

（2）药物治疗：前列腺素合成酶抑制剂通过抑制前列腺素合成酶的活性，减少前列腺素产生，防止过强子宫收缩和痉挛，从而减轻或清除痛经。该类药物治疗有效率可达80%，月经来潮即开始服用药物效果佳，连服2～3日。常用的药物有布洛芬、酮洛芬、甲氯芬那酸、双氯芬酸、甲芬那酸、萘普生。布洛芬200～400mg，每日3～4次，或酮洛芬50mg，每日3次。

口服避孕药通过抑制排卵减少月经血前列腺素含量。适用于要求避孕的痛经妇女，疗效达90%以上。

七、历代认识

1. 古代医家对痛经的认识

（1）汉代：张仲景所著《金匮要略·妇人杂病脉证并治》“带下经水不利，少腹满痛，经一月再见者，土瓜根散主之”。截止到目前的文献研究，这是关于痛经的最早记载。

（2）隋代：巢元方《诸病源候论·月水来腹痛候》云：“妇人月水来腹痛者，由劳伤气血，致体虚，受风冷之气客于胞络，损伤冲任之脉……其经血虚，受风冷，故月水将来之际，血气动于风冷，风冷与气血相击，故令痛也。”提出风寒客于冲任引起气血瘀滞致经行腹痛。

（3）宋代：《圣济总录·妇人血气门》云：“室女月水来腹痛者，天癸乍至，荣卫未和，心神不宁，间为寒气所客，其血与气不流利，致令月经结搏于脐腹间，如刺疼痛。”表明痛经为寒邪侵袭，而且进一步分析了青春期女生皆气不足，气血运行不畅引起冲任瘀滞，不通而痛。

陈自明《妇人大全良方》云：“夫妇人月经来腹痛者，由劳伤气血……损伤冲任之脉。”“夫妇人月经来腹痛者……其经血虚，则受风冷。故月水将行之际，血气动于风冷，风冷与血气相击，故令痛也。若经道不通，绕脐寒疝痛彻，其脉沉紧，此由寒气客于血室，血凝不行……所以发痛”。所创温经汤至今仍用于治疗实寒有瘀之痛经。辨证治之：“主治之法，脾经血燥者，加味逍遥散；脾经郁火者，归脾汤；肝经怒火者，加味小柴胡汤；血分有热者，加味四物汤；劳役火动者，补中益气汤；脾经血虚者，人参养荣汤；肝经血少者，六味地黄丸；气血虚弱者，八珍汤。”

宋·陈沂撰、明·陈文昭补解《陈素庵妇科补解》谓：“妇女经欲来腹痛者，气滞也。法当行气和血。宜调气饮。妇人经正来而腹痛者，血滞也。法当行血和气。宜服大玄胡索散。妇人经行后腹痛者，是气血两虚也。法当大补气血，以固脾胃为主，或余血未尽，加行滞药一、二味。可服三才大补丸。”

（4）元代：朱震亨所著《格致余论》曰：“经候过而作痛者，乃虚中有热……宜四物加红花、桃仁、莪术、玄胡索、香附、木香。”“经候过而作痛者，气血俱虚也”或是“虚中有热，所以作痛”“经将来作痛者，血实也”，从而区分了痛经气滞和气血俱虚的不同。“经来往往见有成块者，气之凝也，将行而痛者，气之滞也……”《丹溪心法》云：“临行时腰疼腹痛，乃是郁滞有瘀血。”认为气滞血瘀是痛经的主要致病因素之一，治以理气活血。“经水过而作痛者，乃虚中有热，所以作疼；经水将来而作痛，血实也，一云气滞。临行时腰腹疼痛，乃是郁滞，有瘀血”，提出了痛经的病性，经前多为实证，而经后多为虚证。《丹溪治法心要》则曰：“经候将来而作痛者，血实也，一云气滞，用桃仁、香附、黄连之类。未及期而作疼者，亦气滞也。过而作疼痛，虚中有热也，四物加芩、连。一云气血虚弱也，八物汤加减。”根据痛经发生的时间不同分别采用理气活血、补血清热、益气养血治之。

李东垣所著《兰室秘藏》云：“柴胡丁香汤，生地黄二分，丁香四分，当归、防风、羌活各一钱，柴胡一钱五分，全蝎一个。水煎，食前服。治妇人临经，腰脐痛甚，腹中亦痛，经期缩二、三日者。”

（5）明清时期：张景岳《景岳全书·妇人规》“经行腹痛，证有虚实，实者或因寒滞，或因血滞，或因气滞，或因热滞；虚者有因血虚，有因气虚……”指出外感内伤皆可引发痛经。在辨痛经时，首分虚实，并且提出了可以根据疼痛发生的时间、性质和疼痛的程度来辨虚实，“然实痛者，多痛于未行之前，经通而痛自减；虚痛者，于既行之后，血去而痛未止，或血去而痛益甚。大都可按可揉者为虚，拒按拒揉者为实”。凡妇人经期，有气逆作痛，全滞而不虚者，须顺其气，宜调经饮主之；若气血俱滞者，宜失笑散主之。若血热血燥，以致滞涩不行而作痛者，宜加味四物汤，或用保阴煎去续断加减主之。张景岳还主张，痛经的虚实是相比较而言的，实中有虚，虚中有实，此当于形气禀质兼而辨之，临证时，又应根据具体情况做到虚实兼顾。

万全《万氏妇人科》指出：“经期将行而腹痛，为气血实，桃红四物汤主之……如经水过后而腹痛，为虚中有滞，八珍汤加木香、香附主之。”

吴球《诸证辨疑录·妇人调经论》云：“过期而行经者，血寒也；未期而行经者，血热也；经行作痛，气之滞也；来后作疼，气之虚也。其色紫者为寒，黑者多热，淡者多痰，如烟尘水者，血不足也。”

宋林皋《四明宋氏女科秘书》曰：“经水将来作痛者，血瘀气滞也……选方：当归、川芎、白芍、生地、黄连、桃仁、香附、红花、玄胡索、丹皮、莪术。上锉一剂，空心温服。如发热，加柴胡、黄芩。”

虞抟《苍生司命》曰：“有将行作痛，属气血实，一云气之滞，俱用生地、川芎、归尾、炒连、香附、桃仁、红花、玄胡、丹皮、莪术、白芷。行后绵绵作痛，属气血虚，亦用四物倍归身、阿胶、熟地，加参、术、红花、炙甘草以补之。”根据痛经发生时间的差异分为虚实两端。

《医学入门》曰：“经事欲行，脐腹绞痛者，为血滞，四物汤加玄胡索、苦楝、木香、槟榔各一两……经水已来，时痛者，四物汤加陈皮、玄胡索、牡丹皮、甘草。经后痛者为血虚，八物汤、小乌鸡丸。”根据痛经疼痛发生的症状不同辨证论治。

张三锡《医学六要》曰：“将行作痛，抑气丸丸效。四物加玄胡、牡丹皮、陈皮、香附，有火加条芩，作丸服。经后作痛，为虚热，四物加白术、炒黄柏、香附。”

到了清代，对痛经的论述则更加丰富。

吴谦在《医宗金鉴·妇科心法要诀》中指出痛经分寒热虚实，应加甄别：“腹痛经后气血弱，痛在经前气血凝，气滞腹胀血滞痛，更审虚实寒热情。”

傅山在《傅青主女科》中对痛经做了极为详细的论述，其在文中指出：“经水将来三五日前而脐下作痛……是下焦寒湿相争之故。”“经水忽来忽断，时痛时止……是肝气不舒”，“经前腹疼数日……是热极而火不化乎！夫肝属木，其中有火，舒则通畅，郁则不畅”，“少腹……疼于行经之后是肾气之涸”，在其认为寒湿、肝郁和肾虚是痛经的病因。“大寒湿乃邪气也……两相争而作疼痛”。《傅青主女科》中记载宣郁通经汤，组成：白芍、当归、丹皮各五钱，山栀三钱，白芥子二钱，柴胡、香附、川郁金、黄芩、生甘草各一钱。功效养血疏肝解郁，清热凉血止痛，主要用于治疗经前腹痛由于热极不化者。此方能养血清血，兼解郁宣气，实乃清解止痛之剂。

张璐《张氏医通》曰："经行之际……郁怒气逆，气逆则血滞于腰腿心腹背肋之间，遇经时则痛而重。"

沈又彭《沈氏女科辑要》云："忧思气郁而血滞。"可见情志因素占有重要地位。陈士铎《辨证录》云："妇人有经前疼痛数日后行经者……谁知是肾气之涸乎!"区分了痛经经前及经后的不同病机。叶天士《临证指南医案》曰："痛经郁伤，气血滞。"柴得华《妇科冰鉴》曰："经前气凝血滞，不能流畅，经后血亏气弱，无以充实。"认为要分清经期腹痛前后虚实的不同。《四圣心源》中描述了痛经的病因病机："经行腹痛，肝气郁塞而刑脾也……克伤脾藏，是以腹痛。"郑元良《郑氏家传女科万金方》云："经行后而腹痛者，虽曰属虚寒，而当补。"认为腹痛在经后属虚者多，治以补为主。

徐大椿所著《女科指要》在痛经的分类上则简洁了许多，治疗痛经以八物汤为主方，血热者清之凉之，加丹皮、山栀；血寒者宜温宜散，加干姜、官桂；血瘀者宜破宜利，以赤芍易白芍，并加用桃仁；血虚者宜补宜培，方用四物汤；若为肝郁，方用逍遥散；肾虚，方用地黄汤。

叶衡隐《女科指南》云："多忧、思、忿、怒，忧思过度则气凝，气凝则血亦凝；忿怒已甚则气结，气结则血亦结，气血凝结则涩而不流。""血随气而动，气行则血行，气止则血止，气顺则血顺，气逆则血逆"，细致地阐述了七情与痛经机理的关系。"妇人月水将来，……用四物汤加木香、枳壳、青皮、香附以行其气，或桂枝桃仁汤、地黄通经丸；若血凝成块，用万病丸；若经行过而腰腹痛者，乃血海空虚而有火以动之也，或余血未尽者，用地黄、当归以补其血，佐以川芎、芍药、白术、人参、茯苓，香附、陈皮、甘草之类，或凉血芎归汤"。

《女科秘诀大全》云："经行腹痛，属风冷客于胞络冲任，用温经汤。属寒湿搏于冲任，以辛散苦温血药治之。欲调其血，先调其气，四物汤加吴茱萸、香附。因冷积而痛者，宜大温经汤，冷甚者去麦冬。经水将来腹痛属血实气滞，四物汤加桃仁、香附、黄连……腹中绵绵走痛者，是血行而气滞，未尽行也，四物汤加木香。"

林珮琴《类证治裁》曰："至于经期前后腹痛，虚实悬殊。经未行而先痛者，血为气滞，经通则痛自除；经已行而犹痛者，冲脉本虚，血去则痛益甚。"书中还将痛经分型论治："有经前身痛拘急者，散其风（越痛散加秦艽）。有经前腹痛畏冷者，温其寒（调经饮加姜、桂、茴香）。气滞者，行其滞（加味乌药汤）。血瘀者，逐其瘀（通瘀煎）。气血瘀结者，理其络（失笑散）。癥瘕痞胀者，调其气血（交加地黄丸）。虚寒急痛者，温其里（五物煎）。痛在经后者，补其虚（八珍汤加香砂）。一切心腹攻筑，胁肋刺痛，月水失调者，和其肝（延胡索散加枳壳）。经滞脐腹，痛不可忍者，导其壅（琥珀散，从《本事方》改订，并治产后恶露不绝，血上抢心，迷闷不醒，气绝欲死）。”《金匮》云：“妇人腹中痛，当归芍药汤主之。”此补中泻木。又云：“妇人腹痛，小建中汤主之。”此亦补脾伐肝之意。

竹林寺僧人所著《竹林寺女科二种》对痛经的分类如下：行经气血作痛、经来疼痛、经来吊阴痛不可忍、经来已尽作痛、经来胁气痛，分别用红花散、牛膝汤、川楝汤、人参四物汤、四物元胡汤治之。

2. 近现代医家对痛经的认识 蔡小荪教授指出：“女子经血虽以血为主，然其盛羸行止，无不关乎气，气为血帅，血为气母，气血不可须臾相离。若气血失调，运行不畅，就可造成不通则痛。”临床多表现为痛经，其发病总以气血受累为先，然则产生郁滞、冲逆、瘀结等病变，形成脏腑经络等局部疼痛症状，出现痛经。故但凡发生痛经，乃多是气滞、寒凝、热结等所引起的“不通则痛”。另外，痛经系慢性疾病，经水每月一至，禀赋难免不足；或平素体虚，气血本虚，经血无力排出，致瘀滞作痛。凡此种种，均为虚中有实、实中有虚，故痛经一症，全实者少，夹实者多。治疗痛经，蔡教授强调“求因为主，止痛为辅”；主张辨证求因，不尚单纯止痛；同时注重辨病，采用辨病辨证相结合，对原发性与继发性痛经的治疗形成了独具特色的治疗方法。对于原发性痛经的治疗，蔡教授宗“血以通为用”“通则不痛”的原则，以理气活血、温散疏通药物为主，止痛药物为辅，并注意顾护精血。因女子以血为本，以通为用，若一味攻伐，必伤精血，虽取效一时，但气机失畅，瘀血不去，病难根治。同时遵《素问・调经论》“病在脉，调之血，病在血，调之络”之法则，治疗此病主张经行时以通为贵，以益气养血、调经止痛为法。拟四物调冲汤为基础方，药物组成为：丹参、当归、香附、白芍、牛膝、延胡索各 9g，红花、川芎各 4. 5g。

国医大师夏桂成教授认为原发性痛经患者多有基础体温（BBT）上升不良，与黄体功能不健有关。因黄体功能不健，子宫内膜分泌欠佳，内膜不能溶解，不易从子宫内壁剥脱，必加剧子宫的强烈收缩，子宫呈痉挛状态，是以剧烈样疼痛，其根本原因是经间期阴阳消长转化不利或经前期阳长不及所致。病因一般归结为气滞或者血瘀，治疗一般从止痛、通经、治心、调肝、温经、解痉六环节入手，并且创立调周法，该法是在月经周期演变的基础上产生的，具有因势利导、顺水推舟、增强生理功能的意义。在临床使用时，根据BBT的变化、B超监测排卵、带下改变等在整个月经周期分七个时期：行经期、经后初期、经后中期、经后末期、经间排卵期、经前期、经前后半期来调整。其治疗特点为：行经期活血调经，重在祛瘀，方选越鞠丸加五味调经散加减；经后初期养血滋阴，以阴助阴，方选归芍地黄汤加越鞠丸加减；经后中期养血滋阴佐以助阳，方选滋肾生肝饮加异功散加减；经后末期滋阴助阳，阴阳并重，方选补天五子种玉丹加减；经间排卵期活血补肾，重在促新，方选补肾促排卵方加减；经前期补肾助阳，维持阳长，方选毓麟珠加越鞠丸加减；经前后半期助阳健脾，疏肝理气。

对痛经的治疗，哈荔田教授强调应着眼于“不通”这一主要矛盾，所谓“通则不痛”，同时结合症候的寒热虚实，或温而通之，或清而通之，或行而通之，或补而通之。温清法当分虚实，寒消热去病自愈，行补要在辨气血，气顺血和痛自失。哈教授指出，女子在月经周期内不同阶段，其生理病理特点不同，在调治月经病时，亦须依据经前、经后、经时、平时的不同阶段和特点，选用不同的方法。此外，哈教授还非常注重痛经药物服药方法，指出一般经前或经期腹痛者，多在经前1周连续服药，以迎而夺之，见经后即停药；经后腹痛者应在见经第1日起服药，经净停服，继予养血之方，连服3～5剂，平日可予丸剂缓调以接续药力。如此连续治疗3个月经周期，应能巩固疗效。

何少山教授根据阳明经与冲任在生理上密切联系，在病理上互相影响，如感寒饮冷，脾胃受损，阳气不振，寒湿搏击冲任则病痛经。在治疗时常从脾胃着手，注重阳明。临证以淡吴萸、乌拉草、干姜、高良姜温中散寒，以振脾胃之阳；面色萎黄加党参益气健脾，当归身、白芍和营，以充生化之源；呕吐泄泻佐以砂仁化湿行气，温脾止泻；并用理气之品，如乌药、制香附以解寒郁之滞，忌用苦寒、滋腻、酸浊之品，以免遏阻中阳，更伐阳明。痛证之病，临床上虽然以实证多见，但纯实不多，虚寒证亦不鲜见。正如《医宗金鉴·妇科心法要决》云：“凡经来腹痛，则为气血虚弱；经前痛，则为气血凝滞。”因妇女生理特点是气有余，血不足，若血海不盈，冲任失于濡养常致“不荣而痛”。这类患者虽腹痛不剧，但持续时间长，经期、经后下腹绵绵作痛，其苦难言。根据妇女以血为本，以肝为先天，且肝为藏血之脏，欲以通之不如充之的理论，对虚寒证痛经，何少山教授以温和气血为法则，以圣愈汤为基本方。临证以参芪补气，四物汤充血，艾叶、制香附温经理气。并当于形气禀质兼而辨之，随证加减，若气血调和，冲任通盛，则痛止病除。

罗元恺教授认为痛经以经期小腹明显疼痛为主症，每次随着月经周期而发作。一般以经前、经期疼痛者为实，经后疼痛者为虚。痛甚于胀和血块排出后痛减为血病。乳胀、乳痛或下腹胀痛，胀重于痛，血块不大、不多者为气滞，绞痛或冷痛者为寒，刺痛热痛者为热。绵绵作痛及隐痛者为虚。痛经的治疗原则以通调气血为主。病因不同，治法各异。总以调理气血，使经脉流畅而痛自除。因寒凝血滞而痛者，温而通之；因血瘀阻碍而痛者，活血祛瘀以通之，因气郁血滞而痛者，行气散瘀以通之，因血热塞阻而痛者，清热凉血活血以通之；因体虚无力运行气血而痛者，补气益血以通之。总以达到气血通调为目的。临床证型以气滞血瘀、寒凝血滞者多见，其中又以前者最为常见。气滞血瘀以膈下逐瘀汤加减为主；寒凝血滞以少腹逐瘀汤加减化裁，瘀热塞阻多见于少女，常用血府逐瘀汤加减取效。气血虚弱型多见于中年妇女，以圣愈汤加减为主。罗老认为痛经离不开瘀，所以治疗方中（除气血虚弱型外），多用失笑散之蒲黄、五灵脂等活血祛瘀。又因气导血行，故又常配以台乌、枳壳、香附、延胡等行气药。

国医大师裘笑梅教授认为，引起痛经的原因归纳起来不外肝郁气滞、血瘀气阻、寒湿凝滞、湿热下注、肝郁血热、气虚血亏、脾胃虚寒、肝肾阴亏等几个方面，而究其病机实质是气滞血瘀、经脉不通，不通则痛。痛经原则上分虚实两类，临床上以气滞血瘀型最为多见，因女子善怀忧郁，常致肝气郁滞。气血互根，相互维系，气行则血行，气滞则血滞，故气病必累血分，形成气滞血瘀之证。其辨证：胀甚于痛，时痛时止者多为气滞，痛甚于胀，持续作痛者多为血瘀，经前或经行作痛。拒按多为实，经后作痛，喜按多为虚：刺痛，得热痛甚为热，绞痛，得热痛减为寒，治则总以通调气血为主，所谓通则不痛，实则行而通之，虚则补而通之，热者清而通之，寒者温而通之。

痛经虽有虚实两类，临证以实证为多，大多发生于青年妇女。国医大师朱南孙教授认为：肝郁气滞、冲任瘀阻、不通则痛为实证痛经之主要病机，治当通之，而滞又有气血之分，寒热之别。朱南孙教授曰："郁者宜舒，遂其条达之性。治宜行气调经。方用加味四物汤为主（当归、川芎、熟地、白芍、川楝子、制香附、延胡、柴胡、广郁金）。因于滞者，行而通之，且癥积有形有质，乃病于血，故治疗宜活血化瘀，理气止痛，方用加味没竭散加减（蒲黄、赤芍、三棱、莪术、青皮、生山楂、乳香、没药、血竭粉。因于热者，清而通之，且瘀者宜消。治疗以清热凉血，化瘀通滞为法，方用银翘红酱解毒汤合失笑散加减（红藤、败酱草、蒲公英、丹皮、赤芍、川楝子、延胡，桃仁、红花、乳香、没药、失笑散）。因于虚者，补而通之，气虚为主用四君子汤加黄芪，血虚为主用四物汤，气血两虚用十全大补汤加饴糖，甘以缓急。"

八、刘瑞芬工作室应用经验

1. 对痛经病因病机的认识 痛经病位在子宫、冲任，以"不通则痛"或"不荣则痛"为主要病机，寒凝、血瘀、瘀热可致不通则痛，而肝肾不足、气血亏虚可致不荣则痛。有虚实之分。

刘瑞芬教授认为原发性痛经寒凝血瘀是最常见病机。经期前后，气血由盛实而骤虚，气血变化剧烈，易受致病因素干扰，经期受寒，或过食生冷，寒客冲任与血相搏，以致子宫、冲任气血失畅。经前、经期气血下注冲任，子宫气血壅滞，"不通则痛"。汉代张仲景《金匮要略·妇人杂病脉证并治》曰："带下，经水不利，少腹满痛……"，示其病因病机与瘀血有关。唐容川在《血证论》卷4云："若无瘀血，则经自流通，安行无恙"。《素问·举痛论》有"寒气入经而稽迟，泣而不行，客于脉外则血少，客于脉中则气不通，故卒然而"。

2. 治疗痛经遣药组方思路 刘瑞芬教授认为本病重在温经止痛，活血化瘀，临床遣方用药有以下几方面特点。

（1）用药偏温，因经血得温则行，通则不痛。根据妇人之身有余于气，不足于血的特点，对大辛大热、大苦大寒的药比较慎用。自拟经痛停方，依少腹逐瘀汤加减化裁而来。由炒小茴香、肉桂、炮姜、当归、川芎、白芍、蒲黄、五灵脂、延胡索、吴茱萸、香附、白芥子、炙甘草组成。方中炒小茴香、肉桂、炮姜味辛而性温热，入肝肾而归脾，理气活血，温通血脉；当归、白芍、川芎活血养血止痛，补中有行，活中有养；

当归、川芎为血中动药以行血气，白芍为血中静药以养肝肾精血，而无壅滞碍血之嫌。失笑散（蒲黄、五灵脂）化瘀止痛，为祛瘀止痛之圣方，具有改善血液流变学及收缩子宫的作用；延胡索行气止痛化瘀；吴茱萸温中降逆止呕；香附疏肝理气、调经止痛；白芥子辛温散寒而利气；炙甘草调和诸药。全方共奏温经散寒，养血行气，缓急止痛之效。寒散血行，冲任、子宫气血调和，自无疼痛之虞。服用方法为经前3d开始服用，经期不停药，一直服至腹痛停止两天后。

（2）痛经病机较为复杂，除了寒凝血瘀之外，还可兼有湿热、气滞，气血虚弱等。某些患者病程较长，缠绵日久，可出现日久伤肾、肾虚血瘀等虚实夹杂之象，如腰酸乏力、小腹下坠或肛坠等。对于这类患者刘教授采用平时调血、经期止痛、标本兼治的中医治疗方法，治疗以“通”为法则，同时还要顺应生理，培补耗损之正气，补养精血。刘教授指出：对于这类痛经仅在经前几天用药是不够的，应注重平时活血化瘀、化痰消癥，经前及经期温经散寒、通络止痛，方可获效。平时服用止痛调血方：益母草15g，生牡蛎18g（先煎），炙鳖甲12g（先煎），赤芍、白芍各12g，连翘12g，香附12g，延胡索12g，川续断18g，海藻12g，生蒲黄12g，炒五灵脂12g，杜仲12g。方中益母草活血化瘀利水，生牡蛎、炙鳖甲、海藻、连翘软坚散结，香附、延胡索、生蒲黄、炒五灵脂、赤芍、白芍行气化瘀止痛，川续断、杜仲补肾强腰。本方以活血化瘀、散结消症为主，补肾为辅，攻补兼施。经前、经期时仍以活血化瘀、温经止痛治标为主，方选经痛停方加减。刘教授在上方基础上常嘱患者经期配以中成药血竭胶囊口服或血竭粉冲服，以增强化瘀止痛止血之力。

（3）选既能理气化瘀又可止痛的药物，有缓解子宫痉挛收缩的作用。配合使用疏肝解郁药物。痛经的患者往往心情紧张、恐惧，故缓解情绪亦显得非常必要。

（4）在审因辨证的基础上随症加减。若经行大便溏泄，则加白术、茯苓等健脾止泻；若经行四肢冰凉，则加菟丝子、艾叶、乌药、巴戟天温阳散寒止痛。

（5）经前、经期用药，内、外同治。刘瑞芬教授善用外治法，常用神阙贴于经行腹痛前贴于肚脐，调经止痛。

3. 治疗验案

（1）刘瑞芬教授验案

验案1：赵某，女，55岁，2018年5月28日初诊。

主诉：经期小腹右侧刺痛、腰痛1年。

现病史：患者自诉去年始无明显诱因，经期出现小腹右侧及腰部刺痛，受凉后加重，痛时伴肛门坠感，纳眠可，二便调。既往月经7/30日，量多、色暗红、有血块，经期腰腹痛。LMP：2018年2月27日，同前15日净，现停经3个月。白带量多色黄、质稠，无异味，无阴痒。G4P4L3，避孕，无生育要求。

检查：2018年1月10日体检：TCT轻度炎症、HPV阴性；2018年5月18日于当地医院B超示多发子宫肌瘤，多发宫颈囊肿；2018年5月22日于当地医院B超检查，右肾囊肿1.3cm×1.4cm。当日妇检：外阴：已婚式；阴道：畅，穹隆见少量白色分泌物，后穹隆有触痛结节；宫颈：肥大，见数个纳囊；宫体：前位，如孕40⁺天，质略硬；双附件：右附件未及明显异常，左附件略紧、无压痛。血压160/100mmHg。当日白带常规：清洁度二度，过氧化氢浓度阳性。当日B超：内膜1.0cm，子宫腺肌病？（1.9cm×1.6cm，1.8cm×1.6cm，1.6cm×1.6cm）。

中医诊断：①痛经，②癥瘕。

西医诊断：子宫腺肌病。

处方：

①加减止痛调血方加薏苡仁30g，赤小豆30g，天麻12g，钩藤30g，黄芩12g，大血藤18g，炒山药30g，茯苓15g，川牛膝15g，鸡内金12g，浙贝片12g，知母12g。14剂，水煎服。

②加减经痛停方加党参30g，炙黄芪30g，7剂，水煎服，配龙血竭片。

③平时服完中药后服安坤颗粒、散结镇痛胶囊。

2018年7月9日复诊，病史同前，服药平妥，小腹痛基本消失，带下量少色白，无异味，无阴痒，LMP：2018年6月20日，周期4个月，量少色红，经期无不适，6日净，现月经第20日，纳眠可，二便调，舌淡红，苔白腻，脉沉细。2018年7月5日血常规示血红蛋白：80.81ng/mL，尿常规阴性，凝血阴性。

处方：

①初诊方①加炒白术15g，28剂，水煎服。

②初诊方②6剂，水煎，服配龙血竭片。

③中成药配用安坤颗粒、散结镇痛胶囊。

按语：刘教授认为子宫腺肌病多由于瘀血阻滞冲任、胞宫，造成经行不畅，不通则痛，导致痛经。初诊时患者经期小腹右侧刺痛，受凉则加重，既往月经量多、色暗红、有血块，经期腰腹痛，现停经3个月，多为瘀血阻滞胞宫，经行不畅，不通则痛，导致月经色暗、有血块，经期腰腹痛，血不得归经，瘀伤脉络，络伤血溢，导致月经量多，并伴寒凝胞宫，受凉则疼痛严重。患者白带量多、色黄、质稠，湿浊下注。刘教授根据患者的现状，辨证论治，遂开3个处方。止痛调血方与经痛停方加减，活血化瘀，消癥止痛，祛湿健脾，另辅以安坤颗粒、散结镇痛胶囊加强活血化瘀之力。二诊时小腹痛基本消失，带下量少色白，末次月经量少色红，经期无不适，症状好转，但舌苔依旧白腻，脉沉细，故上方继服，加强健脾之力。

验案2：许某，2018年7月16日初诊。

主诉：左下腹疼痛2年余。

现病史：左下腹胀痛，受凉后加重，疼痛拒按，既往月经（4~5）/（30~42）日，量色正常，偶有血块，无经行不适。末次月经2018年7月14日，周期53日，现月经第2日，未净，量可、色红、有血块，伴腹痛。白带可，经间期阴道有褐色分泌物。G3P1L1A2，现工具避孕。纳眠可，二便调。舌暗红，苔白腻，脉沉涩。

检查：2018年6月29日，齐鲁医院B超示：下腹壁左侧偏上肌层内探及3.2cm×1.9cm×2.0cm低回声包块，边界不清，形态不规则。

中医诊断：痛经，月经后期，癥瘕。

西医诊断：腹壁内异症。

处方：加减止痛调血方［益母草15g，连翘12g，白芍12g，延胡索18g，醋鳖甲12g（先煎），牡蛎18g（先煎），香附12g，杜仲12g，川续断18g，蒲黄18g（包煎），木香12g，茜草12g，海螵蛸18g，三七粉3g（冲服）］，加薏苡仁30g，赤小豆30g，茯苓15g，炒白术15g，炒山药30g，鸡内金12g，浙贝母12g，生黄芪30g，党参30g，柴胡12g，佛手12g。14剂，水煎服，日1剂，早晚分服。经期服散结镇痛胶囊、少腹逐瘀胶囊。

二诊：2018年8月1日。病史同前，服药平妥。末次月经7月14日，周期53日，量可、色正常，5日净，有血块，余无不适，现月经第17日，两次月经中间白带褐色，舌脉同前。纳眠可，二便调。上方加夏枯草12g，砂仁12g（后入），茯苓改18g，炒白术改18g，14剂，水煎服。经期配用龙血竭片；经行3~4日加用血平胶囊，至月经结束。

三诊：2018年8月15日。病史同前，服药平妥，现月经第32日，纳眠可，二便调，偶觉乳房胀痛。脉沉细，舌黯红，苔少。上方加当归9g，14剂，水煎服，中成药配用。

四诊：2018年9月10日。病史同前，前服药平妥。末次月经8月15日，周期32日，量可、色可。少量血块，经前乳胀，经期无不适，白带可，纳眠可，二便调，现月经第25日，上方加葛根15g，炒谷稻芽各12g，14剂，水煎服。中成药配用。

五诊：2018年10月1日。病史同前，末次月经9月16日，周期30日，量可、色红、少块，经期左下腹受凉后微疼痛，5日净，现月经第15日，经间期少量褐色分泌物，1日净，纳眠可，二便调，当日B超示内膜1.17cm。左下腹皮下结节，考虑内膜异位结节，皮下距皮0.7cm探及2.0cm×1.5cm×1.5cm低回声结节，盆腔积液7.0cm×1.1cm。处方加大血藤18g，14剂，水煎服，日1剂，早晚分服。中成药配用。

六诊：2018年10月29日。病史同前，服药平妥，末次月经10月22日，周期37日，量可、色红、少块，经期左下腹不适较前明显减轻，5日净，冬季自觉下午头晕眼花，查体血压不高，颈椎病史。经间期褐色分泌物消失，纳眠可，二便调。上方加菊花12g，14剂，水煎服。

按语：刘教授认为本例患者因剖宫产后腹壁瘢痕处子宫内膜异位，且随月经周期胀痛明显，极大影响了日常生活。初期未行治疗，一年后因疼痛加重而来就诊，查体见病灶较前明显增大。就诊时患者腹壁疼痛明显，非经期时有隐痛，且出现月经后期、经间期出血等伴随症状。刘教授认为该患者腹壁结块，触之有形，压痛阳性，且月经周期拖后，伴随经间期出血，经行有血块、色黯，舌暗红、苔白腻，脉沉涩等表现，判断为气滞血瘀型癥瘕，故初诊时以自拟方"加减止痛调血方"活血行气，化瘀消癥；又平素白带色黄，苔白腻，并加薏苡仁、赤小豆、茯苓化湿行气，佐鸡内金、炒白术、炒山药、党参、黄芪顾护脾胃，健脾养血生津。《医学入门·妇人门》指出："善治癥瘕者，调其气而破其血，消其食而豁其痰，衰其大半而止，不可猛攻峻施，以伤元气。宁扶脾胃正气，待其自化。"二诊时经期腹部疼痛明显减轻，三诊时月经周期恢复至32日，经期无腹部疼痛，四诊时经间期无出血，五诊时B超显示病灶大小已明显减小，经期受凉后小腹微痛，较治疗前已有明显改善。后随诊腹部症状无碍。

（2）师伟教授验案

验案1：侯某，2020年7月25日初诊。

主诉：经期小腹疼痛10^+年，近2^+个月加重。

现病史：患者诉近10^+年行经期出现小腹疼痛，4^+年前于当地医院查体示子宫腺肌病，后口服中成药治疗，症状未改善。既往月经7/（29～30）日，量正常，色鲜红，伴见血块，行经期小腹疼痛剧烈，行经前乳房胀痛，余无明显不适。末次月经2020年7月17日，7日净，现月经第9日，量可、色红、有血块，伴腹痛。白带量可，色透明，质黏稠，无异味及瘙痒感。否认性生活。纳眠可，二便调，情绪可。舌淡、苔薄白，脉细滑。

专科检查：外阴发育正常，未婚式。三合诊：进肛6cm，黏膜光滑，指套无血染，宫体后位饱满略大，未触及触痛性结节。

中医诊断：痛经，癥瘕。

西医诊断：子宫腺肌病。

处方：通脉化癥汤［牡蛎30g（先煎），焦山楂9g，醋没药6g，醋鳖甲15g（先煎），皂角刺15g，黄芪18g，桂枝15g，茯苓15g，牡丹皮15g，赤芍15g，炒桃仁12g，醋五灵脂9g，炙甘草6g，血竭2g（冲服），重楼12g，天花粉18g，土鳖虫9g］，加菟丝子18g，盐续断18g，7剂，水煎服，日1剂，早晚分服。配合口服山东省中医院院内制剂散结片5片，每日3次；康妇消炎栓直肠用药；艾叶足浴。

二诊：2020年8月8日，病史同前，服药平妥。末次月经7月17日，现月经第23日，余无不适，白带调，舌脉同前。纳眠可，二便调，情绪尚可，近期工作压力大。辅助检查：2020年7月26日妇科彩超：①右侧卵巢囊肿（3.2cm×2.2cm）；②子宫腺肌病（后壁见一大小约3.9cm×3.8cm低回声结节）。2020年7月26日检查，PRL：315.6uIU/mL；CA125：149.7U/mL。

处方：通脉化癥汤加木香9g，郁金12g，姜黄12g，川芎9g，醋延胡索15g；改五灵脂12g，没药9g。10剂，水煎服。配合口服山东省中医院院内制剂散结片5片，每日3次；康妇消炎栓直肠用药；艾叶足浴。

三诊：2020 年 8 月 22 日，病史同前，服药平妥，末次月经 8 月 13 日，4 日净，月经量较前减少，行经期腹痛较前改善。现月经第 10 日，白带调，纳眠可，二便调，情绪可。脉细滑，舌淡，苔薄白。

处方：通脉化癥汤，7 剂，水煎服，散结片、艾叶配合使用。

验案 2：张某，2020 年 8 月 10 日初诊。

主诉：阴道不规则流血半月余。

现病史：患者述近半月出现阴道不规则出血，淋漓不尽，现仍有少量阴道流血，色红，伴见少量血块，否认妊娠可能。既往月经（7～8）/（28～33）日，量正常，色鲜红，伴见少量血块，行经期小腹轻微疼痛，余无明显不适。白带调。G2P1L1A1。纳眠可，小便调，大便 2～3 日 1 行。情绪可。舌淡、苔薄白，脉细滑。

辅助检查：2020 年 8 月 10 日，妇科彩超示：①子宫腺肌病（后壁肌层内探及一低回声结节，大小约 3.6cm×3.1cm）；②左卵巢囊肿（大小约 3.2cm×3.0cm，边界清，内透声欠佳，内见隔状反射）；血常规示：血红蛋白：103g/L；泌乳素：266.8uIU/mL，CA125：40U/mL。

中医诊断：经期延长，癥瘕。

西医诊断：异常子宫出血（AUB－O），子宫腺肌病，左卵巢囊肿。

处方：固冲止血汤［棕榈炭 15g，花蕊石 30g（先煎），炙黄芪 18g，麸炒白术 15g，蜜升麻 6g，荆芥穗炭 6g，茜草炭 15g，海螵蛸 30g（先煎），蒲黄炭 15g（包煎），绵马贯众炭 15g，三七粉 3g（冲服），墨旱莲 18g，生地黄 12g，制远志 9g］，加黄芪 30g，改贯众炭 30g。6 剂，水煎服，日 1 剂，早晚分服。配合口服安宫黄体酮 5 片，每日 2 次；中成药致康胶囊 4 粒，每日 3 次；复方硫酸亚铁叶酸片（益源生），改善贫血。

二诊：2020 年 8 月 16 日，病史同前，服药平妥。服药后血量逐渐减少，2020 年 8 月 13 日血止，现无明显不适。白带调，舌脉同前。纳眠可，小便调，大便 2～3 日 1 行，情绪调。

处方：通脉化癥汤［牡蛎 30g（先煎），焦山楂 9g，醋没药 6g，醋鳖甲 15g（先煎），皂角刺 15g，黄芪 18g，桂枝 15g，茯苓 15g，牡丹皮 15g，赤芍 15g，炒桃仁 12g，醋五灵脂 9g，炙甘草 6g，血竭 2g（冲服），重楼 12g，天花粉 18g，土鳖虫 9g］，加盐知母 18g，盐黄柏 18g；改黄芪 45g。7 剂，水煎服。配合口服安宫黄体酮 5 片，每日 2 次，7 日；口服山东省中医院院内制剂散结片，5 片，每日 3 次；艾叶足浴；益源生，改善贫血。

三诊：2020年8月24日，病史同前，服药平妥，2020年8月13日血止后，无异常阴道流血，现无明显不适。白带量少，无异味及瘙痒感。纳眠可，二便调，情绪可。脉细滑，舌淡，苔薄白。

处方：通脉化癥汤加三七粉3g（冲服），蒲黄9g（包煎），贯众炭18g；改重楼9g，黄芪45g。7剂，水煎服。配合口服安宫黄体酮5片，每日2次，3日；散结片、康妇消炎栓、艾叶配合使用。

按语：师伟教授认为，子宫腺肌病为子宫内膜异位症的一种特殊类型，其本质是子宫内膜的侵袭性增强，出现子宫肌层的病灶，血瘀是基本病机，贯穿始终，不通则痛的进行性痛经加重、新血不得归经的月经量大及经期延长是该病病机的外在表现，其不同于一般血瘀之处在于，病程日久而胞宫癥瘕结聚，瘀极而化毒，需要体现通脉化癥之法，辅以解毒活血，以通为用，早期干预，更提倡中医综合治疗方案，多管齐下，长期应用，提高疗效和依从性，实现该病保守治疗的慢病管理。由此，创制了（金匮）通脉化癥汤内服＋中药足浴或小腹部外敷＋康妇消炎栓直肠给药或中药汤剂灌肠，或配合中药活血解毒静脉注射剂，长期给予疾病诱因预防宣教（情绪、饮食、作息知识）的系统防治方案。

第十五章　经行头痛

一、概述

经行头痛，是指妇女每遇经期或行经前后，出现以头痛为主要症状、经后辄止者，属中医“经行前后诸证”中“经行头痛”的范畴。根据其临床表现及发病特征，西医学中的经前期综合征与其有相同表现，可参考本病论治。

二、病名探源

中医学对于头痛认识距今已有近两千多年的历史，殷商时期在甲骨文上就有“疾首”一词，头痛始见于《阴阳十一脉灸经》，这之后有关头痛的记载很多，但经行头痛的论述相对较少，该病名始见于清·张璐《张氏医通》：“每遇经行，辄头疼，气满……饮食减少，肌肤不泽。”

三、中医病因病机

本病常见病因有情志内伤，肝郁化火，上扰清窍；或瘀血内阻，络脉不通；或素体血虚，经行时阴血益感不足，脑失所养。

1. 肝火　情志内伤，肝气郁结，气郁化火。冲脉附于肝，经行时阴血下聚，冲气偏旺，冲气夹肝气上逆，气火上扰清窍而经行头痛。

2. 血瘀　情怀不畅，肝失条达，气机不宣，血行不畅，瘀血内留，或正值经期，遇寒饮冷，血为寒凝，或因跌仆外伤，以致瘀血内阻。经行时气血下注于胞宫，冲气夹肝经之瘀血上逆，阻滞脑络，脉络不通，不通则痛，因而经行头痛。

3. 血虚　素体虚弱，或大病久病，长期慢性失血，或脾虚气血化源不足，或失血伤精致精血亏虚，经行时精血下注冲任，阴血益感不足，血不上荣于脑，脑失所养，遂致头痛。

四、西医发病机制

对于经前期综合征的病因尚无定论，可能与精神社会因素、卵巢激素失调和神经递质异常有关。

1. 精神社会因素 经前期综合征患者对安慰剂治疗的反应率高达30% ~50%，部分患者精神症状突出，且情绪紧张时常使原有症状加重，提示社会环境与患者精神心理因素间的相互作用，参与经前期综合征的发生。

2. 卵巢激素失调 雌、孕激素比例失调是经前期综合征的发病原因，可能与黄体后期雌、孕激素撤退有关。临床补充雌、孕激素合剂减少性激素周期性生理性变动，能有效缓解症状。

3. 神经递质异常 经前期综合征患者在黄体后期循环中类阿片肽浓度异常降低，表现内源性类阿片肽撤退症状，影响精神、神经及行为方面的变化。其他还包括5－羟色胺等活性改变等。

五、中医诊治方案

本病以伴随月经周期出现头痛为辨病依据。临床上有虚实之分，按疼痛时间、性质，辨其虚实：实者多痛于经前或经期，多呈胀痛或刺痛；虚者多在经后或行经将净时作痛，多为头晕隐痛。治法以调理气血、通经活络为主，使气顺血和，清窍得养，则头痛自止。

1. 肝火证

主要证候：经行头痛，甚或颠顶掣痛，头晕目眩，月经量稍多，色鲜红；烦躁易怒，口苦咽干；舌质红，苔薄黄，脉弦细数。

治疗法则：清热平肝息风。

代表方药：羚角钩藤汤（《重订通俗伤寒论》）。

羚羊角（代）、钩藤、桑叶、菊花、贝母、竹茹、生地黄、白芍、茯神、甘草。

2. 血瘀证

主要证候：每逢经前、经期头痛剧烈，痛如锥刺，经色紫黯有块；伴小腹疼痛拒按，胸闷不舒；舌黯或尖边有瘀点，脉细涩或弦涩。

治疗法则：化瘀通络。

代表方药：通窍活血汤（《医林改错》）。

赤芍、川芎、桃仁、红花、老葱、麝香、生姜、大枣。

3. 血虚证

主要证候：经期或经后头晕，头部绵绵作痛，月经量少，色淡质稀；心悸少寐，神疲乏力；舌淡苔薄，脉虚细。

治疗法则：养血益气。

代表方药：八珍汤（《正体类要》）加首乌、蔓荆子。

当归、川芎、白芍、熟地黄、人参、白术、茯苓、炙甘草、首乌、蔓荆子。

六、西医诊治方案

1. 诊断 根据经前期出现周期性典型症状，诊断多不困难。需考虑：①经前期综合征的症状；②黄体晚期持续反复发生；③对日常工作、学习产生负面影响。必要时可记录基础体温，了解症状出现与卵巢功能的关系。

2. 治疗

（1）心理治疗：帮助患者调整心理状态，给予心理安慰与疏导，使其精神放松，有助于减轻症状。患者症状重者可进行认知－行为－心理治疗。

（2）调整生活状态：包括合理的饮食及营养，戒烟，限制钠盐和咖啡的摄入。适当的身体锻炼，可协助缓解神经紧张和焦虑。

（3）药物治疗

①抗焦虑药：适用于有明显焦虑症状者。阿普唑仑，经前用药，0.25mg，每日2～3次，口服，逐渐增量，最大记录每日4mg，用至月经来潮第2～3日。

②抗抑郁症药：适用于有明显抑郁症状者。氟西汀，黄体期用药，20mg，每日1次，口服，能明显缓解精神症状及行为改变，但对躯体症状疗效不佳。

a. 醛固酮受体竞争性抑制剂螺内酯20～40mg，每日2～3次，口服，可拮抗醛固酮而利尿，减轻水潴留，对改善精神症状也有效。

b. 维生素B_6可调节自主神经系统与下丘脑－垂体－卵巢轴的关系，还可抑制催乳素合成，10～20mg，每日3次，口服，可改善症状。

⑤口服避孕药：通过抑制排卵缓解症状，并可减轻水钠潴留症状，抑

制循环和内源性激素波动，也可用促性腺激素释放激素激动剂抑制排卵，连用4～6个周期。

七、历代认识

1. 古代医家对经行头痛的认识 历代医家论述本病较少，仅在《张氏医通·卷十》有简要记载："每遇经行辄头痛、气满，心下怔忡，饮食减少，肌肤不泽，此痰湿之患也，二陈汤加当归、炮姜、肉桂。"

2. 近现代医家对经行头痛的认识 李颖教授等将经行头痛的病因归于情志不遂，肝气郁结，从而导致脾胃虚弱，气血化生不足，日久而致血瘀、血虚之证，故提出本病的发病多责之于肝，肝郁血虚是本病的基本病机。

马大正教授等认为，经行头痛的常见病因一般为情志内伤，导致肝郁化火，气火上扰清窍；或素体阴亏血虚，于经行之际，阴血益感不足，无以上荣，致清窍失养；或肝失濡养，导致肝郁不得疏，久致血虚或瘀血内阻，均可导致经行头痛。

刘瑞芬教授等提出肝郁肾虚是本病基本病机，主要是由于情志不畅，肝气不疏，肝气郁久化火，上扰于清窍而致；且肝肾同源，若阴血不足，肝体失于濡养，肾精亦不足，髓减脑空，导致不荣则痛。

崔玉衡教授等认为本病大多由肝气郁结，气滞血瘀，循经上扰清窍引起。治疗当从肝入手，疏肝解郁、活血祛瘀为主。

魏绍斌教授等提出本病当以精血不足、肝气郁滞为多见。若患者平素身体较弱或脾胃虚弱，气血不足，脑络失荣，血虚不能濡养肝脏，可导致肝经郁滞，瘀滞日久则可引发肝郁血亏、肝郁血瘀等证，遂导致本病的发生。

陈莹教授等认为，若素体情志不畅，心烦易怒，导致气机壅滞，气病及血，造成血瘀，瘀血阻滞于经脉，行经时气盛之冲脉夹瘀血上逆，脑络受阻，导致本病发生。

王东梅教授等指出肝郁为本病的主要病机。若情志失常，导致肝郁气滞，气郁可病及血，致血液瘀滞，经血下行之时，冲脉壅盛，夹肝经之瘀血上逆，阻塞于脑络，遂致经行头痛。

段祖珍教授认为血藏于肝，肝司血海，且足厥阴肝经之脉，上行从颠入络于脑，精藏于肝，主骨生髓而通于脑。若肝肾亏损，精血不足，经时气血下行，阴愈亏且血益少，肝脏失去血的濡养，阴虚阳亢，火热上扰，发为头痛。因此，本病的发生与肝、肾两脏密切相关。

综合历代医家的观点，可将经行头痛的病因病机归纳为虚、实两个方面。一则若平素气血虚弱，或阴精亏虚，于经行之时，气血下注于冲任，致气血、阴精愈发亏虚，血无以上荣于脑，清窍失于濡养，不荣则痛；二则为肾阴亏虚，导致肝阳偏亢，风阳易上扰于清窍，遂导致头痛，或因情志内伤，肝气郁滞，导致气滞血瘀，瘀血阻滞于冲任，或肝木伐土，脾虚痰湿内生，阻滞冲任，经行之时，冲脉气盛，冲气夹瘀血、痰湿上逆，阻滞脑络清窍，不通则痛。因此，总结此病的发生多与冲任失调，脾、肝、肾三脏功能失调有关，主因肝为藏血之脏，司血海，主疏泄，条达气机，故五脏之中，其发病与肝的关系最为密切。

八、刘瑞芬工作室应用经验

1. 治疗验案

患者高某，女，38 岁。2014 年 10 月 3 日初诊。

患者自诉近 8 年因情志不舒，出现经行前后头部胀痛，右侧痛甚。LMP：9 月 21 日（周期 25 日），量色可，有血块，5 日净。经前、经期头部胀痛。现月经周期（MC）：13 日。既往月经 5 ~ 6/25 ~ 26 日，量色可，有血块。带下无明显异常。G3P1L1A2（工具避孕）。纳眠可，小便调，大便干，1 ~ 3 日 1 次。舌红，苔黄腻，脉细弦略滑。

中医诊断：经行头痛，证属肝郁肾虚型。

西医诊断：经前期紧张综合征。

处方：自拟加减杞菊地黄汤方。组方药味：枸杞 12g，菊花 12g，山药 15g，山萸肉 12g，茯苓 12g，丹皮 9g，泽泻 9g，炙黄芪 30g，当归 12g，川芎 15g，白芷 12g，香附 12g，延胡索 18g，麦冬 15g，炙甘草 6g。14 剂，水煎服，日 1 剂。

平素可配合口服杞菊地黄丸，同时嘱患者注意生活上的调护，保持精神愉快，避免情绪不良刺激，饮食上要清淡，忌食辛辣，少食肥甘，睡眠充足，劳逸结合。

2014 年 10 月 24 日二诊，患者服药后于 10 月 18 日月经来潮，量色同前，6 日净，经行前后头痛较前明显减轻，现 MC：7 日。纳眠可，二便调。嘱上方加三七粉 3g（冲），14 剂，水煎服，日 1 剂。

2014 年 11 月 28 日三诊，患者服药后于 11 月 18 月经来潮，经行前后头痛消失，无明显不适，量色可，6 日净，现 MC：11 日。带下无异常。纳眠可，二便调。嘱上方加砂仁 12g（后下），继服 14 剂，水煎服，日 1 剂。后随诊，患者经行头痛未再复发，偶有不适，取上方 7 剂煎服后即奏效。

按语：刘瑞芬教授认为该患者平素情志抑郁，引起肝失条达，肝郁气滞。肝为刚脏，主疏泄，喜条达而恶抑郁，情志的变化影响肝的功能。女子以肝为先天，以血为基本，恰逢经期，气血下注，肝血肾精不足，脑失所养，再加上肝郁气滞，气机不宣，则引发经期头痛。“足厥阴肝经……连接目系……向上经前额到达颠顶与督脉交会”，故头痛部位多在颠顶，常伴眼花；“足厥阴肝经……属于肝脏，联络胆腑，向上通过横膈，分布于胁肋部”，肝居胁下，经脉布于两胁，而胆附于肝，肝胆相为表里。《灵枢·经脉》谓：“胆足少阳之脉……其支者：别锐眦……循胁里，出气街。”故两胁胀痛；足厥阴肝经“至小腹，夹胃两旁”，肝郁乘脾，脾失健运，可伴有食欲不振。肝脏的气机郁滞影响胆囊对胆汁的贮存和排泄，故可伴有口苦。根据患者的临床表现，四诊合参，辨证论治，证属肝郁肾虚型经行头痛。刘教授应用自拟加减杞菊地黄汤方，用药除了具有疏肝解郁、滋补肝肾的功效，还兼顾健脾和胃，“脾胃乃后天之本，气血生化之源”，巩固后天之本，有助于药物的吸收，结合月经周期连续治疗 3 个月，并注重调畅患者的情志，临床治疗效果显著。

第十六章　经行身痛

一、概述

经行身痛，是指妇女每逢经前、经期或经后，出现以身体疼痛为主症者，其特点是身痛每随月经周期而发，经净后逐渐减轻，严重者则经净数日仍身痛不止。相当于西医学的经前期综合征。

二、病名探源

本病始见于《女科百问》。该书第八问：“经水欲行，先身体痛或腹痛者，何也？答曰：经脉者，行血气，通阴阳，以营卫周身者也，血气盛，阴阳和，则形体适平，或外亏卫气之充养，内乏营血之灌溉，血气不足，经候欲行，身体先痛也，或风冷之气，客于胞络，损伤冲任之脉及手太阳、手太阴之经，故月水将下之际，血气与风冷相击，所以经欲行而腰痛也。”

三、中医病因病机

经行身痛的发生，多由于气血亏虚，筋脉失养；或素体虚弱，经期卫外不固，风寒之邪乘虚侵袭；或气滞血瘀，经络痹阻。

1. 血虚　素体血虚，或大病久病后，以致气血两虚，经行时阴血下注胞中，气随血泄，肢体百骸缺乏营血灌溉充养，经脉失养，不荣身痛。

2. 血瘀　素有寒湿稽留经络、关节，血为寒湿凝滞，经行时气血下注冲任，因寒凝血瘀，经脉阻滞，以致气血不通而身痛。

四、西医发病机制

经前期综合征病理生理详见中篇第十五章经行头痛。

五、中医诊治方案

本病从气血虚实来辨证。气血两虚证为经期或行经前后肢体疼痛酸楚，或麻木不适，神疲乏力，面色萎黄，经行量少色淡，舌质淡，苔薄，脉弱；寒湿凝滞证为经期或经行前后关节疼痛，酸楚重着，腰膝尤甚，得热则舒，月经后期，量少不畅，色紫有块，舌苔白腻，脉沉紧。以养血益气活血为治疗原则。

1. 血虚证

主要证候：经行遍身酸痛麻木，肢软乏力，月经量少，色淡质稀，伴有面色苍白或萎黄，头晕眼花，神疲乏力，气短懒言，心悸失眠，舌淡苔白，脉细弱无力。

治疗法则：养血益气，柔筋止痛。

代表方：当归补血汤（《内外伤辨惑论》）加白芍、鸡血藤、丹参、玉竹。

常用药：黄芪、当归、白芍、鸡血藤、丹参、玉竹。

2. 血瘀证

主要证候：经行时腰膝、肢体、关节疼痛，得热痛减，遇寒痛甚，月经推迟，经量少，色黯，或有血块，舌紫黯，或有瘀斑，苔薄白，脉沉紧。

治疗法则：活血通络，益气散寒止痛。

代表方：趁痛散（《经效产宝·续编》）。

常用药：当归、黄芪、白术、炙甘草、桂心、独活、牛膝、生姜、薤白。

六、西医诊治方案

经前期综合征诊疗方案详见中篇第十五章经行头痛。

七、历代认识

1. 古代医家对经行身痛的认识 《证治准绳·妇科》有“经候欲行，身体先痛”的记载。《叶天士女科证治》描述较详，“经来遍身痛，经来一三日遍身疼痛，此寒邪入骨”。《陈素庵妇科补解》亦有“妇人经行，忽然遍体作痛，此由外邪乘虚而入……以致周身疼痛”的论述。龚信之《古今医鉴》认为本病因“劳力太过”或“情志所伤”。《医宗金鉴·妇科心法要诀》根据身痛在经后、经前辨虚实，指出：“经来时身体痛疼，若有表证者，酌用前麻黄四物、桂枝四物等汤发之；若无表证者，乃血脉壅阻也……若经行后或血去过多者，乃血虚不荣也。”《医宗金鉴》谓：“经来寒热身体痛，当分荣卫与虚实，有汗不胀卫不足，无汗而胀荣有余。”

2. 近现代医家对经行身痛的认识 袁琳教授认为本病的发生主要责之于气血虚弱，感受外邪，证型分别为气血虚弱、外邪内侵、气滞血瘀。对辨证为气血虚弱证者治以当归补血汤，辨证为气滞血瘀证者治以趁痛散，辨证为外邪侵袭证者治以起痛汤。

杨宇良认为本病的病因主要责之于血脉不通。血虚时无力濡养周身，继而发为本病；所谓“正气存内，邪不可干”，行经期间妇女体虚，此时外邪较易侵袭，以寒湿尤甚，致血脉闭阻，使周身疼痛。说明血虚致病多以单纯的血虚为主，而血瘀致病则重点在于正虚邪侵，或情志不舒导致其内伤血脉，闭阻不通。

第十七章　经行乳房胀痛

一、概述

经行乳房胀痛，是指每于行经前后，或正值经期，出现乳房作胀，或乳头胀痒疼痛，甚至不能触衣者。西医学经前期综合征出现的乳房胀痛可参照本病辨证治疗。

二、病名探源

经行乳房胀痛一病在历代中医典籍中记载较少，更没有单独论述，可能在过去对此病的发生机制以及对妇女健康与生育的影响认识不足，仅当作一个症状来看待，并未加以重视，《中医妇科学》教材第三、四版将其列入“月经前后诸症”中的肝郁气滞证型来探讨，至《中医妇科学》第五版教材对本病才开始有独立的系统论述。

三、中医病因病机

经行乳房胀痛的发生，与肝、肾、胃关系密切。因肝经循胁肋，过乳头，乳头乃足厥阴肝经支络所属，乳房为足阳明胃经经络循行之所，足少阴肾经入乳内，故有乳头属肝、乳房属胃亦属肾所主之说。肝藏血，主疏泄，本病发生多在经前或经期，而此时气血下注冲任血海，易使肝血不足，气偏有余。因此，本病主要由肝失条达或肝肾失养所致。七情内伤，肝气郁结，气血运行不畅，脉络欠通，“不通则痛”；或肝肾亏虚，乳络失于濡养而痛。

1. 肝气郁结　易怒忧思，郁结伤肝，肝失条达，冲脉属于阳明而附于肝，经前、经行时阴血下注冲任，冲气偏盛，循肝脉上逆，肝经气血壅滞，乳络不通，遂致经行乳房胀痛。

2. 肝肾亏虚　素体肝肾不足，或久病失血伤阴，经行则阴血愈虚，肝肾愈渐不足，乳络失于濡养，因而经行乳房胀痛。

四、西医发病机制

西医学经前期综合征出现的乳房胀痛可参照本病辨证治疗。病理生理认识详见中篇第十五章经行头痛。

五、中医诊治方案

本病从脏腑、虚实来辨证。肝气郁结实证为经前或经行乳房胀痛，或乳头痒痛，甚则痛不可触衣，经行不畅，血色黯红，小腹胀痛，胸闷胁胀，精神抑郁，时叹息，苔薄白，脉弦。肝肾亏虚证为经行或经后两乳作胀作痛，乳房按之柔软无块，月经量少，色淡，两目干涩，咽干口燥，五心烦热，舌淡或舌红少苔，脉细数。治疗以行气豁痰、疏通乳络为原则。

1. 肝气郁结证

主要证候：经前或经行乳房胀痛，或乳头痒痛，甚则痛不可触衣，经行不畅，血色黯红，小腹胀痛，胸闷胁胀，精神抑郁，时叹息，苔薄白，脉弦。

治疗法则：疏肝理气，和胃通络。

代表方药：逍遥散（《太平惠民和剂局方》）加麦芽、青皮、鸡内金。

柴胡、白术、茯苓、当归、白芍、薄荷、煨姜。

2. 肝肾亏虚证

主要证候：经行或经后两乳作胀作痛，乳房按之柔软无块，月经量少，色淡，两目干涩，咽干口燥，五心烦热，舌淡或舌红少苔，脉细数。

治疗法则：滋肾养肝，和胃通络。

代表方药：一贯煎（《续名医类案》）加麦芽、鸡内金。

沙参、麦冬、当归、生地、川楝子、枸杞子、麦芽、鸡内金。

六、西医诊治方案

西医学经前期综合征出现的乳房胀痛可参照本病辨证治疗。治疗详见中篇第十五章经行头痛。

七、历代认识

1. 古代医家对经行乳房胀痛的认识 清代阎纯玺《胎产心法》述“肝经上冲，乳胀而溢”，认为乳房胀痛与肝有直接关系。《证治准绳》云：

"经水者，行气血，通阴阳，以荣于身也，气血盛，阴阳和，则形体同，或外亏于卫气充养，内亏于荣血灌注，血气不足，经候欲行，身体先痛也。"《妇科玉尺》云："妇人平日水养木，血养肝，未孕为月水，既孕养胎，既产为乳，皆血也。今邪逐血，并归肝经，聚于膻中，结于乳下，故手触之则痛。"经前气血下注胞宫，使其他脏腑相对气血不足。阴血下注血海，肝失血养，肝气易郁，则可见经行头痛，乳房胀痛。可见，古人认为此病的发生多与脏腑、气血、阴阳失调有关。

2. 现代医家对经行乳房胀痛的认识 国医大师班秀文教授认为该病的发生有虚实之分，实为情志不遂，肝气郁结，气滞血瘀而致乳络不通，不通则痛；虚则为肝肾阴虚，水不涵木，将行经之时，相火内动，上迫胸胁，则发为乳胀。

李青郡教授总结其导师临证经验，从肝论治，归纳经行乳房胀痛的病因病机为七情内伤，肝郁气滞；脾虚肝郁，水湿停留；肝肾阴虚，气血不足；瘀血阻络，脉络不通。

林亚楠教授收集了461篇相关文献，据其统计，经前乳胀的主要病因为肝气郁结，其次为冲任失调、肝肾阴虚。

郭志强教授总结其病因病机分为实证、虚中夹实之证，但多为肝经气郁，脉络运行不畅所致。

许子春教授认为该病病位在肝、胃、肾三经，病性多为本虚标实。病因多为情志内伤致肝郁胃阻；或肝经气火偏旺、冲任气血失调；或瘀血阻滞，最终均导致乳络失利而发病，且日久可伤及肾气。

王秀霞教授提出：肝脏无论从经络上还是功能上都与胞宫紧密联系着，肝失条达，气行不畅，则经行乳房胀痛，此为外在表现；经久不治，气滞瘀阻胞宫，此乃内在表现，不易察觉，故经行乳胀与输卵管不孕症关系紧密。肝郁则气滞，气滞则血瘀，经络气滞血瘀影响涉及胞宫的冲、任脉，引起不孕。经行乳房胀痛是输卵管性不孕症的早期证候。

第十八章　异位妊娠

一、概述

凡孕卵在子宫体腔以外着床发育，称为“异位妊娠”，俗称“宫外孕”。西医学中异位妊娠可参照本病辨证治疗。

二、病名探源

中医学文献中并无“异位妊娠”“宫外孕”和“输卵管妊娠”的专有病名记录，依据其临床表现，可在“停经腹痛”“经漏”“癥瘕”“少腹瘀血”等疾病中找到相似症状的描述。

三、中医病因病机

主要病机是冲任不畅，少腹血瘀。少腹宿有瘀滞，冲任不畅，运送孕卵受阻，不能到达子宫体腔；或先天肾气不足，后天脾气虚弱，运送孕卵无力，不能按时到达子宫体腔，在输卵管内着床生长，以致破损脉络，阴血内溢于少腹，发生血瘀、血虚、厥脱等一系列证候。其病机本质是少腹血瘀实证，常见病因病机如下。

1. 气虚血瘀　素禀肾气不足，或房室不节，人流堕胎，损伤肾气；或素体虚弱，饮食劳倦伤脾，中气不足。气虚运血无力，血行瘀滞，以致孕卵不能及时运达子宫，而成异位妊娠。

2. 气滞血瘀　素性抑郁或忿怒过度，气滞而致血瘀；或经期产后，余血未尽，不禁房事，或感染邪毒，以致血瘀气滞。气滞血瘀，胞脉不畅，孕卵阻滞，而不能运达子宫，而成异位妊娠。

四、西医发病机制

1. 输卵管炎症　输卵管炎症是输卵管妊娠的主要病因，可分为输卵管黏膜炎和输卵管周围炎。输卵管黏膜炎轻者可使黏膜粘连，管腔变窄，或使纤毛功能受损，从而导致受精卵在输卵管内运行受阻而于管内着床；输卵管周围炎病变主要在输卵管浆膜层或浆肌层，常造成输卵管周围粘连，输卵管扭曲，管腔狭窄，蠕动减弱，影响受精卵运行。淋病奈瑟菌及沙眼衣原体所致的输卵管炎常累及黏膜，而流产和分娩后感染往往引起输卵管周围炎，导致受精卵运行受阻，容易发生输卵管妊娠。

2. 输卵管妊娠史或手术史　曾有输卵管妊娠史，不管是经过保守治疗后自然吸收，还是接受输卵管保守性手术，再次妊娠复发的概率达10%。输卵管绝育史及手术史者，输卵管妊娠的发生率为10%～20%。尤其是腹腔镜下电凝输卵管及硅胶环套术绝育，可因输卵管瘘或再通而导致输卵管妊娠。曾因不孕接受输卵管粘连分离术、输卵管成形术（输卵管吻合术或输卵管造口术）者，再妊娠时输卵管妊娠的可能性亦增加。

3. 输卵管发育不良或功能异常　输卵管过长，肌层发育差、黏膜纤毛缺乏，双输卵管，输卵管憩室或有输管副伞等，均可造成输卵管妊娠。输卵管功能（包括蠕动、纤毛活动以及上皮细胞分泌）受雌孕激素调节，若调节失败，可影响受精卵正常运行。此外，精神因素可引起输输卵管痉挛和蠕动异常，干扰受精卵运送。

近年由于辅助生殖技术的应用，使输卵管妊娠发生率增加，既往少见的异位妊娠，如卵巢妊娠、宫颈妊娠、腹腔妊娠的发生率增加。

4. 避孕失败　包括宫内节育器避孕失败、口服紧急避孕药失败，发生异位妊娠的机会较大。

5. 其他　子宫肌瘤如果压迫输卵管，影响输卵管管腔通畅，使受精卵运行受阻。输卵管子宫内膜异位可增加受精卵着床于输卵管的可能性。

五、中医诊治方案

辨证时首先辨其亡血与虚实的程度，明确其严重性。可根据腹痛程度及有无晕厥、休克等临床症状、血压表现、B超检查等辨别输卵管妊娠有无破损，常分为未破损期和已破损期。参考血hCG的升降，判断异位胎元之存殒，并根据全身症状、舌脉进一步分辨气血虚实。先分期，再辨证。未破损期可辨为胎元阻络证、胎瘀阻滞证，已破损期可辨为气血亏脱证、正虚血瘀证、瘀结成癥证。输卵管妊娠破裂或流产致腹腔内急性出血，属危急重症，其典型症状表现为突发下腹剧痛，伴肛门坠胀感，面色苍白，四肢厥冷或冷汗淋漓，血压下降或不稳定，有时烦躁不安，甚或晕厥，脉微欲绝或细数无力，并有相应的腹部及妇科检查体征。须立即进行抢救。

异位妊娠的主要证候是"少腹血瘀"之实证或虚实夹杂证，治疗始终以化瘀为主。本病的治疗应随着病程发展动态观察，根据病情变化，及时采取恰当的中医或中西医结合治疗或手术治疗等措施。中医治疗只适用于异位妊娠的某些阶段，有其明确的适应证，并要在有输液、输血及手术准备的条件下进行。

1. 未破损期

主要证候：患者可有停经史及早孕反应，或有一侧下腹隐痛，或阴道出血淋漓；妇科检查可触及一侧附件有软性包块、压痛，妊娠试验阳性或弱阳性；舌正常，苔薄白，脉弦滑。

治疗法则：化瘀消癥。

代表方药：宫外孕Ⅱ号方（山西医学院附属第一医院）加蜈蚣、全蝎、紫草

丹参、赤芍、桃仁、三棱、莪术。

2. 已破损期

（1）休克型：输卵管妊娠破损后引起急性大量出血，有休克征象。

主要证候：突发性下腹剧痛，肛门下坠感，面色苍白，四肢厥冷，或冷汗淋漓，恶心呕吐，血压下降或不稳定，有时烦躁不安，脉微欲绝或细数无力，并有腹部及妇科检查体征。

治疗法则：益气固脱，活血祛瘀。

代表方药：生脉散合宫外孕Ⅰ号方（山西医学院附属第一医院）

麦冬、赤芍、丹参、桃仁、五味子、何首乌、熟地黄、蜈蚣（去头足）、紫草、天花粉。

（2）不稳定型：输卵管妊娠破损后时间不长，病情不稳定，有再次发生内出血的可能。

主要证候：腹痛拒按，腹部有压痛及反跳痛，但逐步减轻，可触及界限不清的包块，时有少量阴道出血，或头晕神疲，血压平稳，舌正常，或舌质淡，苔薄白，脉细缓。

治疗法则：活血化瘀，佐以益气。

代表方药：宫外孕Ⅰ号方加党参、黄芪

党参、黄芪、何首乌、熟地黄、蜈蚣（去头足）、紫草、天花粉。

（3）包块型：是输卵管妊娠破损时间较长，腹腔内血液已形成血肿包块者。

主要证候：腹腔血肿包块形成，腹痛逐步减轻，可有下腹坠胀，或便意感；阴道出血逐渐停止；舌质暗或正常，苔薄白，脉细涩。

治疗法则：活血化瘀消癥。

代表方药：宫外孕Ⅱ号方。

丹参、赤芍、桃仁、三棱、莪术、乳香、没药。

六、西医诊治方案

1. 诊断　输卵管妊娠未发生流产或破裂时，临床表现不明显，诊断较困难，需采用辅助检查方能确诊。输卵管妊娠流产或破裂后，诊断多无困难。如有困难应严密观察病情变化，若阴道流血淋漓不断，腹痛加剧，盆腔包块增大以及血红蛋白呈下降趋势等，有助于确诊。必要时可采用相关检查方法协助诊断，如：hCG 测定、孕酮测定、B 超检查，腹腔镜、阴道后穹隆穿刺，诊断性刮宫等。

2. 治疗　异位妊娠的治疗包括药物治疗和手术治疗。

（1）药物治疗：多采用化学药物治疗，主要适于早期输卵管妊娠、要求保存生育能力的年轻患者。符合下列条件时可采用此法：①无药物禁忌证；②输卵管妊娠未发生成破裂；③妊娠囊直径≤4cm；④血 hCG < 2000UL；⑤无明显内出血。主要的禁忌证为：①生命体征不稳定；②异位妊娠破裂；③妊娠囊直径≥4cm 或 > 3.5cm 伴胎心搏动。化疗一般采用全身用药，亦可采用局部用药。全身用药常用甲氨蝶呤（MTX），治疗机制是抑制滋养细胞增生，破坏绒毛，使胚胎组织坏死、脱落、吸收。治疗方案很多，常用剂量为 0.4mg/（kg · d），肌内注射，5 日为 1 个疗程；若单次剂量肌内注射用 50mg/（平方米体表面积）计算，在治疗第 4 日和第 7 日测血清 hCG，若治疗后 4 ~ 7 日血 hCG 下降 < 15%，应重复剂量治疗，然后每周重复测血清 hCG，直至 hCG 降至 5IU/L，一般需 3 ~ 4 周。应用化学药物治疗，未必每例均获成功，故应在 MTX 治疗期间，应用 B 型超声并对血 hCG 进行严密监护，注意患者的病情变化及药物毒副反应。若用药后 14 日血 hCG 下降并连续 3 次阴性，腹痛缓解或消失，阴道流血减少或停止者，为显效。若病情无改善，甚至发生急性腹痛或输卵管破裂症状，则应立即进行手术治疗。局部用药可采用在超声引导下穿刺或在腹腔镜下将甲氨蝶呤直接注入输卵管的妊娠囊内。

（2）手术治疗：分为保守手术和根治手术，保守手术为保留患侧输卵管，根治手术为切除患侧输卵管。手术治疗适用于：①生命体征不稳定或有腹腔内出血征象者；②诊断不明确者；③异位妊娠有进展者（如血 hCG ＞3000UL 或持续升高、有胎心搏动、附件区大包块等）；④随诊不可靠者；⑤药物治疗禁忌证或无效者。输卵管妊娠手术可经腹或经腹腔镜完成，其中腹腔镜手术是治疗异位妊娠的主要方法。除非生命体征不稳定，需要快速进腹止血并完成手术，其余情况均可经腹腔镜手术。与经腹手术相比，腹腔镜手术及住院时间更短，术后康复更快，术后输卵管通畅性、宫内妊娠率及再次异位妊娠率均无明显的差异。

七、历代认识

1. 古代医家对异位妊娠的认识 历代医书对输卵管妊娠病机的论述大多归结于“血瘀证”。

（1）明清时期：李梴《医学入门》曰：“心腹痛而下血者，为胎动不安，不痛而下血者，为胎漏。”明确了腹痛、阴道出血等症状，与现代医学中异位妊娠的早期症状类似。

王肯堂《女科证治准绳》曰：“受胎在腹，七日一变，辗转相成，各有相生，今妇人堕胎，在三五七月者多……唯一月堕胎，人皆不知有胎，但谓不孕，不知其受而堕也。”其描述与异位妊娠更为接近。“凡初交之后，最宜将息，切勿交接以扰子宫，勿怒，勿劳……而又服养肝平肝之药，胎可固矣”，指出了受孕之后须休养，包括畅情志、避风寒、勿劳累等原则，否则胎难稳固而难续易堕。

张介宾《景岳全书·妇人规》曰：“瘀血留滞作癥。”瘀血日久不祛，蓄于少腹则日渐积聚成“癥”，故可触及包块。

万全《万氏女科》：“孕而多堕者，男子贪淫纵情，女子好欲性偏，又好食辛热，暴损冲任故也……脾胃伤则胎易堕……随其食物，伤其脏气；喜伤心，气散……母气既伤，子气应之，母伤则胎易堕。”指出了胎不固与饮食偏嗜、七情内伤、气血运行等关系密切。

竹林寺僧《竹林女科证治》载：“妊娠心腹疼痛，手足抽掣，面目青冷。”这与输卵管妊娠流产或包块破裂时，患者下腹剧烈疼痛、晕厥、休克等症状相类似。

陈素庵《陈素庵妇科补解》言：“妊娠少腹痛者……受妊之后则血不通，冷与血相搏。”

2. 近现代医家对异位妊娠的认识 随着近几年诊疗技术发展，异位妊娠保守治疗发展迅速，中药、西药及中西药结合治疗均取得巨大进展。

新中国成立后，山西医科大学第一附属医院于载畿教授与山西省中医院李翰卿教授合作，用活血化瘀的活络效灵丹治疗异位妊娠取得疗效，经过不断研究，研制出宫外孕Ⅰ号方和宫外孕Ⅱ号方，并将异位妊娠分为未破损期和已破损期，已破损期又分休克型、不稳定型和包块型，开创了中医药辨证治疗异位妊娠的先河。根据中医辨证，未破损期（输卵管妊娠尚未发生流产或破裂）宜活血化瘀消癥，可用予宫外孕Ⅰ号方；破损期休克型腹腔有大量内出血及休克征象，应立即抢救，手术治疗；不稳定型破损时间短，内出血量少，无休克征象，但病情不稳定，仍有再次出血的可能，需要卧床，给予免胀气饮食，用药同未破损期；包块型破损时间较长，盆腔瘀血形成少腹包块，此期β-hCG下降，生命体征平稳，可予宫外孕Ⅱ号方，同时以中药药渣外敷或熏蒸。

进入21世纪以来，随着β-hCG、阴超等诊疗技术发展，异位妊娠可实现早期诊断。广州中医药大学邓高丕教授结合自身临床经验，根据未破损期情况不同又划分出胎元阻络型和瘀结成癥型，将破损期根据病理特点及中医证候分为正虚血瘀型、气血亏脱型和瘀结成癥型，且根据病情影响因子，制订出一套完整的输卵管治疗方案，取得显著的临床效果，还对活血化瘀中药治疗异位妊娠的机制进行了实验研究。近几年，随着杀胚治疗的发展以及对异位妊娠病理特点的认识加深，又将异位妊娠分为未破损期、破损期、包块期三个时期，包块期指患者经保守治疗杀胚，或输卵管妊娠流产出血量少，胚胎已亡，盆腔积血，少腹包块形成，β-hCG多下降或接近正常，B超可见30~40mm形状欠规则的衰减包块。在辨证分期治疗的基础上及中药宫外孕方的启发下，许多学者结合自己的临床经验及现代药理研究治疗异位妊娠亦取得较好的疗效。

第十九章　产后身痛

一、概述

产后身痛，是指产妇在产褥期内，出现肢体或关节酸楚、疼痛、麻木、重着者，又称“产后遍身疼痛”“产后痹证”“产后痛风”。西医学产褥期中因风湿、类风湿引起的关节痛可参照本病辨证治疗。

二、病名探源

中国古代医家对于产后身痛并无正式的命名，常用“产后风”“产后腰痛”“鸡爪风”等对其描述。《黄帝内经》中提出“乳子中风痛”，即后世所说的产后身痛。“产后身痛”病名首见于宋代《当归堂医丛·产育保庆集》，称之为“产后遍身疼痛”，后期医家不断对产后身痛进行研究，对本病从病因病机到治疗均有着较为全面而深刻的认识。

三、中医病因病机

本病的发病机理，主要是产后营血亏虚，经脉失养或风寒湿邪乘虚而入，稽留关节、经络所致。产后身痛的发生，与产褥期的生理密切相关，产后气血虚弱，或产后发热后虚损未复，四肢百骸及经脉失养；或产后气血不足，元气亏损，风、寒、湿邪乘虚而入侵机体，使气血凝滞，经络阻滞或经络失养；或产时耗伤肾气皆可致产后身痛。

1. **血虚**　素体血虚，产时产后失血过多，或产后虚损未复，阴血亏虚，四肢百骸空虚，经脉关节失于濡养，致肢体酸楚、麻木、疼痛。

2. **风寒**　产后百脉空虚，营卫失调，腠理不密，若起居不慎，风寒湿邪趁虚而入，稽留关节、肢体，使气血运行不畅，瘀阻经络而痛。

3. **血瘀**　产后余血未净，留滞经脉，或因难产手术，伤气动血，或因感受寒热，寒凝或灼热致瘀，瘀阻经脉、关节，发为疼痛。

4. **肾虚**　素体肾虚，复因产伤动肾气，耗伤精血，腰为肾之府，膝属肾，足跟为肾经所过，肾之精气血亏虚，失于濡养，故腰膝疼痛，腿脚乏力或足跟痛。

四、西医发病机制

西医认为该疾病是一个自限性的疾病，但主要是由于妇女在妊娠期间及分娩前后内分泌波动较大，绒毛膜促性腺激素及类促肾上腺皮质激素引起的肌肉功能紊乱超过其痛阈，或因妊娠分娩原因，骶髂关节囊疏松及轻微耻骨分离，导致骶髂前韧带撕裂，诱发炎症反应，并且妊娠期间与分娩后所造成的免疫功能差别较大，导致疼痛等症状的产生。另外，妊娠期间母体为胎儿的发育提供钙、磷等营养成分，使产妇的骨组织处于缺钙状态，而导致关节疼痛。良好的心理因素可提高痛阈，以帮助产妇顺利分娩，但生产之后，痛阈恢复，产妇对自己身体的关注及情绪不稳定，又可导致身体疼痛。

五、中医诊治方案

本病以内伤气血为主，而兼风寒湿瘀，临床表现往往本虚标实，治疗当以养血益气补肾为主，兼活血通络、祛风止痛。养血之中，应佐用理气通络之品以标本同治；驱邪之时，当配养血补虚之药以助祛邪而不伤正。本病与一般痹症不同，因产后气血俱虚，虽夹外感，也应以调理气血为主。

1. 血虚证

主要证候：产后遍身关节酸楚、肢体麻木，疼痛；面色萎黄，头晕心悸，舌淡苔薄，脉细弱。

治疗法则：养血益气，温经通络。

代表方药：黄芪桂枝五物汤（《金匮要略》）加当归、秦艽、丹参、鸡血藤。

黄芪、桂枝、芍药、生姜、大枣、当归、秦艽、丹参、鸡血藤。

2. 风寒证

主要证候：产后肢体关节疼痛，屈伸不利，或痛无定处，或冷痛剧烈，宛如针刺，得热则舒，或关节肿胀、麻木、重着，伴恶寒畏风，舌苔薄白腻，脉濡细。

治疗法则：养血祛风，散寒除湿。

代表方药：独活寄生汤（《备急千金要方》）或趁痛散、防风汤桑寄生、杜仲、牛膝、细辛、秦艽、茯苓、肉桂心、防风、川芎、人参、甘草、当归、芍药、干地黄。

3. 血瘀证

主要证候：产后身痛，尤见下肢疼痛、麻木、发硬、重着、肿胀明显，关节屈伸不利，按之痛甚；恶露量少，色紫黯，夹血块；小腹疼痛，拒按，舌黯，苔白，脉弦涩。

治疗法则：养血活血，化瘀祛湿。

代表方药：身痛逐瘀汤（《医林改错》）加忍冬藤、毛冬青、益母草、木瓜或生化汤加桂枝、鸡血藤、没药、秦艽、牛膝

秦艽、川芎、桃仁、红花、甘草、羌活、没药、当归、灵脂、香附、牛膝、地龙、忍冬藤、毛冬青、益母草、木瓜。

4. 肾虚证

主要证候：产后腰膝、足跟疼痛，艰于仰俯，头晕耳鸣，夜尿多，舌淡黯，脉沉细弦。

治疗法则：补肾养血，强腰壮骨。

代表方药：养荣壮肾汤（《叶氏女科证治》）加秦艽、熟地黄

当归、独活、桂心、川芎、杜仲、续断、防风、桑寄生、秦艽、熟地黄。

六、西医诊治方案

1. 诊断 目前临床上产后风湿症没有现代医学的诊断标准，特定的发病人群及发病时间使得诊断并不困难。由于无阳性体征及实验室检查依据，没有一种对确诊有意义的诊断方法，所以临床应通过排除法来确诊，在除外类风湿关节炎（RA）、脊柱关节病（SPA）、强直性脊柱炎（AS）、结缔组织病（CTD）等能引起主要症状的器质性病变后，依据以下几点做出诊断。

（1）发病在生产后 100 日内或流产、妇科手术后，有与多风、寒冷、潮湿的外界环境变化有关的诱因。

（2）以关节、肌肉疼痛、沉重、酸胀、怕风、怕凉等为主要主诉。

（3）无阳性体征。

（4）实验室检查无异常。

（5）应用非甾体类抗炎药（NSAIDs）药物止痛效果不明显。

（6）除外能引起主要症状的器质性病变。

2. 治疗　根据西医对产后身痛的理解，主要以风湿论治，其机理尚未完全明确，与免疫调节障碍有一定关系，因此在临床中，常采用以下干预方式。

（1）非甾体类抗炎药：通过抑制前列腺素合成而达到抗炎止痛的作用，但并不能缩短疾病进程。常用药：布洛芬、双氯酚酸、阿司匹林等。

（2）糖皮质激素：是一种基本治疗药物，有免疫抑制作用和抗炎能力，可以抑制机体细胞免疫及体液免疫。但副作用大，长期使用不仅不能改善关节病变，反而会加重恶化，若是突然停药，还会引起病情反复，甚至导致病情反弹后更重。

（3）慢作用抗风湿药物：机理尚不明确，且作用缓慢，副作用多。常用药：柳氮磺胺吡啶、抗疟药等。

（4）免疫抑制剂：抑制机体免疫能力、体液免疫反应，抑制发病部位的细胞增生。常用甲氨蝶呤、环磷酰胺、硫唑嘌呤、环孢素 A、生物制剂。

（5）其他：聆听舒缓的音乐，放松心情，转移注意力，也能改善产后疼痛。

七、历代认识

1. 古代医家对产后身痛的认识

（1）春秋战国时期：《黄帝内经》虽无对本病的记载，但对类似范畴的痹证有较为详细的论述。《素问·痹论》云："风寒湿三气杂至，合而为痹。其风气胜者为行痹，寒气胜者为痛痹，湿气胜者为着痹。"认为痹证的发生，原因主要为感受风、寒、湿邪，并因邪气性质的不同，临床表现各有轻重，并补充曰："荣者，水谷之精气也，和调于五脏，洒陈于六腑，乃能入于脉也……卫者，水谷之悍气也，其气慓疾滑利，不能入于脉也，故循皮肤之中，分肉之间，熏于肓膜，散于胸腹，逆其气则病，从其气则愈，不与风寒湿气合，故不为痹。"不仅进一步指出痹证的发生与机体营卫气血功能相关，正气虚弱，无力抵御外邪，营卫不和，腠理疏松，风寒湿邪则趁虚而入，而且开创了中医学对痹证论治的先河，对产后身痛的认识也起了一定的指导作用。

（2）汉代：《金匮要略》曰："产后风，续之数十日不解，头微痛，恶寒，时时有热……可与阳旦汤。"

（3）隋唐时期：巢元方所著《诸病源候论》提到的“产后腰痛候”“产后中风候”中提出：“肾主腰脚，妇人以肾系胞。产则劳伤，肾气损动，胞络虚；未平复，而风冷客之，冷气乘腰者，则令腰痛。若寒冷邪气连滞腰脊，则痛久不已。后有娠，喜堕胎。所以然者，胞系肾，肾主腰脊也”“产后腰痛，大约肾虚所致。产后劳伤肾气，坐草久则筋骨损动，虚已极，七日之内腰痛不能屈伸。”认为“痹”的主要病因为“风”，产后气血亏虚，风寒之邪趁机入侵是痹证的主要病机。

昝殷在《经效产宝》中论述道：“产后中风，由产伤动血气，劳损脏腑，未平复起早劳动，气虚而风邪气乘之，故中风。风邪冷气客于皮肤经络，但疼痹羸乏，不任少气，若又筋脉夹寒……若入诸脏……随其所伤脏腑经络而生病”“产后中风，四肢拘束筋节掣痛，不得转侧，角弓反张”“产伤动血气，风邪乘之。”认为产后身痛的病因是产后气血耗伤，风寒之邪入侵，伤及脉络而导致四肢关节疼痛痉挛。若风寒之邪传于肌肉、筋脉甚至侵犯内脏，可危及生命。

（4）宋代：陈自明《妇人大全良方·产后中风筋脉四肢挛急方论第十》载：“夫产后中风，筋脉挛急者，是气血不足，脏腑俱虚，日月未满而早劳役，动伤腑脏；虚损未复，为风邪冷气初客于皮肤经络，则令人顽痹不仁，羸乏少气，风气入于筋脉，夹寒则挛急也。”《妇人大全良方·产后门》载：“产后中风，筋脉挛急，乃血气俱虚，或风邪客于皮肤，则顽痹羸乏。若入于筋脉，则四肢挛急，皆由大经空虚，风寒乘虚而渐入也。”认为产后气血亏虚，风寒之邪趁机而入，发为本病。《当归堂医丛·产育宝庆集》云：“产后遍身疼痛。”指出本病的病因为气弱血滞，并立趁痛散以疗之。

（5）明清时期：薛己在《校注妇人良方》中提出：“产后遍身疼痛者，由气虚百节开张，血流骨节，以致肢体沉重不利，筋脉引急，发热头痛。”论述产后气血亏虚，不荣则痛。

王肯堂《证治准绳》载：“产后遍身疼痛者何？答曰：产后百节开张，血脉流散，遇气弱则经络肉分之间血多留滞，累日不散，则骨节不利，筋脉急引，故腰背不得转侧，手足不能动摇，身热头痛也。若医以为伤寒治之，则汗出而筋脉动惕，手足厥冷，变生他病，但服趁痛散除之。”论述了本病病机，并提出用趁痛散治疗。

叶天士《叶天士女科》载：“产后遍身疼痛，因气血走动，升降失常，留滞于肢节间，筋脉引急。或手足拘挛不能屈伸，故遍身肢节走痛，宜趁痛散。若瘀血不尽，流于遍身，则肢节作痛，宜如神汤。”指出产后身痛主要是由身体虚弱，气血运行不畅，滞留肢体而导致疼痛。

《傅青主女科》谓：“产后百节开张，血脉流散，气弱则经络间血多阻滞，累日不散，则筋牵脉引，骨节不利，故腰背不能转侧，手足不能动履，或身热头痛。若误作伤寒，发表出汗，则筋脉动惕，手足厥冷，变症百出焉。”提出产后身痛若是失治误治，则易演变成其他疾病。

吴谦在《医宗金鉴》中指出：“产后身疼荣不足，若因客感表先形，趁痛散用归芪术，牛膝甘独薤桂心，血瘀面唇多紫胀，四物秦艽桃没红。”认为产后遍身疼痛多因失血过多，荣卫不足或风寒之邪外侵。

2. 现代医家对产后身痛的认识　褚玉霞教授认为产后身痛多因新产后创伤和出血、多汗、过早劳累、调养失宜致气血耗伤，元气受损，百节空虚，筋骨受累，或因产室寒凉，产床较硬，或感受风寒，或房事不节等原因引起。治疗以补气养血为主，兼以散寒祛湿、通络止痛，多采用黄芪四物汤加减治疗。

八、刘瑞芬工作室应用经验

治疗验案

王某，女，28岁。初诊时间2014年6月17日。

主诉：产后肩部、手臂疼痛3个月。

初诊：自诉于2014年2月顺产一男婴，满月后因不慎受风寒，肩部、手臂及手关节疼痛，曾服中药治疗，关节疼痛减轻，但双肩及手臂仍疼痛不适，体倦乏力、头晕。风湿四项无异常，纳眠可，二便调，月经未行，乳汁量可，时有腰痛。舌淡红，苔薄白，脉细弱。

中医诊断：产后身痛。

辨证分型：气血两虚兼有风邪。

治法：补气养血，祛风止痛。

处方：熟地黄15g，当归12g，白芍12g，川芎12g，党参30g，炙黄芪30g，茯苓12g，白术12g，羌活12g，独活12g，秦艽12g，红花12g，鸡血藤30g，延胡索18g，川续断18g，炙甘草6g。5剂，水煎服，日1剂。

二诊：2014年6月22日。服药后肩部及手臂疼痛明显减轻，纳眠可，二便调，舌淡红，苔薄白，脉细弱。偶腰痛。

处方：上方继用，7剂，服法同前。

三诊：2014年7月1日。患者仍感腰痛，余无不适。纳眠可，二便调。舌淡红，苔薄白，脉细弱。

处方：菟丝子15g，续断12g，杜仲12g，枸杞子12g，党参30g，黄芪30g，炒白术12g，茯苓12g，香附12g，当归9g，炙甘草6g。7剂，水煎服，日1剂。

按语：产后身痛主要是产后营血亏虚，经脉失养或风寒湿邪乘虚而入，稽留关节、经络所致。患者产后气血不足，元气亏损，风寒之邪乘虚而入，使气血凝滞，经络阻滞或失养而致关节疼痛。刘教授自拟八珍祛痛方治疗本病，效果明显。八珍祛痛方由《瑞竹堂经验方》的八珍汤加减而成。八珍汤［熟地黄、当归、白芍、川芎、党参（代替人参）、茯苓、白术、炙甘草］补气养血；羌活、独活、秦艽祛除一身上下之风寒湿邪；红花、鸡血藤、延胡索活血祛瘀止痛；川续断、秦艽又有补肝肾、强筋骨的功效。

第二十章　产后腹痛

一、概述

产后腹痛是指产妇在产褥期内，发生与分娩或产褥有关的小腹疼痛，又称“儿枕痛”“儿枕腹痛”“产后腹中痛”等。西医学中产褥感染引起的腹痛可参照本病辨证治疗。

二、病名探源

本病始见于汉代《金匮要略》。该书“卷下”云：“产后腹中痛，当归生姜羊肉汤主之。”“产后腹痛，烦满不得卧，枳实芍药散主之。”“产后腹痛，法当以枳实芍药散，假令不愈者，此为腹中有干血著脐下，宜下瘀血汤主之。”在该书中详尽记载了6个产后腹痛的证型，分别为：血虚里寒、气血郁滞、瘀血内阻、瘀血内阻兼阳明里实、血凝中虚、水血俱结。

三、中医病因病机

本病主要病机是气血运行不畅，不荣则痛或不通则痛，与新产后子宫缩复及产妇身体状态密切相关。

1. 气血两虚　素体虚弱，气血不足，复因产时、产后失血过多，因产重虚，冲任血虚，胞脉失养；或血少气弱，运行无力，血行迟滞，不荣则痛。

2. 瘀滞子宫　产后元气亏损，血室正开，起居不慎，感受寒邪，血为寒凝；或胎盘、胎膜滞留子宫；或情志不畅，肝气郁结，疏泄失常，气滞则血瘀；瘀血内停，阻滞冲任、子宫，不通则痛。

四、西医发病机制

产后腹痛的临床表现与西医学中“产褥感染”引起的腹痛相似，现就“产褥感染”进行介绍。

1. 诱因　正常女性阴道对外界致病因子侵入有一定防御能力，其对入侵病原体的反应与病原体的种类、数量、毒力和机体的免疫力有关。阴道有自净作用，羊水中含有抗菌物质，妊娠和正常分娩通常不会增加产妇感染的机会，只有在机体免疫力与病原体毒力及数量之间平衡失调时，才会导致感染的发生。产妇体质虚弱、营养不良、孕期贫血、孕期卫生不良、胎膜早破、羊膜腔感染、慢性疾病、产科手术、产程延长、产前产后出血过多、多次宫颈检查等，均可成为产褥感染的诱因。

2. 病原体种类 正常女性阴道内寄生大量微生物，包括需氧菌、厌氧菌、真菌、衣原体和支原体，可分为致病微生物和非致病微生物。有些非致病微生物在一定条件下可以致病，称为条件病原体，但即使致病微生物也需要达到一定数量或机体免疫力下降时才会致病。

（1）需氧菌：①链球菌：以溶血性链球菌致病性最强，能产生致热外毒素与溶组织酶，使病变迅速扩散，导致严重感染。需氧链球菌可以寄生在阴道中，也可通过医务人员或产妇其他部位感染而进入生殖道。链球菌感染临床特点为发热早，寒战，体温 >38℃，心率快，腹胀，子宫复旧不良，子宫或附件区触痛，甚至并发脓毒血症。②杆菌：以大肠埃希菌、克雷伯菌属、变形杆菌属多见。这些菌常寄生于阴道、会阴、尿道口周围，能产生内毒素，是菌血症和感染性休克最常见的病原菌，在不同环境对抗生素敏感性有很大差异。③葡萄球菌：主要致病菌是金黄色葡萄球菌和表皮葡萄球菌。前者多为外源性感染，容易引起伤口严重感染，因能产生青霉素酶，易对青霉素耐药。后者存在于阴道菌群中，引起的感染较轻。

（2）厌氧菌：①革兰阳性球菌：消化链球菌和消化球菌存在于正常阴道中。当产道损伤、胎盘残留、局部组织坏死缺氧时，细菌迅速繁殖，若与大肠埃希菌混合感染，会有异常恶臭气味。②杆菌属：常见的厌氧性杆菌为脆弱类杆菌。这类杆菌多与需氧菌和厌氧性球菌混合感染，形成局部脓肿，产生大悬脓液，有恶臭味。感染还可引起化脓性血栓性静脉炎，形成感染血栓，脱落后随血液循环到达全身各器官形成脓肿。③芽胞梭菌：主要是产气荚膜梭菌，产生外毒素，毒素可溶解蛋白质，造成产气及溶血。产气荚膜梭菌引起感染，轻者为子宫内膜炎、腹膜炎、脓毒血症，重者引起溶血、黄疸、血红蛋白尿、急性肾衰竭、循环衰竭、气性坏疽，甚至死亡。

（3）支原体与衣原体：解脲支原体及人型支原体均可在女性生殖道内寄生，引起生殖道感染，其感染多无明显症状，临床表现轻微。此外，沙眼衣原体、淋病奈瑟菌均可导致产褥感染。

3. 感染途径

（1）外源性感染：指外界病原体进入产道所致的感染。可通过医务人员消毒不严或被污染衣物、用具、各种手术器械及产妇临产前性生活等途径侵入机体。

（2）内源性感染：寄生于正常孕妇生殖道的微生物，多数并不致病，当抵抗力降低和（或）病原体数量、毒力增加等感染诱因出现时，由非致病微生物转化为致病微生物而引起感染。内源性感染比外源性感染更重要，因孕妇生殖道病原体不仅可导致产褥感染，而且还能通过胎盘、胎膜、羊水间接感染胎儿，导致流产、早产、胎儿生长受限、胎膜早破、死胎等。

五、中医诊治方案

辨证以腹痛性质，恶露的量、色、质、气味的变化为主，结合兼症、舌脉辨其虚实。治法以补虚化瘀、调畅气血为主。虚者补而调之，实者通而调之，促使气充血畅，胞脉流通，则腹痛自除。

1. 气血两虚证

主要证候：产后小腹隐隐作痛，数日不止，喜按喜揉，恶露量少，色淡红，质稀无块；面色苍白，头晕眼花，心悸怔忡，大便干结；舌质淡，苔薄白，脉细弱。

治疗法则：补血益气，缓急止痛。

代表方药：肠宁汤（《傅青主女科》）

当归、熟地黄、阿胶、人参、山药、续断、麦冬、肉桂、甘草等。

2. 瘀滞子宫证

主要证候：产后小腹疼痛，拒按，得热痛缓；恶露量少，涩滞不畅，色紫黯有块，块下痛减；面色青白，四肢不温，或伴胸胁胀痛；舌质紫黯，脉沉紧或弦涩。

治疗法则：活血化瘀，温经止痛。

代表方药：生化汤（《傅青主女科》）加益母草

当归、川芎、桃仁、黑姜、炙甘草。

六、西医诊治方案

1. 诊断

（1）病史：详细询问病史及分娩全过程，对产后发热者，首先考虑为产褥感染，再排除引起产褥感染的其他疾病。

（2）全身及局部检查：仔细检查腹部、盆腔及会阴伤口，确定感染部位和严重程度。

（3）辅助检查：超声检查、CT、磁共振等检测手段能够对感染形成的炎性包块、脓肿做出定位及定性诊断。检测血清 C－反应蛋白升高，有助于早期诊断感染。

（4）确定病原体：通过宫腔分泌物、脓肿穿刺物、后穹隆穿刺物作菌落培养和药物敏感试验，必要时需作血培养和厌氧菌培养。病原体抗原和特异抗体检测可以作为快速确定病原体的方法。

2. 治疗　一旦诊断产褥感染，原则上应给予广谱、足量、有效抗生素，并根据感染的病原体调整抗生素治疗方案。对脓肿形成或宫内残留感染组织者，应积极进行感染灶的处理。

（1）支持疗法：加强营养并补充足够维生素，增强全身抵抗力，纠正水、电解质失衡。病情严重或贫血者，多次少量输新鲜血或血浆，以增加抵抗力。取半卧位，利于恶露引流或使炎症局限于盆腔。

（2）胎盘、胎膜残留处理：在有效抗感染同时，清除宫腔内残留物。患者急性感染伴发高热，应有效控制感染，同时行宫内感染组织的钳夹术，在感染彻底控制、体温正常后，再彻底清宫，避免因刮宫引起感染扩散、子宫内膜破坏和子宫穿孔。

（3）应用抗生素：未能确定病原体时，应根据临床表现及临床经验，选用广谱高效抗生素。然后依据细菌培养和药敏试验结果，调整抗生素种类和剂量，保持有效血药浓度。当中毒症状严重者，短期加用适量的肾上腺皮质激素，提高机体应激能力。

（4）抗凝治疗：血栓静脉炎时，应用大量抗生素的同时，可加用肝素钠，即150U/（kg·d）肝素加入5%葡萄糖液500mL静脉滴注，每6小时1次，体温下降后改为每日2次，连用4～7日；尿激酶40万U加入0.9%氯化钠注射液或5%葡萄糖注射液500mL，静脉滴注10日。用药期间监测凝血功能。同时，还可口服双香豆素、阿司匹林等其他抗凝药物。

（5）手术治疗：会阴伤口或腹部切口感染，应及时切开引流；盆腔脓肿可经腹或后穹隆穿刺或切开引流；子宫严重感染，经积极治疗无效，炎症继续扩展，出现不能控制的出血、脓毒血症或感染性休克时，应及时行子宫切除术，清除感染源，挽救患者生命。

七、历代认识

1. 古代医家对产后腹痛的认识

（1）春秋战国时期：《素问·举痛论》曰“劳则气耗”，指出产褥期应当注意劳逸结合，过于劳力和劳神会耗伤人体之气，尤其是产后气血相对亏虚的情况下，过劳更容易导致缺乳、恶露不绝、子宫脱垂等病。《内经》中所载的产后病主要有产后大出血和乳子中风病热，尚无有关产后腹痛的论述，但是为后世医家对产后腹痛的认识提供了思路。

（2）秦汉时期：产后腹痛始载于汉代张仲景的《金匮要略·产后病脉证治》中，医圣张仲景将产后腹痛的发病机制总结为三类，并且提供了相应的治疗方药。一为血虚里寒引起的产后腹痛，“产后腹中绞痛，当归生姜羊肉汤主之”；二为气血郁滞引起的产后腹痛，“产后腹痛，烦满不得卧，枳实芍药散主之”；三为瘀血内结引起的腹痛，“产后腹痛，法当以枳实芍药散，假令不愈者，此为腹中有干血著脐下，宜下瘀血汤主之”。仲景关于产后腹痛之论虽然简略，但开后世对该病辨治之先河。

《胎产书》提到月朔、且垂字、治字等，其中治字是指对妇人产后的处理。

（3）魏晋南北朝时期：通过针灸治疗产后病有了新的发展，晋·皇甫谧《针灸甲乙经》就是代表作之一。皇甫谧治疗产后疾病以补虚祛瘀为大法，这继承了多数医家认为产后病的病因病机多为“亡血伤津，多虚多瘀”的思想，因此在治疗时的穴位选取上，非常推崇期门穴，认为产后的诸多疾病治疗都可以选用期门穴，还通常以阴交穴、石门穴、中极穴作为治疗的主穴。

《小品方》中对产后的调养提出了如下建议：“妇人产后用猪肝补养。妇人产后满月者，身经暗秽，血露未净，不可出户牖。妇人产时，骨分开解，是以子路开张，儿乃得出耳，满百日乃得完全平复也。”

（4）隋代：巢元方所著《诸病源候论·妇人产后腹中痛候》认为产后腹痛之因多于“脏虚”，瘀血未尽，遇风凝结所致，并有变成“血瘕”

之虞。

（5）宋代：《妇人大全良方》论“产后腹痛，或因外感五邪、内伤六淫，或瘀血壅滞所致，当审其因而治之”，并首次提出“儿枕腹痛”之名。

朱端章在《卫生家宝产科备要》中将产后腹痛大致分为三型：一用定痛散、姜粉散活血化瘀，治疗血瘀型产后腹痛；二用调中汤温阳散寒，治疗寒凝型产后腹痛；三用地黄散养血理气，治疗血虚型产后腹痛。

（6）金元时期：张从正在《儒门事亲》中强调产后“腰脐痛，乃败血恶物之致然也。医者便作虚冷，以燥热药治之，误已久矣”。

（7）明清时期：万全的《万氏女科》说：“腹中有块，上下时动，痛不可忍，此由产前聚血，产后气虚，恶露未尽，新血与故血相搏而痛。”

李时珍的《本草纲目》中记载了众多可以治疗产后腹痛的单药简方。例如第七卷土部谓“户限下土”治“产后腹痛，热酒服一钱”，“又治吹乳，和雄雀粪，暖酒服方寸匕”，第十四卷草部云“产后腹痛如绞。当归末五钱，白蜜一合，水一盏，煎一盏，分为二服。未效再服”，第十五卷草部云“产后腹痛欲死，因感寒起者：陈蕲艾二斤。焙干，捣铺脐上，以绢覆住，熨斗熨之，待口中艾气出，则痛自止矣”，第四十八卷禽部云“产后腹痛：五灵脂、香附、桃仁等分研末，醋糊丸，服一百丸。或用五灵脂末，神曲糊丸，白术、陈皮汤下（丹溪方）”。

《普济方》中提到“夫产后腹痛者，此由产时恶露下少，胞络之间有余血与气相击搏，故令腹痛也。因重遇于冷，则血结变成血瘕，亦令水不利也”，并收集整理了诸多方药，辨证治疗产后腹痛之疾。

王肯堂编著的《证治准绳·女科》中说：“有母胎中原有血块，产后不与胎儿俱下，而仍在腹作痛，谓之儿枕痛，其恶露下而不快而作痛者，胎中宿无积聚，不为儿枕也。”

明代《医学入门》认为“产后心腹诸痛，令是瘀血，八味黑神散、四味散、失笑散主之”，并指出产后腹痛除瘀血外，更有气虚、血虚之不同，气虚四君子汤下，血虚四物汤下。治疗产后脐下虚痛用大温经汤、羊肉汤。

张景岳所著的《景岳全书·妇人规》中说：“凡新产子后，多有儿枕腹痛者，摸之亦有块，按之亦微拒手，故古方谓之儿枕。”详辨虚实，创立虚痛说，认为此多由于胎儿忽然相离，血海陡虚所造成的虚痛，有肿块是因为“胞门受伤，必致壅肿，所以亦若有块，而实非真块。肿既未消，所以亦颇拒按”。张景岳还提出了“安养其脏”的治疗原则，创立殿胞煎，补益兼温行，药物组成：当归一两，大补营血；川芎一钱，行气活血；茯苓、炙甘草各一钱，以健脾益气补虚；肉桂五分，入血脉。不得妄用桃仁、红花之类，以免克伐脏气。又云：“产后腹痛，最当辨察虚实。血有留瘀而痛者，实痛也；无血而痛者，虚痛也。大都痛而且胀，或上冲胸胁，或拒按而手不可近者，皆实痛也，宜行之散之；若无胀满，或喜揉按，或喜热熨，或得食稍缓者，皆属虚痛，不可妄用推逐等剂。”以警惕医者勿犯虚虚实实之戒。

傅山《傅青主女科》论产后腹痛，责之于血虚、血瘀所致，创定痛汤、肠宁汤、加减生化汤治之。

《女科经纶》引《大全》曰：“儿枕者，由母胎中宿有血块，因产时其血破败，与儿俱下则无患。若产妇脏腑风冷，使血凝滞在小腹，不能流通，令结聚疼痛，名曰儿枕痛。”并提出本病以新产后为多见。

沈金鳌编著的《女科玉尺》中采用五灵脂汤（归尾一钱，陈皮一钱，白术一钱，川芎八分，白芍八分，茯苓八分，人参八分，炙草三分，五灵脂五分）治疗产后闪伤，腹痛血崩。

《医宗金鉴》载“产后腹痛，若因去血过多而痛者，为血虚痛”。

程钟龄《医学心悟》认为：“产后中气虚寒，多致暴痛，风寒者，口鼻气冷，停食者，吞酸满闷，俱用二香散主之。”

2. 近现代医家对产后腹痛的认识 程门雪在《金匮篇解·产后篇》中说：“产后腹痛……虚中夹实，则朴、枳、硝、黄亦可合补药用。仲景治产后便坚，用大承气汤者有二方，虽非常法，聊备一格，非绝对不可用也。当以证为辨，痞满坚拒按作痛，方可用之。”重视辨证虚实，通补结合。

罗元恺教授认为本症有虚也有实，虚证由于血虚或兼内寒，实证则由于瘀血内留，俗称儿枕痛。痛有定处并呈刺痛状，恶露不多而色黯黑，治宜活血止痛，可用生化汤合失笑散加广木香、乌药之类。

杨家林教授认为妇科痛证（包括产后腹痛）的发病与肝关系密切，其病机可概括为肝郁气滞、肝郁血瘀、肝郁阴虚、肝郁血虚、肝郁脾虚、肝郁肾虚、肝郁湿热、肝郁湿毒等。治疗多从肝论治，重在疏肝行气，以调畅气机为主，达通则不痛之目的。临证常以四逆散为主方，根据不同病机随证加减，常取得较好的止痛效果。

李维芬教授认为“女子以血为养”，“多气多血”，而脾胃为后天之本，营卫气血生化之源，因此若中焦虚寒，纳运无力，生化不足，则阴阳气血俱虚，累及多个脏腑，导致产后腹痛，可以黄芪建中汤加减，建立中州，温运脾土，使气血生化有源，治疗妇科多种虚损病证多能收事半功倍之效，诸药相合，使脾胃健、阴阳和、营卫通、精血生，从而产后虚劳诸痛自愈。

陈雨苍教授认为：妇人以血为本，孕、产、乳均以血为用，产后常以多虚多瘀为基本病理特点，故以此观点为指导思想，针对性施以补虚化瘀为主，而辨证立方用药，常用益母饮（益母草 15g，泽兰叶 10g，血余炭 10g，百草霜 10g，北山楂 15g）治疗产后腹痛。

第二十一章　盆腔炎

一、概述

女性内生殖器及其周围结缔组织、盆腔腹膜发生的炎症，称为盆腔炎。盆腔炎可分为急性盆腔炎和慢性盆腔炎。急性盆腔炎继续发展可引起弥漫性腹膜炎、败血症、感染性休克，严重者可危及生命。若在急性期未能得到彻底治愈，则可转为慢性盆腔炎及盆腔炎性疾病后遗症，往往日久不愈，并可反复发作。

二、病名探源

中医古籍中无盆腔炎之病名，根据症状及体征，应属于带下病、癥瘕、痛经、月经病、热入血室、不孕症等病证范畴。20 世纪 80 年代，由卫生部组织编写的《中国医学百科全书·中医妇科学》已将本病按中西医通用病名编入“盆腔炎”一条。马宝璋主编的第六版妇科教材《中医妇科学》中，妇人腹痛首次被列为盆腔炎性疾病的中医病名。至 2002 年，由张玉珍主编的普通高等教育“十五”国家级规划教材《中医妇科学》直接采用“盆腔炎”为病名。

三、中医病因病机

女性盆腔生殖器官及其周围结缔组织和腹膜的急性炎症，称为急性盆腔炎；女性盆腔生殖器官及其周围结缔组织、盆腔腹膜发生的慢性炎症及盆腔炎性疾病后遗症，称为慢性盆腔炎。

1. 急性盆腔炎　本病多在产后、流产后，宫腔内手术处置后，或经期卫生保健不当之际，邪毒乘虚侵袭，稽留于冲任及胞宫脉络，与气血相搏结，邪正交争，而发热疼痛，邪毒炽盛则腐肉酿脓，甚至泛发为急性腹膜炎、感染性休克。

（1）热毒炽盛：经期、产后、流产，手术损伤，体弱胞虚，气血不足，房事不节，邪毒内侵，客于胞宫，滞于冲任，化热酿毒，致高热腹痛不宁。

（2）湿热瘀结：经行产后，余血未净，湿热内侵，与余血相搏，冲任脉络阻滞，瘀结不畅，则瘀血与湿热内结，滞于少腹，腹痛带下日久，缠绵难愈。

2. 慢性盆腔炎 本病多因经行产后，胞门未闭，风寒湿热之邪，或虫毒乘虚内侵，与冲任气血相搏结，蕴积于胞宫，反复进退，耗伤气血，虚实错杂，缠绵难愈。

（1）湿热瘀结：湿热之邪内侵，余邪未尽，正气未复，气血阻滞，湿热瘀血内结，缠绵日久不愈。

（2）气滞血瘀：七情内伤，脏气不宣，肝气郁结，或外感湿热之邪，余毒未清，滞留于冲任胞宫，气机不畅，瘀血内停，脉络不通。

（3）寒湿瘀滞：素体阳虚，下焦失于温煦，水湿不化，寒湿内结，或寒湿之邪乘虚侵袭，与胞宫内余血浊液相结，凝结瘀滞。

（4）气虚血瘀：素体虚弱，或正气内伤，外邪侵袭，留著于冲任，血行不畅，瘀血停聚；或久病不愈，瘀血内结，日久耗伤，正气亏乏，致气虚血瘀证。

（5）血瘀肾虚：因经期、产后感受外邪，或因七情所伤，以致气机不利，血行不畅，而瘀阻胞宫；迁延日久，化精乏源，累及于肾，损伤肾中精气，致血瘀肾虚证。

四、西医发病机制

1. 急性子宫内膜炎及子宫肌炎 子宫内膜充血、水肿，有炎性渗出物，严重者内膜坏死、脱落形成溃疡。镜下见大量白细胞浸润，炎症向深部侵入，形成子宫肌炎。

2. 急性输卵管炎、输卵管积脓、输卵管卵巢脓肿 急性输卵管炎症因病原体传播途径不同而有不同的病变特点。

（1）炎症经子宫内膜向上蔓延：首先引起输卵管黏膜炎，引起输卵管黏膜粘连，导致输卵管管腔及伞端闭锁，若有脓液积聚于管腔内则形成输卵管积脓。

（2）病原菌通过子宫颈的淋巴播散：通过宫旁结缔组织，首先侵及浆膜层，发生输卵管周围炎，然后累及肌层，病变以输卵管间质炎为主，其管腔常可因肌壁增厚受压变窄，但仍能保持通畅。卵巢很少单独发炎，白膜是良好的防御屏障，卵巢常与发炎的输卵管伞端粘连而发生卵巢周围炎，称为输卵管卵巢炎，习称附件炎。

3. **急性盆腔腹膜炎**　盆腔内生殖器发生严重感染时，往往蔓延到盆腔腹膜，表现为腹膜充血、水肿，并有少量含纤维素的渗出液，形成盆腔脏器粘连。

4. **急性盆腔结缔组织炎**　病原体经淋巴管进入盆腔结缔组织而引起结缔组织充血、水肿及中性粒细胞浸润。以宫旁结缔组织炎最常见。

5. **败血症及脓毒败血症**　当病原体毒性强、数量多、患者抵抗力降低时，常发生败血症。

6. **肝周围炎**　指肝包膜存在炎症而无肝实质损害的肝周围炎。临床表现为继下腹痛后出现右上腹痛，或下腹疼痛与右上腹疼痛同时出现。

7. **盆腔炎性疾病后遗症**　主要病理改变为组织破坏、广泛粘连、增生及瘢痕形成。

（1）输卵管阻塞、增粗。

（2）输卵管卵巢粘连形成输卵管卵巢肿块。

（3）若输卵管伞端闭锁，浆液性渗出物聚集，形成输卵管积水或输卵管积脓，或输卵管卵巢脓肿的脓液吸收，被浆液性渗出物代替，形成输卵管积水或输卵管卵巢囊肿。

（4）盆腔结缔组织表现为主韧带、骶韧带增生、变厚，若病变广泛，可使子宫固定。

五、中医诊治方案

1. **急性盆腔炎**　本病发病急，病情重，病势凶险。病因以热毒为主，兼有湿、瘀，故临证以清热解毒为主，祛湿化瘀为辅。治疗须及时彻底，不可迁延。迟延不决，病势加重，可能威胁生命，或转为慢性盆腔炎，严重影响患者的身心健康，导致不孕或异位妊娠等。

（1）热毒炽盛证

主要证候：下腹胀痛或灼痛剧烈，高热，或壮热不退，恶寒或寒战，带下量多，色黄或赤白杂下，味臭秽；口苦烦渴，精神不振，或月经量多，或崩中下血，大便秘结，小便短赤；舌红，苔黄厚或黄燥，脉滑数或洪数。

治疗法则：清热解毒，利湿排脓。

代表方药：五味消毒饮（《医宗金鉴》）合大黄牡丹汤（《金匮要略》）

金银花、野菊花、蒲公英、紫花地丁、紫背天葵子、大黄、芒硝、桃仁、牡丹皮、冬瓜仁。

（2）湿热瘀结证

主要证候：下腹部疼痛拒按，或胀痛，热势起伏，寒热往来，带下量多、色黄、质稠、味臭秽，经量增多，淋沥不止，大便溏或燥结，小便短赤；舌红有瘀点，苔黄厚，脉弦滑。

治疗法则：清热利湿，化瘀止痛。

代表方药：仙方活命饮（《校注妇人良方》）加薏苡仁、冬瓜仁

金银花、甘草、当归、赤芍、穿山甲、皂角刺、天花粉、贝母、防风、白芷、陈皮、乳香、没药。

2. 慢性盆腔炎 本病多为邪热余毒残留，与冲任之气血相搏结，凝聚不去，日久难愈，耗伤气血，虚实错杂。临床以湿热瘀结、气滞血瘀、寒湿凝滞、气虚血虚证多见，除辨证内服有关方药外，还常常以中药保留灌肠、理疗、热敷、离子透入等方法综合治疗，以提高疗效。

（1）湿热瘀结证

主要证候：少腹部隐痛，或疼痛拒按，或痛连腰骶，低热起伏，经行或劳累时加重，带下量多，色黄，质黏稠；胸闷纳呆，口干不欲饮，大便溏，或秘结，小便黄赤；舌体胖大，色红，苔黄腻，脉弦数或滑数。

治疗法则：清热利湿，化瘀止痛。

代表方药：银甲丸（《王渭川妇科经验选》）或当归芍药散加丹参、毛冬青、忍冬藤、田七片

①金银花、连翘、升麻、红藤、蒲公英、生鳖甲、紫花地丁、生蒲黄、椿根皮、大青叶、茵陈、琥珀末、桔梗。②当归、芍药、茯苓、白术、泽泻、川芎、丹参、毛冬青、忍冬藤、田七片。

（2）气滞血瘀证

主要证候：少腹部胀痛或刺痛，经行腰腹疼痛加重，经血量多有块，瘀块排出则痛减，带下量多，婚久不孕；经前情志抑郁，乳房胀痛；舌体紫黯，有瘀斑、瘀点，苔薄，脉弦涩。

治疗法则：活血化瘀，理气止痛。

代表方药：膈下逐瘀汤（《医林改错》）

桃仁、牡丹皮、赤芍、乌药、延胡索、甘草、当归、川芎、五灵脂、

红花、枳壳、香附。

（3）寒湿凝滞证

主要证候：小腹冷痛，或坠胀疼痛，经行腹痛加重，喜热恶寒，得热痛缓，经行错后，经血量少，色黯，带下淋漓；神疲乏力，腰骶冷痛，小便频数，婚久不孕；舌黯红，苔白腻，脉沉迟。

治疗法则：祛寒除湿，活血化瘀。

代表方药：少腹逐瘀汤（《医林改错》）

小茴香、延胡索、没药、川芎、当归、干姜、肉桂、赤芍、蒲黄、五灵脂。

（4）气虚血瘀证

主要证候：下腹部疼痛结块，缠绵日久，痛连腰骶，经行加重，经血量多有块，带下量多；精神不振，疲乏无力，食少纳呆；舌体黯红，有瘀点瘀斑，苔白，脉弦涩无力。

治疗法则：益气健脾，化瘀散结。

代表方药：理冲汤（《医学衷中参西录》）

生黄芪、党参、白术、生山药、天花粉、知母、三棱、莪术、生鸡内金、天花粉、知母。

（5）血瘀肾虚证

主要证候：下腹坠痛或刺痛，经行腹痛加重，经血色黯有块；腰骶酸痛、头晕耳鸣、神疲乏力、带下量多；舌质黯或有瘀斑瘀点，脉沉涩。

治疗法则：活血化瘀，理气止痛，补肾培元。

代表方药：盆腔炎颗粒（山东省中医院妇科院内制剂）。

丹参、赤芍、菟丝子、山萸肉、连翘、生蒲黄、炒灵脂、香附、甘草。

六、西医诊治方案

（一）急性盆腔炎

1. 诊断

最低标准：宫颈举痛或子宫压痛或附件区压痛。附加标准：①体温超过 38.3℃（口表）；②宫颈或阴道异常黏液脓性分泌物；③阴道分泌物涂片出现大量白细胞；④红细胞沉降率升高；⑤血 C－反应蛋白升高；⑥实验室证实的宫颈淋病奈瑟菌或衣原体阳性。

特异标准：①子宫内膜活检组织学证实子宫内膜炎；②阴道超声或磁共振检查显示输卵管增粗，输卵管积液，伴或不伴有盆腔积液、输卵管卵巢肿块或腹腔镜检查发现盆腔炎性疾病征象。

2. 治疗 主要为抗生素药物治疗，必要时手术治疗。抗生素治疗可清除病原体，改善症状及体征，减少后遗症。经恰当的抗生素积极治疗，绝大多数盆腔炎性疾病能彻底治愈。抗生素的治疗原则：经验性、广谱、及时和个体化。初始治疗往往根据病史、临床表现以及当地的流行病学推断病原体，给予经验性抗生素治疗。由于盆腔炎性疾病的病原体多为淋病奈瑟菌、衣原体以及需氧菌、厌氧菌的混合感染，需氧菌及厌氧菌又有革兰阴性及革兰阳性之分，故抗生素的选择应涵盖以上病原体，选择广谱抗生素或联合用药，根据药敏实验选用抗生素较合理，但通常需在获得实验室结果后才能给予。在盆腔炎性疾病诊断48小时内及时用药将明显降低后遗症的发生，具体选用的方案根据医院的条件、患者的病情及接受程度、药物有效性及性价比等综合考虑，选择个体化治疗方案。

（1）门诊治疗

方案A：头孢曲松钠250mg，单次肌内注射；或头孢西丁钠2g，单次肌内注射。也可选用其他三代头孢类抗生素。为治疗覆盖厌氧菌范围，可加用硝基咪唑类药物，如甲硝唑0.4g，每12小时1次，口服14日。为治疗覆盖沙眼衣原体和支原体范围，可加用多西环素0.1g，每12小时1次，口服，10～14日；或米洛环素0.1g，每12小时1次。口服，10～14日；或阿奇霉素0.5g，每日1次，连服1～2日后改为0.25g，每日1次，连服5～7日。

方案B：氧氟沙星400mg，口服，每日2次，连用14日；或左氧氟沙星500mg，口服，每日1次，连用14日，同时加用甲硝唑0.4g，每日2～3次，口服，连用14日。

（2）住院治疗：若患者一般情况差，病情严重，伴有发热、恶心、呕吐；或有盆腔腹膜炎；或输卵管卵巢脓肿；或门诊治疗无效；或不能耐受口服抗生素；或诊断不清，均应住院，给予抗生素药物为主的综合治疗。

①支持疗法：卧床休息，半卧位有利于脓液积聚于直肠子宫陷凹而使炎症局限。给予高热量、高蛋白、高维生素流食或半流食，补充液体，注意纠正电解质紊乱及酸碱失衡。高热时采用物理降温。尽量避免不必要的妇科检查以免引起炎症扩散，有腹胀者应行胃肠减压。

②抗生素治疗：给药途径以静脉滴注收效快，常用的配伍方案如下。

方案A：头霉素或头孢菌素类药物：头孢替坦2g，每12小时1次，静脉滴注或头孢西丁钠2g，每6小时1次，静脉滴注；加多西环素100mg，每12小时1次，静脉滴注或口服；临床症状、体征改善至少24～48小时，改为口服药物治疗，多西环素100mg，每12小时1次，口服14日；或米诺环素0.1g，每12小时1次，口服14日；或阿奇霉素0.25g，每日1次，口服7日（首次剂量加倍）。对输卵管卵巢脓肿者，需加用克林霉素或甲硝唑，从而更有效抗厌氧菌，也可以选择其他头孢类药物，但这些药物的抗厌氧菌作用稍差，必要时加用抗厌氧菌药物。

方案B：克林霉素与氨基糖苷类联合方案：克林霉素900mg，每8小时1次，静脉滴注，或林可霉素900mg，每8小时1次，静脉滴注；加用硫酸庆大霉素。首次负荷剂量为2mg/kg，每8小时1次，静脉滴注或肌内注射，维持剂量1.5mg/kg，每8小时1次；临床症状、体征改善后继续静脉应用24～48小时，克林霉素改为口服450mg，每日4次，连用14日；或多西环素100mg，口服，每12小时1次，口服14日。

方案C：青霉素类与四环素类联合方案：氨苄西林钠舒巴坦钠3g。每6小时1次，静脉滴注或阿莫西林克拉维酸钾1.2g，每6～8小时1次，静脉滴注；加用多西环素，0.1g，每12小时1次，口服14日；或米诺环素0.1g，每12小时1次，口服14日；或阿奇霉素0.25g，每日1次，口服7日（首次剂量加倍）。

方案D：氟喹诺酮类药物与甲硝唑联合方案：氧氟沙星0.4g，每12小时1次，静脉滴注；或左氧氟沙星0.5g，每日1次，静脉滴注；加用硝基咪唑类药物甲硝唑0.5g，每12小时1次，静脉滴注。

目前，由于耐氟喹诺酮类药物淋病奈瑟菌株的出现，氟喹诺酮类药物不作为盆腔炎性疾病的首选药物，若存在以下因素：淋病奈瑟菌地区流行和个人危险因素低、有良好的随访条件、头孢菌素不能应用等，可考虑应用氟喹诺酮类药物，但在开始治疗前，必须进行淋病奈瑟菌的检测。

（3）手术治疗：主要用于抗生素控制不满意的输卵管卵巢脓肿或盆腔脓肿。手术指征具体如下所示。

①脓肿经药物治疗无效：输卵管卵巢脓肿或盆腔脓肿经药物治疗48～72小时，体温持续不降，患者中毒症状加重或包块增大者，应及时手术，以免发生脓肿破裂。

②脓肿持续存在：经药物治疗病情有好转，继续控制炎症数日（2～3周），包块仍未消失，但已局限化，可手术治疗。

③脓肿破裂：突然腹痛加剧，寒战、高热、恶心、呕吐、腹胀，检查腹部拒按或有中毒性休克表现，应怀疑脓肿破裂。若脓肿破裂未及时诊治，死亡率高。因此一旦怀疑脓肿破裂，需立即在抗生素治疗的同时进行手术治疗。

手术可根据情况选择经腹手术或腹腔镜手术，也可行超声或CT引导下的穿刺引流，手术范围应根据病变范围、患者年龄、一般状态等全面考虑。原则以切除病灶为主。年轻妇女应尽量保留卵巢功能，以保守性手术为主；年龄大、双侧附件受累或附件脓肿屡次发作者，可行全子宫及双附件切除术；对极度衰弱危重患者，手术范围须按具体情况决定，可在超声或CT引导下采用经皮引流技术。若盆腔脓肿位置低、突向阴道后穹隆时，可经阴道切开排脓，同时注入抗生素。

（4）中药治疗：主要为活血化瘀、清热解毒药物，如银翘解毒汤、安宫牛黄丸和紫雪丹等。

（5）性伴侣的治疗：对于盆腔炎性疾病患者出现症状前60日内接触过的性伴侣进行检查和治疗，如果最近一次性交发生在6个月前，则应对最后的性伴侣进行检查、治疗。在女性盆腔炎性疾病患者治疗期间应避免无保护性性交。

（二）盆腔炎性疾病后遗症

1. 诊断　大多有盆腔炎性疾病（PID）发作史，或宫腔、盆腔手术史，或不洁性生活史。下腹部疼痛或坠胀痛，痛连腰骶，常在劳累、性交后及月经前后加重。可伴有低热起伏、易疲劳、劳则复发、带下增多、月经不调、不孕等。结合妇科检查、白带、宫颈分泌物检测及B超检查、子宫输卵管造影检查、腹腔镜检查可诊断。

2. 治疗　治疗盆腔炎性疾病后遗症需根据不同情况选择治疗方案。不孕患者，多需要辅助生殖技术协助受孕。对慢性盆腔痛，尚无有效的治疗方法，对症处理或给予中药、理疗等综合治疗，治疗前需排除子宫内膜异位症等其他引起盆腔痛的疾病，盆腔炎性疾病反复发作者，在抗生素药物治疗的基础上，可根据具体情况选择手术治疗，输卵管积水者需行手术治疗。

七、历代认识

1. 古代医家对盆腔炎的认识

（1）春秋战国时期：《素问·举痛论》云："寒气客于脉中……厥气客于阴股，寒气上及少腹，血泣在下相引，故腹痛引阴股。"该篇论述了寒邪致腹痛的发生，指出寒邪侵袭胞宫后，易与血搏结而影响气血运行，形成瘀滞而发为痛证。

（2）汉代：中医古籍中最早记载盆腔炎症状的是《金匮要略·妇人杂病脉证并治》："妇人六十二种风，及腹中血气刺痛，红蓝花酒主之。"张仲景认为带下病亦属妇人腹痛范畴，"妇人年五十所，病下利，数十日不止，暮即发热，少腹里急，腹满，手掌烦热，唇口干燥，何也？师曰：此病属带下。何以故？曾经半产，瘀血在少腹不去。何以知之？其证唇口干燥，故知之。当以温经汤主之"。对于本病的治疗，提出"妇人腹中诸疾痛，当归芍药散主之"，"妇人腹中痛，小建中汤主之"。且根据各种不同伴见症状、病因病机而有不同治法：如寒凝血瘀者，症见腹中血气刺痛，治当通阳散寒、活血行滞，红蓝花酒主之；如肝脾不和者可见腹痛绵绵，治当调肝和血、健脾化湿，方用当归芍药散；如瘀血在少腹，患者可见暮即发热，少腹里急而腹满，治以温经汤温养血脉、温经行瘀。可见仲景虽未明确提出妇人腹痛病名，但已按病机确立妇人腹痛之辨治分型。

（3）隋唐时期：巢元方（公元550—630年）认为风冷是妇人腹痛的致病因素，《诸病源候论》云："小腹痛者，此由胞络之间，宿有风冷，搏于血气，停结小腹。"

（4）宋代：《妇人大全良方》曰："夫妇人小腹疼痛者，此由胞络之间素有风寒，搏于气血，停于小腹，因风虚发动，与血相击，故痛也。"陈自明认为寒邪侵袭，搏结于气血、正气虚弱而致小腹疼痛。

宋·陈沂撰，明·陈文昭补解《陈素庵妇科补解·调经门卷之一》云："经正行男女交合，败血不出，精射胞门，精与血搏，入于任脉，留于胞中，轻则血沥不止，阴络伤则血内溢，重则瘀血积聚，少腹硬起作痛……终身不愈，皆由经行房合所致。"

（5）明清时期：张景岳编著的《景岳全书·妇人规》曰："瘀血留滞作癥，唯妇人有之，其证则或由经期，或由产后，凡内伤生冷，或外受风寒，或恚怒伤肝，气逆而血留……总由血动之时，余血未净，而一有所逆，则留滞日积，而渐以成癥矣。”此论述与本病的发病及临床特点相似。

薛己以《妇人大全良方》为蓝本校注编著《校注妇人大全良方》云：“妇人月水不断，淋漓腹痛，或因劳损气血而伤冲任，或因经行而合阴阳，以致外邪客于胞内，滞于血海故也。但调养元气，而病邪自愈。若攻其邪，则元气反伤矣。”其将妇人腹痛分为气寒血结、气滞血凝、肝经血虚、肝经湿热、肝脾气虚、肝脾虚寒等。

吴鞠通所著《温病条辨》描述了“热入血室”之腹痛，云：“热入血室，其有四证：如经水适来，为热邪陷入，搏结而不行，胸腹少腹，必有牵引作痛拒按者。”

2. 近现代医家对盆腔炎的认识 中医古籍中无盆腔炎之病名，1983年，由卫生部组织编写之《中国医学百科全书·中医妇科学》编入“盆腔炎”一病，并作中西医通用之病名。

1988年7月，由罗元恺教授主编的高等中医院校第五版中医妇科教材《中医妇科学》将本病归入“盆腔疼痛证”部分，并详述发生于女性盆腔部位与妇科有关的疼痛证称“盆腔疼痛证”；临床上诊断须排除经、胎、产疾病出现于该部的病症，且本病于中医妇科临床常见，故专列为一病种予以介绍，并提及西医妇科所称的急慢性盆腔炎、附件炎，具有该部疼痛症状者，亦属本病范围。

“妇人腹痛”病名首见于1997年马宝璋教授主编的第六版中医妇科教材《中医妇科学》，书中将盆腔炎引起的腹痛列入妇人腹痛的中医病名，并明确定义妇女不在行经、妊娠及产后期间所发生的小腹或少腹疼痛，甚则痛引腰骶者，即为妇人腹痛，亦称妇人腹中痛；而且也提及本病相当于西医学的盆腔炎、子宫颈炎及盆腔瘀血证等引起的腹痛。书中首次对妇人腹痛进行系统而全面的辨证分型、论述治则治法，但未排除急性盆腔炎于本病之外。

由于众医家对妇人腹痛之病名及其相对应之西医疾病范畴存在颇大争议，意见不一，至2002年，由张玉珍教授主编的普通高等教育“十五”国家级规划教材《中医妇科学》直接采用“盆腔炎”为病名。

肖承悰教授主编之《中医妇科学》（北京市高等教育精品教材立项项目），在妇人腹痛病名的基础上首次提出“妇人慢性腹痛”，除更突出慢性盆腔炎常由急性盆腔炎未彻底治愈，病程迁延所致，或起病缓慢，病情顽固，反复不愈的特点，与急性盆腔炎下腹疼痛剧烈、多伴高热寒战等特点有所分别，也明确地排除急性盆腔炎、黄体破裂等其他妇科疾病，将妇人腹痛更明确缩小指向现代医学病名“慢性盆腔炎”及“盆腔瘀血综合征”。自此，妇人腹痛主要指西医学的慢性盆腔炎、盆腔瘀血综合征所引起的腹痛。此病名更符合临床实际，亦具中医特色。肖承悰教授以肝郁肾虚为妇人腹痛之病因病机，相应治则为补肾疏肝，辅以清热活血散结。常用药物为川续断、桑寄生、川牛膝、夏枯草、郁金、败酱草、赤芍、丹皮等。

本书主编师伟教授在硕士研究生攻读阶段，完成了刘金星教授治疗盆腔炎性疾病后遗症的经验方逍遥舒坤汤的临床研究。研究提出“冲任气血瘀滞，病邪郁结于肝经”为本病的基本病机，从而拟定具有疏肝理气、化瘀止痛作用的逍遥舒坤汤，药物组成为：柴胡 12g，赤芍 15g，白芍 12g，当归 12g，云苓 12g，炒白术 15g，制香附 12g，枳壳 12g，路路通 12g，王不留行 15g，皂角刺 15g，败酱草 15g，红藤 18g，小茴香 6g，制乳香 6g，制没药 6g。

方中柴胡为君药，疏肝理气，引诸药归于肝经，调畅肝经、冲任气血。当归养血和血，且气香可理气，为血中之气药，辅君药柴胡以疏肝气，畅血行；白芍功能养血调经，平肝止痛，敛阴止汗，辅柴胡敛阴柔肝，肝阴足则肝气条达舒畅；赤芍可清热凉血，散瘀止痛，辅君药既能行气化瘀止痛，又防气郁化火、血瘀蕴热，三者共为臣药，共奏疏肝理气，活血化瘀之效。茯苓功善利水渗湿，健脾安神，白术可补气健脾，燥湿利水，炒用则补气健脾之力更强，苓术合用健脾祛湿，助脾化气血以养肝阴而使肝气舒达；制香附善走能守，畅行三焦，调理气机，是血中之气药，有调经理气止痛之效；枳壳功同枳实，但作用较缓和，以行气为主，制香附与枳壳合用，气机得以调畅，血液得以运行，津液得以布化；路路通祛风通络利水，王不留行活血通经，消痈，利尿通淋，合用可活血通络，助君药行气化瘀止痛；败酱草清热解毒，消痈排脓，祛瘀止痛，红藤清热解毒，活血止痛，皂角刺消肿排脓，祛风杀虫，合红藤、败酱草则清热解毒，消痈排脓之力尤显，兼有活血化瘀止痛之效；制乳香活血行气止痛，制没药活血止痛，消肿生肌，为治疗瘀血阻滞诸痛之要药；小茴香辛温，散寒理气止痛，反佐诸药寒凉滞血之虞，均为佐药。综观全方，诸药合用，融疏肝理气，活血化瘀止痛为一体，以“疏其血气，令其条达”。

西医学认为，慢性盆腔炎的基本病理变化是急性盆腔炎症未彻底治愈或迁延导致盆腔内慢性炎性渗出，盆腔器官粘连积水，周围组织增生和纤维化，瘢痕增生硬化。现代药理研究表明，疏肝理气药具有明显的镇痛作用，能对抗渗出性炎症及增生性炎症，抑制结缔组织增生，增强机体的非特异性免疫功能，改善微循环；活血化瘀药能促进血肿、包块吸收，防止组织粘连，增强毛细血管通透性，亦能调节机体的免疫力。刘金星教授团队运用逍遥舒坤汤对30例慢性盆腔炎患者进行了临床观察，结果表明：临床总有效率93.3%，并显示本方具有改善血液流变性、调节机体免疫功能的作用；根据研究结果，初步证明该方的临床疗效是通过改善机体血液流变学，调节血中T细胞亚群、TNF及IL－2水平，降低血清CA125水平，从而对慢性盆腔炎所致的免疫系统功能紊乱起到纠正作用而实现的。

八、刘瑞芬工作室应用经验

1. 慢性盆腔炎“血瘀肾虚”学说 慢性盆腔炎是妇科常见病、多发病，近年来西医学称之为盆腔炎性疾病后遗症。具有病程长、复发率高的特点，多伴有长期下腹疼痛、腰骶酸痛、神经衰弱等症状，是造成异位妊娠、不孕的主要原因之一，严重影响妇女的生活质量。其发病率呈逐年上升趋势，给各国带来日益沉重的经济、社会负担。已成为妇科领域亟待解决的重要课题之一。

刘瑞芬教授认为本病多因急性盆腔炎迁延不愈而成，或无急性发作史，隐匿起病。湿、热、寒、毒为本病的始动病因。外感邪气与气血搏结，或内生邪气阻滞气机，导致血瘀。瘀血形成后又影响新血的生成和运行，导致脏腑形体失养，加之治疗不当，攻逐过度，反伤正气，正气愈虚。“五脏之伤，穷必及肾”“四脏相移，必归脾肾。”慢性盆腔炎初起多损及胞宫，迁延日久，则损及脏腑，日久必累及于肾，损及肾中精气，导致肾之阴阳失调。肾中精气的充盛，有赖于血液的滋养，若血液停积，不能正常循行，形成瘀血，失去了正常血液的滋润濡养作用，化精乏源，则致肾虚。同时，血的生化有赖于肾中精气的气化，血的循行有赖于肾中元气的推动。肾虚则精血化生不足且推动之力减弱，血行进一步受阻，血瘀之证必有所加重。两者互为因果，增加了疾病的复杂性，加重瘀滞的发展，以致形成癥积。故临床上慢性盆腔炎患者多见下腹坠痛或刺痛、经行腹痛加重、经血色黯有块、舌质黯或有瘀斑瘀点、脉涩等血瘀证的表现，兼见腰骶酸痛、神疲乏力、带下量多、脉沉的肾虚表现。

刘瑞芬教授主持的本病临床流行病学调查结果显示：临床以血瘀肾虚

证、湿热瘀结证为多见，其中血瘀肾虚证占 33.6%、湿热瘀结证占 20.4%，血瘀肾虚证为本病的主要证型之一。“十一五”科技部支撑计划课题“慢性盆腔炎中医四联疗法的优化及诊疗规范研究——慢性盆腔炎中医综合疗法的优化研究”，对本证型的治疗方案进行了大样本多中心临床验证及基层推广，本课题的顺利完成从侧面反映了血瘀肾虚证的普遍性和代表性，补充了以血瘀肾虚型为常见证型的辨证思路，丰富了本病的中医诊疗思路，提高了本病的中医临床诊疗水平。

2. 优化慢性盆腔炎中医综合治疗方案 在妇科领域中，慢性盆腔炎的防治一直是一项值得重视的问题。中医药治疗本病疗效确切，是西医妇产科教材中唯一将中医药治疗列为首选治疗方法的妇科疾病。主要治法包括辨证内服中药汤剂或中成药、中药煎剂灌肠、中药外敷和局部理疗、中药注射液静脉滴注、针灸推拿等，但各种中医药治法繁多、不规范，各种治疗方案之间缺少严格的随机、对照、盲法、大样本的临床试验对比，难以达到目前循证医学的证据要求，严重制约中医药治疗本病的认可度和可推广性。针对这一问题，刘瑞芬教授多次对慢性盆腔炎治疗方案进行优化，最终根据既往研究基础和方案可行性分析，选择了中医综合治疗方案（中药辨证内服法 + 灌肠法 + 外敷法）治疗本病血瘀肾虚型和湿热瘀结型，经“十一五”科技部支撑计划课题“慢性盆腔炎中医四联疗法的优化及诊疗规范研究——慢性盆腔炎中医综合疗法的优化研究”随机、对照、大样本、多中心临床研究证明，疗效显著、复发率低，可明显消除和缓解下腹疼痛、白带异常、月经失调及局部体征，能明显改善患者生存质量，且相对成本较低，安全性高，明显减轻了患者的病痛和经济负担，适于基层推广。本研究明确了慢性盆腔炎综合治疗方案为主的临床治疗方向，规范了本病的临床治疗，提高了中医药治疗本病的认可度和推广应用范围。

3. 治疗验案

患者，女，32 岁，2010 年 6 月 15 日初诊。

患者近 1 年来小腹坠痛，时作时止，伴腰骶酸痛，带下量较多，面色晦暗，舌暗红，苔薄白，脉沉细涩。妇科检查：宫体活动受限，轻度压痛，左侧附件区增厚，宫骶韧带增粗。B 超：子宫直肠陷凹内探及 4.0cm × 3.8cm 液性暗区。

中医诊断：慢性盆腔炎（血瘀兼肾虚型）。

西医诊断：盆腔炎性疾病后遗症。

治疗方法：中药内服（盆腔炎方）+中药保留灌肠（盆炎消灌肠方）+中药药渣外敷+神灯理疗。

处方：①内服方：丹参30g，赤芍12g，菟丝子18g，生蒲黄12g，炒灵脂12g，连翘12g，香附12g，山萸肉12g，甘草6g。28剂，水煎服，每日1剂，早晚分服。灌肠方：丹参30g，连翘15g，赤芍15g，制乳没各12g，皂刺15g，川楝子15g，败酱草18g，透骨草12g。上中药浓煎100mL，每晚睡前保留灌肠30分钟，每日1次，连用7日，间隔7日，再连用7日。②外敷法：采用灌肠中药药渣热敷小腹部位，配合局部神灯照射，每次30min，每日1次，连用7日，间隔7日，再连用7日。以上治法均经期停用。治疗1个月后，患者腹痛腰酸症状消失，妇科检查及B超正常。

按语：慢性盆腔炎属中医学“带下”“癥瘕”等范畴，刘瑞芬教授认为慢性盆腔炎初起多损及胞宫，迁延日久，必累及于肾，导致肾中阴阳失调。肾中精气的充盛，有赖于血液的滋养，若血液停积，形成瘀血，化精乏源，则至肾虚。故确立活血化瘀、补肾培元的治疗大法，采用盆腔炎方（所制盆腔炎颗粒为院内制剂）+盆炎消灌肠方+中药药渣外敷+神灯理疗的综合治疗方法。中药多途径给药或联合用药，协同发挥作用，弥补了单用口服中药的不足，提高了慢性盆腔炎的治愈率，减少了其复发率，避免并发症的发生，有效缩短了疗程，减轻了患者的精神负担和经济负担，值得临床基层推广运用。

下篇

常用方药

第二十二章 常用经典名方

一、固本止崩汤

【组成】熟地黄 30g，炒白术 30g，生黄芪 9g，人参 9g，酒当归 15g，黑姜 6g。

【功效】益气养血，固崩止血。

【方药源流】固本止崩汤出自傅青主的《傅青主女科·血崩篇》，书中有云："妇人有一时血崩，两目黑暗，昏晕在地，不省人事者，人莫不谓火盛动血也。然此火非实火，乃虚火耳""固本止崩汤，治血崩昏晕，属虚火方。熟地黄（九蒸）、白术（土炒）各一两，人参、黄芪各三钱，当归（酒洗）五钱，炮姜二钱。水煎服。"傅氏认为崩者出血量较多，血为气之母，若血已尽去，则气无所附，气血俱虚，治病必求于本，提倡治疗不能只用止涩之药，应调理气血，补血为用，且气能生血，故益气取生血之功。

【方解】方中人参、黄芪大补元气，固本升阳；白术健脾资血之源，又统血归经；当归补血益气，使血有所生气有所主，并兼活血之效，补而不滞；熟地滋阴养血，起到生阴血、降虚火的功效。以上诸品兼以补气养阴生血之效。黑姜引血归经，补火温阳收敛，其在众多补品之中起到收敛之妙用。全方不去止血而唯用补血，又不止补血而更补气，非唯补气而更补火，共奏益气养血、固崩止血之功。

【临床适应证】临床用于崩漏，证属气不摄血、气血两亏、冲任不固者。

【现代研究】

1. 主要有效成分

熟地黄：熟地黄内含多糖物质，可显著改善模型小鼠的造血功能，增强大鼠红细胞变形性，改善血液流变学指标，促进血液循环。

黄芪：主要成分有黄酮类、皂苷类、多糖类、生物碱类、氨基酸类。黄芪黄酮类物质主要具有清除氧自由基、抗辐射损伤、增强免疫等作用，用于病毒性心肌炎亦有较好的心脏保护作用；黄芪皂苷具有强心、降胆固醇、抗抑郁、抑菌作用以及免疫调节活性功能；黄芪多糖具有显著的抗感染活性，还可通过影响机体的免疫调节特性发挥抗肿瘤作用。

2. 药理研究 目前未检索到关于固本止崩汤药理作用的相关文献与报道，只有组方各单味药材化学成分的研究报道，临床研究多用该方治疗崩漏、月经过多等妇科血证。

【治疗验案】

黄政德教授应用固本止崩汤加减治疗崩漏验案

谭某，女，39岁，2015年5月18日初诊。

主诉：反复阴道不规则流血10余年，加重1个月。曾于各大医院就诊，遍访群医乏效，曾诊断为功能失调性子宫出血（DUB），输液服药无效，仍反复旬月来出血不止，体亏乏力，故前来就诊。现病史：患者于10余年前生产后，护理不当，致产后阴道下血不止，10余年间，月经周期紊乱，三不五时便下血不止，淋漓不净，持续十余日方暂缓，每次月经量多，颜色淡红，质稀无血块，持续不断，兼有气短乏力，面色㿠白，食欲尚可，大小便正常，舌淡，脉弱。西医诊断：DUB。中医诊断：崩漏。辨证为：气不摄血，气血两亏，冲任不固。治拟补气摄血，固冲止崩。处以固本止崩汤加减：西洋参15g，黄芪30g，熟地黄30g，白芍10g，白术10g，山药15g，升麻3g，仙鹤草10g，酸枣仁15g，五味子5g，姜炭10g，甘草3g。7剂，每天1剂，以水浸泡30分钟后煎煮2次，兑和，分2次服。2015年6月8日复诊。患者诉服上药后，诸症皆明显好转，下血已止，持续时间恢复正常，月经量可，唯语多则感气息不足，稍感乏力，余无不适，舌淡，苔薄白，脉弱。上方已效，调整善后，仍以固本止崩汤加减，药用：当归10g，白芍10g，熟地黄30g，川芎5g，白术15g，山药15g，黄芪15g，茯苓10g，香附10g，西洋参10g，姜炭10g，甘草3g。7剂继服，随访至今未见复发。

二、举元煎

【组成】黄芪24g，人参10g，白术9g，升麻、甘草各6g。

【功效】补气升提，固冲调经。

【方药流源】本方实系补中益气汤之浓缩剂，出自《景岳全书》卷五十一，主益气升阳，方中黄芪、人参、白术、升麻、甘草合用，益气升提以治疗气虚下陷、血崩血脱、亡阳垂危等证。

【方解】方中人参、白术、黄芪、炙甘草补气健脾摄血；升麻升举中气。加阿胶可养血止血；若经血量多者酌加生牡蛎、五味子、棕榈炭；伴有经行腹痛、血中有块者，酌加三七、茜草根、血余炭；兼血虚者，症见头晕、心悸、失眠、多梦者，酌加何首乌、桂圆肉、熟地黄。

【适应证】本方可收健脾补肺、升阳举陷、补气摄血之功效。主要用于治疗中阳不足、气虚下陷、血崩血脱等病证。还具有增强机体免疫功能、促进对氧气的摄入、促进凝血等作用，用以治疗充血性心力衰竭（心肺气虚型）。

【现代研究】

1. 主要有效成分

人参：人参皂苷是人参的主要活性成分，研究发现一定浓度的人参皂苷 Rh2 可以降低细胞周期蛋白 D1、CDK2、p－Rb 及 Bcl－2 的水平，同时还能提高耐药结直肠癌细胞系 HCT－8/5－FU 以及 LoVo/5－FU 中 cleaved－caspase3 的蛋白质水平，从而预示着人参皂苷 Rh2 通过调节细胞周期和凋亡相关蛋白而诱导细胞周期阻滞和细胞凋亡。人参皂苷 Rg1、Rg3 还可发挥抗肿瘤作用。

黄芪：黄芪的主要活性成分有毛蕊异黄酮、黄芪皂苷等，研究表明黄芪可改善血液流变学，降低血小板黏附率，抑制血小板聚集，防止血栓形成，从而降低全血和血浆黏度，促进红细胞生成素的表达，增加红细胞数，进而促使血液流动加速，刺激血液再生；可降低微血管内皮细胞中 ROS 水平，抑制氧化应激反应，提高内皮细胞存活率，从而预防和保护内皮屏障功能。

2. 药理研究　现代药理研究表明，举元煎可使小鼠 NK 细胞活性增强、红细胞 C3b 受体花环率升高和免疫复合物花环率降低；举元煎方中黄芪量增加，达到一定浓度时，其增强机体的免疫功能作用更显著，即“益气”作用更明显。

【治疗验案】

王东梅教授应用举元煎验案

麻某，35 岁，于 2010 年 4 月 6 日因阴道流血 44 日未净就诊。

患者平素月经（7～8）/24 日，量色正常，经行偶有小腹坠胀，余无不适。LMP：2 月 12 日，经行第 3～10 日经量中等，色黯，有血块，后量少淋漓，至3月20日左右经量增多，5日后量减少，现阴道流血44日未净，用卫生巾2片。曾口服中药及抗宫炎片、云南白药等。现患者周身乏力，偶有头晕，纳、眠一般，大便稀，日1次。已婚，G1P1L1，宫内节育器避孕6年。于3月26日行B超检查示：子宫及双附件未见明显异常。查尿hCG显示阴性。妇检：未见明显异常。舌红，苔薄黄，脉沉细数。诊断：崩漏，证属气虚血瘀兼有虚热。治以举元煎加茜草15g，6剂。服上方后阴道流血渐止，纳眠可，二便调。之后继以益气滋阴养血之品调理半月而愈，随访3个月，未见复发。

按语：本例患者就诊时已经流血44日未止，出现周身乏力、头晕等气虚表现，且经色黯、有血块，血瘀之象明显，治当急固其气，佐以滋阴凉血、祛瘀止血之品，标本兼顾，效如桴鼓。

三、清热固经汤

【组成】生地黄20g，生黄芩、焦栀子、地骨皮、地榆、生藕节、陈棕炭、牡蛎粉各10g，阿胶（烊化）、炙龟甲（先煎）各15g，生甘草5g。

【功效】滋阴清热，凉血止血。

【方药源流】来源于南京中医学院妇科教研组编纂、1959年出版的《简明中医妇科学》。本方是在古方“固经丸”的基础上发展而成的。固经丸始载于《医学入门》，在《崩漏》一节中云：“有因膏粱厚味，以致脾湿下流于肾，与相火合为湿热，迫经下漏，其色紫黑腐臭……固经丸”“有火者，固经丸。”

【方解】方中以龟甲、阿胶为君药，滋阴潜阳，补肾养血；生地黄、黄芩、栀子清热凉血，合地骨皮以增养阴、清热、凉血之力；藕节、地榆、棕榈炭功专清热凉血，收涩化瘀；牡蛎育阴潜阳；生甘草清热解毒，调和诸药。诸药配伍，共奏滋阴清热、凉血止血之功。

【适应证】血热证，证见经行不止，或淋漓不断，或崩漏量多，血色鲜红或深红，或质稠，夹有血块，头晕、心烦、手足心发热，口干，舌质红，苔黄或少，脉细数或弦细数者。临床常用于治疗崩漏、月经过多、经期延长、宫环出血等。

【现代研究】

1. 主要有效成分

阿胶：主要成分包括蛋白质、氨基酸及微量元素等，阿胶中还含有硫酸皮肤素（DS）和生物酸等。阿胶中的咖啡酰奎尼酸、桃叶珊瑚苷等成分可以缓解 H_2O_2 诱导的氧化损伤。

龟甲：主要有效成分为氨基酸、胶原蛋白和多种微量元素，能显著延长小鼠负重游泳时间，提高血红蛋白含量，减少运动后小鼠体内血清尿素氮的产生，显著提高小鼠肝糖原。

2. 药理研究 目前未检索到关于清热固经汤药理作用的相关文献与报道，只有组方各单味药材化学成分的研究报道，临床研究多用该方治疗崩漏、月经过多、经期延长等妇科血证。

【治疗验案】

李宏义教授清热固经汤应用验案

刘某，女，54 岁，农民。2006 年 9 月 4 日初诊。

主诉：经血淋漓未净 24 日。既往月经规律，近来月经量多如注，曾多处就诊。B 超：子宫附件正常，病理检查均正常。口服西药治疗效差。在某医院做诊刮术仍未能止血，故来寻求中医治疗。现月经淋漓 24 日未净，经量多，色深红，质稠，血块多；小腹痛，纳呆，口干苦，眠差；舌红、苔黄，脉滑数。西医诊断：功能性子宫出血（无排卵型）。中医辨证：崩漏病血热证。热盛于内，迫血妄行，故经血淋漓不净，血色深红；热伤胃津故口干，舌苔、脉象均血热之证。治宜清热凉血，止血调经，给予清热固经汤加减治疗：黄芩 15g，焦栀子 10g，生地 15g，地骨皮 15g，炒蒲黄 10g，五灵脂 10g，丹皮 9g，益母草 10g，地榆 20g，阿胶 9g（烊化），生藕节 10g，陈棕炭 10g，龟甲 15g，牡蛎 15g，海螵蛸（乌贼骨）15g，川断 15g，甘草 6g。二诊：2006 年 9 月 8 日，服用上方 4 剂后，经血量大减，现头晕乏力，带下量多，色黄，眠差，舌稍红，苔薄黄，脉弦滑。继用上方减地榆、龟甲、牡蛎，加黄芪 30g，党参 15g，以加强补气之效，4 剂，煎服。随访，药后病愈，未再复发。

四、清经散

【组成】 牡丹皮 9g，地骨皮 15g，白芍 9g，熟地黄 6g，青蒿 6g，茯苓 3g，盐水炒黄柏 1.5g。

【功效】 清热降火，凉血调经。

【方药流源】 清经散出自《傅青主女科·调经·经水先期十五》，具有清热凉血之功效。主治肾中水火两旺，月经先期量多，色深红或紫，质黏稠，舌红，苔黄，脉数。其中包含了牡丹皮、地骨皮、白芍、青蒿、黄柏、熟地、茯苓七味中药。

【方解】方中黄柏、青蒿、牡丹皮清热降火凉血；熟地黄、地骨皮清热滋阴凉血；白芍药养血敛阴；茯苓淡渗行水泄热。全方清热降火，凉血养阴，祛邪扶正，壮水制阳，使热去则阴不伤，血安而经自调。

【适应证】月经不调，肾中水火俱旺，经行先期量多者。主证：经期提前，量多，色绛红或鲜红，质稠，可伴有心胸烦闷，渴喜冷饮，大便燥结，小便短赤，面色红赤，舌红，苔黄，脉滑数。现代临床常用于治疗月经先期、倒经、月经过多、失眠等病症。

【现代研究】

1. 主要有效成分

牡丹皮：丹皮酚是牡丹皮中的重要作用成分，药理研究表明，丹皮酚具有抗炎、镇痛、解热和抑制变态反应的作用。

青蒿：主要有效成分为青蒿总香豆素、青蒿素及其衍生物。

黄柏：主要化学成分为黄酮类和生物碱类，其中生物碱是黄柏的主要有效成分。

2. 药理研究 现代药理学研究证实，以清经散为基础方的中成药清经胶囊是临床治疗功血的有效方剂，经治疗后，患者雌激素、孕激素水平均有不同程度升高，黄体期天数改善情况经统计学处理有显著性差异，说明清经胶囊可显著改善月经周期，延长黄体期天数。

【治疗验案】

郭菊清教授应用清经散验案

李某，女，51岁。2010年2月26日就诊。确诊为更年期功能失调性子宫出血。2月13日月经来潮，量多如注，色红，头晕乏力，时有潮热。B超提示：子宫肌瘤，子宫内膜双层厚13mm。患者因前次出血过多，行诊刮术而血止，患者不愿再次刮宫而来求治。此次月经开始时量多如注，现经量虽较前减少但仍不止有十余天，伴面色少华，苔薄黄，脉弦。证属热扰冲任、迫血妄行。治拟凉血止血、清经安络，清经散加减治之。处方：生地、丹皮、玄参、麦冬、茯苓各10g，地骨皮、白芍、马齿苋各15g，黄柏5g，仙鹤草12g，青蒿6g。每日1剂，水煎服。药进3剂后，出血量明显减少。上方加阿胶9g，再服5剂后，潮热好转，出血已止，遂以上方加活血化瘀药加减治疗1个月后，B超复查示：子宫内膜变薄。再治

1 个月后，上述症状再无复发，半年后自然绝经。

按语：本例正值绝经期，肾阴虚而热扰冲任，冲任不固而经血妄行。因起始出血量多，故投清经散治疗。方中生地、地骨皮、玄参、麦冬清热养阴，黄柏、丹皮、青蒿清热凉血，加马齿苋清热凉血止血，仙鹤草益气止血，茯苓化湿而宁心。

五、两地汤

【组成】 生地黄 30g（酒炒），玄参 30g，白芍 15g（酒炒），麦冬肉 15g，地骨皮 9g，阿胶 9g（烊化）。

【功效】 滋阴清热。

【方药源流】 来源于《傅青主女科·调经·经水先期》：“又有先期经来只一二点者，人以为血热之极也，谁知肾中火旺而阴水亏乎！夫同是先期之来，何以分虚实之异？盖妇人之经最难调，苟不分别细微，用药鲜克有效。先期者火气之冲，多寡者水气之验，故先期而来多者，火热而水有余也；先期而来少者，火热而水不足也。倘一见先期之来，俱以为有余之热，但泄火而不补水，或水火两泄之，有不更增其病者乎！治之法不必泄火，只专补水，水既足而火自消矣，亦既济之道也。方用两地汤。”

【方解】 方中地骨皮、生地，能清骨中之热，“骨中之热，由于肾经之热，清其骨髓，则肾气自清，而又不损伤胃气，此治之巧也”。白芍入肝经，能养血调经，滋阴柔肝；阿胶甘平，气味俱阴，能养肝血而滋肾阴，具养血止血润燥之功；麦冬甘苦微寒，能养阴清热。“所用诸药，又纯是补水之味，水盛而火自平理也”，诸药合用，共奏养阴润燥而清虚热之功。

【适应证】 主治肾水不足，虚热内炽，月经先期，量少色红，质稠黏，伴有潮热、盗汗、咽干口燥、舌红苔少、脉细数无力者。

【现代研究】

1. 主要有效成分

地骨皮：主要含有生物碱类化合物、有机酸及其酯类、蒽醌类及其他化合物。

生地黄：梓醇是从地黄中分离的小分子环烯醚萜类化合物，极性结构，易溶于水，具有降血糖、抗肿瘤、保心护脑、抗炎、泻下及止血的功效。

2. 药理研究　现代药理研究证实，两地汤可明显降低糖尿病小鼠的血糖，减轻2型糖尿病大鼠的体重，阻止肥胖的发生，同时也能降低外周血清胰岛素水平，改善胰岛素抵抗这一2型糖尿病普遍存在的显著特征。临床方面，文献报道多应用两地汤治疗崩漏、月经先期、经期延长及经间期出血等妇科血证，但具体的药理机制鲜见报道。

【治疗验案】

张良英教授两地汤应用验案

吴某，女，23岁，未婚。2010年3月11日因月经提前伴经行腹痛1年余就诊。患者13岁月经初潮，既往月经规律，5/（26～30）天，量中，有块，痛经（+）。大学二年级长跑后月经提前，20日一行，量中，痛经（+++）。2009年8月经行2次，服中药好转。平素乏力，经前乳胀，皮肤痤疮频发，心烦。LMP：3月9日，PMP：2月11日，寐欠安，便干。舌边尖红，苔薄黄腻，脉弦数。BBT双相。今日腹部B超：子宫大小正常；双附件（-）。平素月经：13岁初潮，5/(20～30）天，近一年以提前为主，量中，伴有腹痛剧、欲呕，痛甚需服止痛药（具体药名不详）。白带量多。中医诊断：月经先期，证属肝旺肾虚，冲任不调。治当清肝益肾，调理冲任。两地汤加味：生地黄15g，黄芩6g，知母12g，地骨皮12g，生黄芪15g，续断12g，杜仲12g，桑寄生12g，苎麻根20g，桑螵蛸12g，薏苡仁15g，白术9g。12剂，水煎服，日1剂，每日服3次。

2010年3月25日二诊：LMP：2010年3月9日，现经期将近，无行经预感，时感心烦易怒，面有痤疮，大便干结，小便频数。脉细弦，舌偏红，苔黄腻。辨证属肝旺肾虚，冲任失职。继治予清肝益肾，调理冲任。方药：生地黄15g，白芍12g，黄芩6g，知母12g，青蒿9g，地骨皮12g，苎麻根20g，桑寄生12g，桑螵蛸12g，金樱子12g，柴胡6g，延胡索6g。10剂，水煎服，日1剂，每日服3次。

2010年4月15日三诊：LMP：2010年4月4日，6日净，量色同前，经前外阴坠胀，无明显腹痛。平素易烦怒，出汗，近二日有乳胀，口干，纳可，药后痛经缓解，血块不多。脉细弦，舌偏红，苔薄黄腻。仍辨证为肝旺肾虚，冲任失职。继治宜清肝益肾，调理冲任。处方：生地黄15g，白芍12g，女贞子12g，旱莲草12g，夏枯草15g，续断12g，桑寄生12g，苎麻根15g，桑螵蛸12g，金银花9g，生甘草6g。12剂，水煎服，日1剂，每日服3次。

按语：《傅青主女科》谓："先期而来少者，火热而水不足也。"肝旺肾虚，冲任固摄乏力。阴血耗损，肝热愈旺，故见经前乳胀、心烦、便干、脉弦数等一派热象。治以清肝益肾、凉血调经，先予两地汤加减养阴清热，患者热象仍盛，再拟清经散清热降火，使热去阴不伤，血安而经调。

六、归脾汤

【组成】 白术9g，当归10g，茯神10g，黄芪（炙）12g，龙眼肉10g，远志10g，酸枣仁（炒）10g，木香10g，甘草（炙）5g，人参3g（用法：加姜、枣，水煎服）。

【功效】 益气补血，健脾养心。

【方药源流】 归脾汤源于宋代《济生方》，但方中无当归、远志，至明·薛己补此二味，使养血宁神之效尤彰。元·危亦林在《世医得效方》中增加治疗脾不统血之吐血、下血。明·薛己《内科摘要》增补了治疗惊悸、盗汗、嗜卧少食、月经不调、赤白带下等症。《南雅堂医案》载："用心过度，阴血必受损耗，怔忡健忘，皆心血不足之故，生血者心，统血者脾，当握要以图之。归脾汤。"

【方解】 方用人参为君，益气健脾，宁心安神。黄芪、白术益气补中；当归、龙眼肉补血养心，为臣药。君臣合用，健脾养心之功尤著。酸枣仁、远志补心安神宁志；茯神、炙甘草补益心脾之气；木香行气醒脾，使补而不滞，并为佐药。炙甘草调和药性，兼为使药。煎药时少加生姜、大枣调和脾胃，以资生化之源。诸药合用，使脾气旺，血有所生则神有所舍，血有所摄则血有所归，故以"归脾"名之。其配伍特点为心脾同治，气血双补，以健脾益气为主。

【适应证】

1. 心脾气血两虚证。心悸怔忡，健忘失眠，体倦食少，面色萎黄，舌淡，苔薄白，脉细弱。

2. 脾不统血证。便血，皮下紫癜，崩漏，月经超前，量多色淡，或淋漓不止，舌淡，脉细者。

【现代研究】

1. 主要有效成分

人参：人参皂苷是人参的主要活性成分，研究发现一定浓度的人参皂苷Rh2可以降低细胞周期蛋白D1、CDK2、p－Rb及Bcl－2的水平，同时还能提高耐药结直肠癌细胞系 HCT－8/5－FU 以及 LoVo/5－FU 中 cleaved－caspase3 的蛋白质水平，从而预示着人参皂苷 Rh2 通过调节细胞周期和凋亡相关蛋白而诱导细胞周期阻滞和细胞凋亡。人参皂苷 Rg1、Rg3 还可发挥抗肿瘤作用。

2. 药理研究 现代研究表明，归脾汤具有抗氧化、促进造血、调节免疫、抗休克、抗抑郁和抗溃疡、保护血管内皮等功能。

【治疗验案】

沈元良教授归脾汤应用验案

金某，女，50 岁。2018 年 5 月 21 日初诊。

患者因反复月经量多 30 余年，加重半年余就诊。LMP：2018 年 5 月 4 日，色红，量多，周期提前，半月余经净，查血红蛋白 80g/L。刻下：面色㿠白，乏力，潮热，寐差，舌质淡，苔薄白，脉细弱。西医诊断为更年期功能失调性子宫出血。中医诊断为崩漏。辨为气血两虚，冲任不固。治拟益气养血，固摄冲任。方用归脾汤加减。处方：党参 15g，炙黄芪 15g，炒白术 15g，当归 15g，茯苓 15g，制远志 10g，酸枣仁 10g，龙眼肉 10g，地骨皮 15g，白薇 12g，仙鹤草 30g，补骨脂 12g，生地榆 20g，生姜 6g，红枣 15g。煎服法同上。

二诊：5 月 26 日，月经来潮，量较前略有减少，色红，手心发热，余症同前。予黄芪加至 30g，当归减为 12g，加入贯众、白头翁各 15g，再继服 7 剂。

三诊：6 月 4 日，月经未净，精神好转，去红枣、龙眼、生姜，加海螵蛸 15g，茜草、阿胶珠各 6g。继服 7 剂后经净。前方增损调治 2 个月，经量明显减少，睡眠改善。

按语：《素问》谓："阴虚阳搏谓之崩。"崩漏之因，起初多由阴虚阳亢、血热妄行所致，但崩漏日久，血虚以致气衰，发展成气不摄血，日趋严重。又兼有久病多瘀，以致血失故道。《济阴纲目》记载："愚谓止涩之中，须寓清凉，而清凉之中，又须破瘀解结。"故纵用炭类止血，亦无济于事。针对此，沈老喜用贯众、地榆、白头翁、海螵蛸、茜草等清热凉血、涩以固脱以及祛瘀生新之品。本患者气血两虚，气不摄血，冲任不固，故以归脾汤为主，峻补脾气，复其统摄之权，脾能统血，气能摄血，不止血而血自止；兼以白薇、地骨皮清虚热兼凉血止血，仙鹤草收敛止血，补骨脂补肾兼有止血之能。二诊时患者恰逢经期，增减黄芪、当归的剂量，以加强益气之力。三诊时患者月经仍未尽，加入阿胶珠、海螵蛸、茜草以调摄冲任，药证合拍，调治2个月，多年崩漏尽愈。

七、补中益气汤

【组成】黄芪15g，人参（党参）15g，白术10g，炙甘草15g，当归10g，陈皮6g，升麻6g，柴胡12g，生姜9片，大枣6枚。

【功效】补中益气，升阳举陷。

【方药源流】补中益气汤首见于《内外伤辨惑论·卷中·饮食劳倦论》：黄芪、甘草（炙）各五分，人参、升麻、柴胡、橘皮、当归身（酒洗）、白术以上各三分。主治病证：气高而喘，身热而烦，其脉洪大而头痛，或渴不止，皮肤不任风寒而生寒热。

薛己在《女科撮要》中记载："黄芪（炙）一钱五分，甘草（炙）、人参、当归（酒拌）、白术（炒）各一钱，升麻、柴胡各三分，陈皮一钱。主治病证：元气不足，四肢倦怠，口干发热，饮食无味，或饮食失节，劳倦身热，脉洪大而无力，或头痛发热，或恶寒自汗，或气高而喘，身热而烦。"在《校注妇人良方》中记载："黄芪（炒）、人参、白术（炒）、甘草（炙）、当归各一钱，陈皮五分，柴胡、升麻各三分。主治病证：治元气虚损，或因克伐，恶寒发热，倦怠少食，或不能消散生肌，或兼饮食劳倦，烦热作渴。"

【方解】方中重用黄芪补中益气，升阳固表，为君药。人参、白术、炙甘草补气健脾，助黄芪补中益气之力，为臣药；当归补血活血；陈皮调理气机，使诸药补而不滞，俱为佐药。炙甘草调和药性，兼为使药。诸药配伍，可使中虚得补，清阳得升，气陷得举而诸症可除。全方均为甘温之品而能治气虚发热证，即所谓"甘温除大热"之法。

【适应证】

1. 主治脾虚气陷、气虚证。月经漏下不止，血色淡、量多，或月经提前，半月一行，或月经延后，两月一行，或子宫脱出，坐立受限，或妊娠伴有阴道流血、腰酸、腰痛、小腹下坠，而见头晕目眩、少气懒言、面色萎黄、纳差便溏、舌淡脉虚。

2. 气虚发热证。产后身热、自汗、缺乳，见渴喜热饮、气短乏力、舌淡、脉虚大无力者。

【现代研究】

1. 主要有效成分

黄芪：含有黄酮类、皂苷类、多糖类、氨基酸类、生物碱类、有机酸类等多种化学物质，如毛蕊异黄酮、黄芪皂苷、杂多糖、甜菜碱、阿魏酸等。黄芪可增强性腺功能，机制可能是通过提高抑制凋亡蛋白 Bcl－2 表达、降低促凋亡蛋白 Bax 表达、改变 Bcl－2/Bax 的比值，从而抑制卵泡闭锁，减少化学治疗对卵巢功能的损害，并改善卵巢内分泌功能，促进卵巢损伤的修复，对雌性阴虚小鼠外周血中雌二醇水平、卵巢质量均有一定的提高作用，并减缓促卵泡激素水平升高，对卵巢早衰具有一定的预防和治疗作用。

2. 药理研究　现代药理研究发现，补中益气汤具有如下作用。

（1）提高抗应激能力：本方有一定强心效应，不增加心肌耗氧量。本方中黄芪、人参等补气药可使动物整体耗氧量减少，提高心肌、大脑对缺氧的耐受力及降低脑组织的耗氧作用，这可能与其具有抗异丙肾上腺素和降低肾上腺素系统的功能有关。本方能降低血清肌酸激酶活性，从整体上调节机体抗应激能力。

（2）调节胃肠功能：对胃肠功能呈现双向调节作用，既可促进小肠吸收，亦能抑制胃酸分泌及胃平滑肌的过度收缩；小剂量促进胃液分泌，大剂量则相反。能降低溃疡发生率和溃疡指数，其机制可能与激活病理状态胃黏膜钠钾泵及镁泵活性，提高环磷酸腺苷含量有关。

（3）调节新陈代谢：补中益气汤促进 DNA、RNA 及蛋白质的合成，对促进机体的新陈代谢、恢复和维持正常生理活动有积极作用。本方可对部分生物标志物产生逆转，对脾虚证的调节作用体现在对能量代谢方式、糖代谢、脂肪代谢、氨基酸代谢方式的恢复方面。

（4）调节免疫功能：本方能使脾虚小鼠的 T 淋巴细胞增殖能力和 IL－2 产生量均有明显提高，且可抑制炎性细胞因子产生，低剂量时对 IL－4、IL－6 的 Th2 系细胞因子抑制作用更强。高剂量补中益气汤能明显提高脾虚小鼠 NK 活性、IL－2 活性和 IFN－γ 活性，并可使它们恢复至接近正常水平，拆方也能明显提高 IL－2 活性。本方有抑制周围血单个核细胞（PBMNC）体外分泌烟碱型乙酰胆碱受体抗体（nAchR－Ab）的作用，提高和调整低下的 NK、IL－2、IFN－γ 免疫调节网水平可能是本方益气健脾的机理之一；从 IFN－γ 活性看来，整方的作用较好，组方有合理性。

（5）升阳举陷机制：本方可使 p－MLC 表达升高，这可能是其治疗脾气虚大鼠肌无力的一个重要机制。后续研究发现，本方可使脾气虚大鼠 RhoA 的 mRNA 和蛋白表达均显著上升，改善脾气虚征象。另有多项研究发现，补中益气汤原方中益气药与少量升阳药配伍确实起到“益气升阳”之效，证明其治疗脾虚阳气下陷的合理性。

【治疗验案】

郑纯教授补中益气汤应用验案

张某，女，40 岁，2014 年 10 月 22 日初诊。

主诉：月经量少，月经推后半年。现病史：患者平时月经规则，5～7/28～30 天，量中，近半年来月经量少，减少至 1/2，周期推后 7～15 日，即 3～4/37～45 天，LMP：10 月 12 日，色暗红，无痛经，腰酸不适。纳可，二便调。舌淡红，苔薄白，脉细。G5P1A4。B 超：子宫内膜 5mm；性激素 6 项示：FSH 116.52mmol/L，LH 66.5mmol/L，E_2 104.0pg/mL，PRL 16.80ng/mL，P 0.49ng/mL，T 0.24ng/mL。中医诊断：月经过少，月经后期，辨证为肾虚。治以滋肾养阴调经。处方：熟地 15g，丹皮 15g，山茱萸 15g，山药 15g，枸杞 15g，白芍 15g，桑椹子 10g，紫河车 10g，阿胶 10g，女贞子 15g，墨旱莲 10g，菟丝子 15g，当归 12g，补骨脂 15g，覆盆子 15g。14 剂，每天 1 剂，分 2 次服。11 月 5 日二诊：经前期，四肢凉，纳可，二便调。舌暗红，苔薄白，脉弦。治以活血化瘀调经。方以桃红四物汤加减：当归 15g，赤芍 15g，川芎 10g，桃仁 10g，红花 10g，丹参 15g，三棱 10g，莪术 10g，泽兰 10g，川牛膝 10g，全蝎 5g，凌霄花 15g，益母草 30g，卷柏 10g，路路通 10g，茺蔚子 10g，巴戟天 10g，肉桂 3g。7 剂，每天 1 剂，分 2 次服。11 月 16 日三诊：LMP：11 月 10 日，量较前增多，口干，余无不适，舌淡红，苔薄白，脉细。仍以滋肾养阴调经为法，一诊方去覆盆子，加石斛 12g，玉竹 15g，北沙参 10g。14 剂，每天 1 剂，分 2 次服。如此经后以滋肾养阴调经、经前以活血化瘀调治 2 个月，患者于 2015 年 1 月就诊时诉月经量、色已转为正常。

按语：《医学正传》载：“月水全借肾水施化。”患者时已 40 岁，肾气渐亏，加之流产过多，肾气受损，亏虚愈重，精血不充，冲任血海空虚，经血化源不足，以致经行量少。肾虚精亏血少，冲任不足，血海不能按时满盈，遂致月经后期而至，一诊时为经后期，故郑纯教授本着“经水出诸肾”的原则，治以滋肾养阴调经。方中熟地、山茱萸、枸杞、桑椹子、菟丝子、女贞子、墨旱莲、补骨脂滋肾养阴；山药健脾补肾益气；当归补血调经；紫河车、阿胶等血肉有情之品以滋肾养阴、填精益髓。二诊时为经前，在子宫渐盈的基础上改用攻法，即活血化瘀通经。以后依证加用石斛、沙参、玉竹等滋阴增液之品，使经血有源。经过3个周期调整，患者月经恢复正常。郑教授认为月经量少的发病机制有虚有实，虚者多因营阴不足，血海空虚，实者多因冲任受阻，气血运行不畅。临床常见证型有肾虚、血虚、血瘀之分。本病虚多实少，应特别注意辨别虚实，虚则补之，实者泻之通之。治疗上重在滋养精血，即使瘀滞，多属气血有伤，不可妄投攻破，以免伤正，使经血难复。同时本病属于月经病，根据月经周期中不同时期的肾阴阳转化、消长节律，亦即气血盈亏变化规律，采用周期性用药的治疗方法往往能取得良好效果。

八、二至丸

【组成】女贞子500g，旱莲草500g。

【功效】补益肝肾，滋阴止血。

【方药源流】出自《医方集解》。《医便》谓该方“初服便能使老者无夜起之累，不旬日体力加倍，又能变白须为黑，理腰膝，壮筋骨，强阴不走，酒色痰火之人服尤更奇效”。《本草正》谓该方“养阴气、平肝火、解烦热、骨蒸、止虚汗、消渴及淋浊、崩漏、便血、尿血”。

【方解】女贞子甘苦凉，归肝肾经，能补肝益肾、清热明目，墨旱莲甘酸寒，归肝经，有滋阴益肾、凉血止血、乌须发之功。二者合用，共奏益肝肾、补阴血、壮筋骨、乌须发之功。

【适应证】常用于治疗肝肾阴虚所致的眩晕耳鸣、咽干鼻燥、腰膝酸痛、崩漏、月经量多等。

【现代研究】

1. 主要有效成分

女贞子：在女贞子中，三萜类化合物有较高的含量，齐墩果酸是三萜类化合物中含量最高的化学成分，有着保肝、抗病毒、抗肿瘤、抗炎等药理作用。

墨旱莲：墨旱莲中主要含有三萜类、香豆草醚类、黄酮类、甾体类、噻吩类和挥发油等物质，具有很强的免疫调节、保肝、抗纤维化、抗肿瘤、抗自由基抗氧化和酶激活等药理作用。

2. 药理研究 现代研究表明，二至丸在保肝降酶、增强免疫调节、改善血液系统功能、抗肿瘤、改善骨质疏松、抗衰老抗氧化、抗变态反应性炎症、提升智力、发挥植物雌激素样作用等方面有较好的功效。

【治疗验案】

周荣华教授二至丸应用医案

吴某，女，30岁，已婚。1996年9月8日初诊。

患者婚后12年未孕，月经时常超前而至，经色紫而量少，乳胁时胀，腰坠胀，夜时盗汗，两颧发赤，头昏痛，小腹部时有经脉掣动，夜寐不安。舌质红、无苔，脉象弦软而数。此乃阴虚水不涵木，肝阳过旺，虚火灼血。治宜滋阴养血、柔肝息风。药用一贯煎合二至丸加减：生地、白芍、旱莲草、钩藤、龟甲（先煎）各15g，当归、女贞子、山萸肉、枸杞子、川楝子各10g。水煎服，每日2次。5剂后，经水即净。10月2日复诊：月经较上次晚1周，症状较前有所好转。依上方续服5剂。11月6日再诊：月经按期而潮，量少色红，余症已愈。唯觉腰胀下坠，此系肾虚精亏所致。依上方去钩藤、龟甲，加阿胶、龟胶、鹿胶各10g，以滋补肾精，并嘱其长服六味地黄丸。后月经按期而至，随访至今，病未复发。

按语：《傅青主女科》曰：“先期而来多者，火热而水有余也；先期而来少者，火热而水不足也。倘一见先期之来，俱以为有余之热，但泄火而不补水，或水火两泄之，有不更增其病者乎！”本例属肝肾阴虚，血热肝旺。虚热迫血先行，故经期超前而至；肝肾阴虚，源泉不充，故量少；阴虚生内热，内扰心神，故睡眠不安，夜间盗汗，两颧发赤；水不涵木，经脉失养，虚风内动，故头昏痛，小腹经脉掣动；腰胀下坠是为肾虚所致。舌质红、无苔，脉象弦数而软，是肝肾阴虚血热之象。治以滋阴养血、柔肝息风之法。选用一贯煎合二至丸加减，肝肾得补，虚热自清，水能涵木，则风自灭，病去则经自调。月经后改用三胶四物汤及六味地黄丸以滋补肾精，善其后以巩固疗效。

九、桃红四物汤

【组成】 白芍9g，川当归9g，熟地黄15g，川芎6g，桃仁9g，红花6g。

【功效】 养血活血，调经止痛。

【方药源流】 来源于《玉机微义》转引的《医垒元戎》中的一个方

子，也称加味四物汤。“元戎加味四物汤治瘀血腰痛，本方加桃仁红花，按此厥阴例药也”。桃红四物汤这一方名始于见《医宗金鉴》，四物汤加桃仁、红花并入血分而逐瘀行血，则血虚血瘀之症均可消矣。具有活血化瘀、养血补血的双重功效。

【方解】方中以破血之品桃仁、红花为主，活血化瘀；以甘温之熟地黄滋养精血，补肾填精；当归乃补血良药，兼具活血调经的作用；芍药养血和营，以增补血之力；川芎活血行气、调畅气血，以助活血之功。全方配伍得当，使瘀血去、新血生，全方共奏养血活血、调经止痛之功。

【适应证】主治血虚兼血瘀证。妇女经期提前，血多有块，色紫黏稠，腹痛。临床常用于治疗月经不调、闭经、痛经、不孕症等属血虚兼血瘀证者。

【现代研究】

1. 主要有效成分

桃仁：化学成分主要为脂肪酸类及苷类。苷类以苦杏仁苷、野樱苷等氰苷为主要有效成分。

红花：主要含黄酮类、脂肪酸、色素、酚酸、挥发油等活性成分。其中醌式查尔酮类化合物红花黄色素是其有效成分，醌式查耳酮为其他植物中较少见的成分，是红花发挥药理作用的物质基础。羟基红花黄色素 A 是红花黄色素中含量较高的成分且具有专属性。

2. 药理研究

（1）养血补血：桃红四物汤有调节大鼠血浆 β－EP 及子宫组织前列腺素分泌的作用，有显著的调经止痛作用，并能显著升高红细胞的数量，显著降低红细胞平均体积，具有较强的养血补血功效。

（2）活血化瘀：桃红四物汤作用于血瘀模型可以有效加快微动脉、微静脉血流速度，扩张微血管，增加微血管管径，增加循环血量，延长血栓形成时间及凝血时间；显著降低血瘀模型大鼠全血比黏度、血浆比黏度以及血清比黏度，从而有效改善血液的浓、黏、凝、聚，抑制血小板聚集。在血栓形成过程中，血小板聚集性增强是血栓形成的重要影响因素。实验研究表明桃红四物汤对血小板活化各个阶段均有一定的抑制作用，其机制可能与降低血管性血友病因子（vWF）含量，阻断 vWF 的桥联作用，抑制血栓素 A_2（TXA_2）生成，调节 TXA_2－前列环素（PGI2）平衡同时降低了血小板 α－颗粒膜糖蛋白－140（GMP－140）含量，抑制血小板释放的负反馈作用有关。

（3）调经镇痛：桃红四物汤可抑制痛经模型小鼠扭体次数的发生率，其作用机制可能与升高痛经模型小鼠子宫组织中 NO 的含量，同时降低 Ca^{2+} 水平有关。

【治疗验案】

王丽娜教授桃红四物汤应用验案

蔡某，38 岁，已婚。2018 年 11 月 5 日初诊。

2 年前劳累后出现不规则阴道流血，量时多时少，持续 3 个月余，间断口服中西药（具体不详），效果欠佳，取环后月经恢复正常。2018 年 10 月初无明显诱因再次出现不规则阴道流血，持续 20 余日不净，量少于月经量，淋漓不断，现阴道流血量增多 2 日，大量血块，色淡红，质稀，诉乏力，腰骶酸困，少腹坠胀，口干不欲饮，舌质紫暗、尖边有瘀点，脉弦细而涩。化验血常规提示无贫血，中医辨证属气虚血瘀型崩漏，治则益气、活血化瘀。药用：桃仁 12g，红花 10g，川芎 10g，当归 15g，熟地 20g，山药、白芍、党参、淫羊藿（仙灵脾）各 15g，白术、黄芪各 30g，蒲黄炭 15g，三七粉 3g，甘草 10g。服药 3 剂后出血量明显减少，乏力好转，但仍有腰酸困。7 剂服完后，阴道流血完全停止。而后以益气健脾药进一步巩固，随访 3 个月未发生不规则阴道流血。

按语：王丽娜教授认为瘀阻冲任、胞宫。血不归经而妄行，遂成崩漏。治以活血化瘀、固冲止血。故给予桃红四物汤加减，方中桃仁、当归、红花、川芎行气活血、化瘀止血；熟地、白芍滋补肝肾；蒲黄炭、三七粉活血化瘀止血、祛瘀生新；党参、山药、黄芪、白术补中益气健脾；仙灵脾补肾壮阳；甘草温中补虚，调和诸药。诸药合用补中益气，活血化瘀，以达脾统血、肝藏血之效，使血循经络，崩漏自止。

十、寿胎丸

【组成】菟丝子 120g，桑寄生 60g，川续断 60g，阿胶 60g。

【功效】补肾安胎。

【方药源流】来源于《医学衷中参西录》：“治滑胎。菟丝子（四两，炒炖），桑寄生（二两），川续断（二两），真阿胶（二两）。上药将前三味轧细，水化阿胶和为丸一分重（干足一分）。每服二十丸，开水送下，日再服。气虚者加人参二两，大气陷者加生黄芪三两，食少者加炒白术二两，凉者加炒补骨脂二两，热者加生地二两。胎在母腹，若果善吸其母之气化，自无下坠之虞。且男女生育，皆赖肾脏作强……至若气虚者，加人参以补气。大气陷者，加黄芪以升补大气。饮食减少者，加白术以健补脾胃。凉者，加补骨脂以助肾中之阳（补骨脂善保胎，修园曾详论之）。热者，加生地黄以滋肾中之阴。临时斟酌适宜，用之无不效者。此方乃思患预防之法，非救急之法。”

【方解】方中菟丝子补肾养精，肾旺自能荫胎；桑寄生养血，强筋骨，使胎气强壮；续断补肝肾，固冲任；阿胶滋阴补肾，使冲任血旺，则胎气自固。四药相配，共奏补肾安胎之功。

【适应证】主治滑胎及妊娠下血、胎动不安、胎萎不长者。临床主要用于治疗先兆流产、习惯性流产、月经不调等属肾精不足、肾气亏虚者。

【现代研究】

1. 主要有效成分

菟丝子：主要含有甾醇、黄酮、多糖等成分，能够从菟丝子中提取到的成分主要有山柰酚、槲皮素、金丝桃苷、紫云英苷、4,4,6 一三羟基橙酮、软脂酸、硬脂酸、花生酸、β－谷甾醇等，另外菟丝子中还含有某些氨基酸和 Zn、Fe、Cu、Mn 等微量元素。

2. 药理研究 寿胎丸具有雌激素样作用，能够抑制子宫平滑肌收缩，发挥防治流产的作用。实验研究显示寿胎丸能显著改善动物肾虚症状，降低肾虚黄体不健大鼠的流产率，疗效与黄体酮相当，说明寿胎丸是治疗肾虚自然流产的有效方剂。寿胎丸的保胎作用可能通过调节流产大鼠外周血和子宫蜕膜中 TCRγδT 细胞水平起到纠正免疫失衡状态、降低流产率的作用。

【治疗验案】

陈瑞雪教授寿胎丸应用验案

患者某，女，36 岁。2018 年 9 月 11 日初诊。

主诉：停经 32 日，阴道少许出血 2 日，LMP：2018 年 8 月 10 日。2018 年 8 月 19 日于外院肌内注射尿促性素以促排卵。2018 年 9 月 3 日外院查人绒毛膜促性腺激素 β 亚单位（β－hCG）：58.39U/L，孕酮（P）：39.99ng/mL，外院予黄体酮胶丸 200mg 口服，1 次/日，阿司匹林肠溶片 50mg 口服，1 次/日，复合维生素片 1 片，口服，1 次/日。2018 年 9 月 4 日查雌二醇（E_2）：2265pmol/L。2018 年 9 月 8 日无明显诱因出现阴道少许褐色分泌物。2018 年 9 月 10 日阴道少许出血，色红，卧床休息后出血好转，但仍有阴道褐色分泌物，遂来就诊。症见：阴道少许褐色分泌物，时有小腹坠胀抽痛，腰酸腰痛，身热，手心热，口干，口有异味，无恶心呕吐，纳可，眠可，大便不成形，日 2 次，小便正常，舌红，苔薄黄，脉滑。2019 年 9 月 10 日查 β - hCG：1968U/L，P：＞42.60ng/mL；E_2：865pg/mL。现西医诊断为先兆流产，中医诊断为胎动不安，辨证属脾肾气虚血热证，治宜补肾健脾、和血清热、固冲安胎。处方：桑寄生 12g，菟丝子 12g，川断 12g，阿胶（烊化）6g，山药 15g，炒白术 20g，炒白芍 10g，炙甘草 6g，陈皮 12g，砂仁 6g，青蒿 12g，北沙参 12g，女贞子 12g，仙鹤草 10g。10 剂，水煎服，每日 1 剂，早晚分服。

二诊（2018 年 11 月 4 日）：上方服 10 剂后，小腹坠胀疼痛较前减轻，久行或久站后腰酸，阴道褐色分泌物消失，口干改善，手心热较前改善，大便成形，日 1～2 次。停药 1 周后再次出现阴道褐色分泌物，未及时复诊。2018 年 9 月 25 日于外院查 B 超示：宫内早孕，孕囊 0.6cm，可见胎心搏动，孕囊下方可探及一均质低回声 3.1cm×1.6cm，考虑为宫腔积血；2018 年 11 月 2 日于外院复查 B 超：孕囊下方可探及一不均质低回声 7.9cm×4.6cm；现阴道出现少量出血，色红，身热，时有小腹隐痛，偶腰酸，口干，情绪紧张，面部少许痤疮，纳尚可，眠浅，大便稀，日 1～2 次，小便稍频。予前方改炒山药 30g，炒白术 25g，加蒲公英 12g，白花蛇舌草 12g，艾叶炭 12g，百合 10g，炒酸枣仁 12g，石斛 10g，去陈皮、北沙参，再服 14 剂，煎服同前；因服黄体酮胶丸后头晕，改服地屈孕酮片 20mg，口服，2 次/日。2 周后于 2018 年 11 月 16 日复查 B 超：宫内无回声暗区减小至 3.7cm×1.6cm。

三诊（2018 年 11 月 18 日）：腰酸改善，阴道出血减少，无腹痛，身热好转，口干好转，纳眠尚可，二便调。上方减炒酸枣仁、百合、女贞子、黄芪，改炒白术 15g，山药 20g，再服 14 剂，煎服同前。2018 年 12 月 2 日复查 B 超：孕囊下方未见液性暗区。2019 年 4 月 30 日剖宫产 1 女，体质量 2.8kg，体健。

按语：该患者首次就诊为促排治疗后怀孕，停经 32 日，阴道少许出血 2 日，时腰酸腹痛，结合舌脉辨证为脾肾气虚血热证，处以寿胎丸合芍药甘草汤加减，少佐养阴清热凉血药补肾健脾，和血清热，固冲安胎，疗效显著。由于个人原因，患者未及时复诊，二诊时手心热好转，口干加重，紧张眠差，大便不成形，彩超提示宫腔内积血范围大，去掉陈皮、北沙参，加石斛生津止渴，炒白术、山药加量，增强益气健脾摄血之功，加炒酸枣仁、百合养心安神；因出血加重，加艾叶炭、白花蛇舌草、蒲公英清热止血；三诊时宫内无回声暗区减小，身热、口干、眠差症状均改善，减炒酸枣仁、百合、女贞子、黄芪，减小炒白术和山药用量。

十一、逐瘀止血汤

【组成】生地30g，大黄9g，赤芍9g，丹皮3g，归尾10g，枳壳15g，桃仁9g，龟甲5g。

【功效】行血祛瘀，活血止痛。

【方药源流】出自《傅青主女科》卷上。逐瘀止血汤：生地（酒炒）一两，大黄三钱，赤芍三钱，丹皮一钱，当归尾五钱，枳壳（炒）五钱，龟甲（醋炙）三钱，桃仁（泡、炒、研）十粒，水煎服。

【方解】逐瘀止血汤方中生地甘寒质润，酒炒用清热凉血止血而不伤阴；丹皮其气清香，性苦寒，能清热凉血，辛可行瘀散滞，既入血分清热化滞，又善清透阴分伏热；赤芍与其相须为用，增强清凉血散瘀滞之力；桃仁入心肝血分而破血祛瘀；当归辛温，有良好的活血补血作用；大黄活血泄热；枳壳通畅气机；龟甲止血养阴固冲任。诸药合用，共奏行血祛瘀、活血止痛之功，全方标本兼顾，血止而瘀不留，热去而阴未伤，瘀去热泄，冲任得固，则血安而经自调。

【适应证】临床上常用于经间期出血，血量或少或多，色紫黑而有块，少腹胀痛或刺痛；或治妇人从高坠落，或闪挫受伤，以致恶血下流，有如血崩之状者。

【现代研究】

1. 主要有效成分

生地黄：主要活性成分为苷类和多糖，其中环烯醚萜苷类成分为梓醇、益母草苷、桃叶珊瑚苷，以及地黄苷A、B、C、D等；苯乙醇苷类成分为毛蕊花糖苷、异毛蕊花糖苷等。现代一般认为炭药可产生或增强止血作用。

2. 药理研究　目前国内外尚未见关于逐瘀止血汤化学成分的相关文献与报道，只有组方各单味药材化学成分的研究报道，现代临床研究表明，逐瘀止血汤可以治疗崩漏、药物流产后阴道出血、放环后月经失调、排卵期出血、经期延长、子宫肌瘤等妇科疾病。

【治疗验案】

马春芬教授逐瘀止血汤治疗崩漏验案

苏某，女，49 岁，家庭妇女。2011 年 2 月 26 日初诊。

患者 14 岁月经初潮，平素月经规律，期、量、色、质均正常。两年前月经周期开始紊乱，月经量多、色暗质稀，伴小腹疼痛，阴道出血淋漓不断达十余天。曾在外院治疗（具体不详），症状时有减轻，但反复不愈。近日出血量又增多，色暗红，小腹下坠，腰膝酸软，头晕心悸，时有耳鸣，气短乏力，纳差，面色苍白，时有便溏，脉沉弱，舌质淡，苔薄白。该病辨证为脾肾两虚，治以补肾健脾，养血止血。处方：黄芪、旱莲草、仙鹤草各 30g，太子参、白术炭、升麻、枳壳、陈皮、阿胶（烊化）各 10g，地榆炭、酸枣仁、川断炭、寄生炭各 15g，木香 6g，甘草 3g。7 剂，水煎服，日 1 剂，早晚分服。二诊：3 月 5 日，上药已服完，现出血量明显减少，其他症状均有明显改善，上方加当归 15g，阿胶加量至 12g，继服 7 剂。后基本每月经期第 4 日以原方调治，月经 7 日左右干净，3 个月后再次复诊，经期恢复正常。

按语：患者系围绝经期妇女，肾气渐衰，冲任虚损，天癸渐竭，累及后天之脾胃，脾为后天之本，气血生化之源，又主中气而统血。脾气亏虚，中气下陷，肾气不足，气不摄血而致崩漏证。方中参芪补气摄血固本；升麻甘辛入脾，升脾胃之清气，举参芪之药上行；白术炭补气、健脾、止血；地榆炭凉血止血；旱莲草养肝益肾；仙鹤草收敛止血；陈皮、枳壳、木香、甘草健脾行气兼顾其本；阿胶补血；酸枣仁养心益肝、敛汗。诸药合用，具有标本兼治的作用。

十二、当归芍药散

【组成】当归 9g，芍药 30g，川芎 15g，茯苓 12g，泽泻 15g，白术 12g。

【功效】活血化瘀，健脾利湿。

【方药源流】当归芍药散出自《金匮要略·妇人妊娠病脉证并治第二十》：“妇人怀妊，腹中痛，当归芍药散主之。”妇人妊娠，肝气郁滞，血行不畅，水湿内停，故见腹中急痛、小便不利、下肢浮肿等症，以及《妇人杂病脉证并治第二十二》：“妇人腹中诸疾痛，当归芍药散主之。”《普济方》称“当归茯苓散”，《证治准绳》称“当归芍药汤”。张仲景将本方作散剂运用，《圣济总录》言“散者，取其渐渍而散解，其治在中”。由于本方治疗怀妊之疾及妇人杂病，用药宜缓，故取其散剂。《三因极一病证方论》记载“可以蜜为丸服”。当归芍药散方：当归三两，芍药一斤，川芎半斤，茯苓四两，白术四两，泽泻半斤。上六味，杵为散，取方寸匕，酒和，日三服。

【方解】 方中当归辛甘而温，入肝经，补血活血；芍药酸苦、微寒，入肝脾二经，养肝血、柔肝止痛、利小便，方中重用，取其补血柔肝、泻肝补脾、土中泻木之功。川芎活血行气止痛，合用以养血调肝。白术健脾燥湿，茯苓健脾利水，泽泻疏利水道、消水泄热，配伍合用，健脾利湿消积，与归、芍相伍，气血、血水同治，肝脾同调。六药共用，使肝脾条畅，二脏调和，气机调畅，诸痛愈。

【适应证】 广泛用于妇科诸疾，凡产后、术后、更年期前后，妊娠期、哺乳期，体质较为虚弱，皆可应用本方，如功能性子宫出血、子宫内膜炎、附件炎、先兆流产、习惯性流产、胎位不正、妊娠高血压综合征、闭经、更年期综合征、卵巢囊肿、子宫肌瘤、产后抑郁症、乳腺小叶增生、不孕症等。

【现代研究】

1. 主要有效成分

当归：当归素有“补血要药”之称，其能够促进人体的造血功能，多糖类作为当归的重要化学成分，其发挥造血功能的作用机制在于能够促进造血细胞的分化和增殖，对造血微环境形成刺激，促进其释放造血生长因子，最终促进造血细胞生成。

芍药：主要成分包含芍药内酯苷、芍药苷、挥发油、羟基芍药苷、牡丹酚、苯甲酰芍药苷等，有效成分为白芍总苷，起到保护肝脏、止痛及抗炎等作用。

2. 药理研究 现代药理研究发现当归芍药散可抑制子宫自发收缩，对抗垂体后叶素、前列腺素引起的子宫收缩加强，舒张平滑肌，缓解痛经引起的腹痛。目前主要是调节一轴三系统，即下丘脑－垂体－生殖腺（卵巢）轴、中枢神经系统、凝血系统和免疫系统；此外，还具有显著的抗氧化、清除自由基等作用。对于当归芍药散治疗痛经、慢性盆腔炎、乳腺增生的药理研究较为深入。当归芍药散治疗痛经的主要机制：一是当归芍药散对痛经大鼠精氨酸加压素（AVP）系统有干预作用，其能使大鼠子宫前列腺素 $F_2\alpha$、血浆 AVP 含量下降，下丘脑 AVP 水平升高，从而可发挥治疗痛经的作用；二是可能通过抑制子宫收缩，调节大鼠子宫 NO、ET 水平，改善子宫血供。当归芍药散中、高剂量可以提高慢性盆腔炎模型大鼠分泌型免疫球蛋白含量，降低细胞间黏附分子水平，减少 TNF－α 和 IL－1 含量及阳性表达，治疗慢性盆腔炎的机理与其调节免疫功能、减轻炎症状态相关。

【治疗验案】

尉中民教授当归芍药散应用验案

验案一：患者女，52 岁，2014 年 3 月 22 日初诊。

经期下腹部和下肢胀痛，无水肿；月事不规律，4～6 个月来潮 1 次。近日腹痛、腹胀有所加重，伴心悸、气短、乏力，情志不舒时症状更甚。现患者饮食尚可，大便每日 1～2 次，苔薄白，脉弦细。辨证为肝脾失调，脉络不和。因患者处在围绝经期阶段，易受情志因素影响，肝郁气滞则脉络不通，导致腹痛频作；血行不畅，不能充养五脏，则见心悸、气短、乏力等。治宜疏肝健脾、理气通络。组方：当归、赤芍、白芍、白术、茯苓、泽泻各 12g，首乌藤、合欢皮各 20g，淡豆豉、制香附各 10g，秦艽、桑寄生各 15g，川芎、炒栀子各 6g，厚朴 9g。每日 1 剂，水煎，分 2 次温服。服药 5 剂后，腹痛腹胀明显好转，首方服药 1 个月后，已无短气、乏力症状。随访半年，已绝经，未有不适症状。

验案二：患者女，40 岁，2013 年 8 月 9 日初诊。

患者“月经量少、经期 2 日，1 年余”。面部有黄褐斑，喜静恶动，动则乏力，饮食量少，眠可，舌苔薄白，脉细无力。诊断：月经量少。辨证为气血两虚、肝脾不调。治宜益气养血、疏肝健脾。组方：黄芪 20g，当归、白术、茯苓、泽泻各 15g，党参、熟地黄各 12g，阿胶、白芍、川芎、益母草、女贞子、墨旱莲各 10g。7 剂，每日 1 剂，水煎，分 2 次温服。患者服药后月经量较前增加，经期 3 日，乏力减轻，饮食改善，后继续以此方巩固疗效。

【刘瑞芬工作室应用案例】

患者曹某，女，42 岁，已婚，2011 年 11 月 29 日初诊。

患者近 2 个月小腹坠胀，经期减轻，小便后小腹坠胀加重，胃脘不适，短气而咳，心烦胸闷，手足不温，畏寒喜暖，缠绵日久难愈。LMP：2011

年11月6日，周期25日，经行5日净，量色可，无血块，经期乳胀，现月经周期第24日，白带量少，孕产史：G3P2L2A1，上节育器8年，纳眠可，小便调，大便稀，舌暗红，苔白，脉沉涩。妇科彩超示：子宫、双附件未见明显异常，宫腔内节育器位置正常。

诊断：妇人腹痛。

证型：肝郁气滞血瘀。

治法：疏肝理气和胃，祛瘀养血止痛。

处方：木香12g，砂仁12g，连翘12g，赤芍12g，白芍12g，云苓12g，当归12g，延胡索18g，香附19g，柴胡12g，炒莱菔子12g，炒小茴12g，生蒲黄（包煎）12g，炒五灵脂（包煎）12g，盐续断18g，内金12g，丹参15g，炙甘草6g，乌药15g。6剂，水煎服，日1剂，早晚分服。

二诊：2011年12月14日。患者小腹坠胀明显减轻，小便后仍觉小腹坠胀，治疗有效，效不更方。LMP：2011年12月3日，周期27日，经行5日净，量色可，经行乳胀减轻，现月经周期第12日，白带量少，头胀，目眩，纳眠可，小便调，大便稀，舌暗红，苔白，脉沉涩。

处方：上方加菊花12g，车前子12g（包煎）。6剂，水煎服，日1剂，早晚分服。

继以上方加减服用两个周期，复诊小腹坠胀症状基本消失，月经规律。

按语：验案中患者房劳多产，肾精、气血，冲任虚损，血海不盈，加之环卧胞宫，胞脉瘀阻，胞宫气血运行不畅，不通则痛，故小腹坠胀；患者素体虚弱，脾失健运，纳运失调，故胃脘不适；脾肾阳虚，水气内停，故短气而咳；营血亏虚，血虚受寒，寒凝肝脉，营血凝涩，血行不畅，故手足不温，畏寒喜暖，缠绵日久难愈。综观舌脉，病位在冲任胞宫，病性虚实夹杂，辨证审因，虚则补之，郁则舒之，同调气血，气血和调，身安无病。治宜疏肝理气和胃，祛瘀养血止痛。初诊时选用逍遥散加减，方中当归养血和营、调畅肝脾、缓急止痛，白芍补肝体、助肝用，利小便以行水气，柔肝缓急以止腹痛，《金匮要略·妇人杂病脉证并治》云："妇人腹中诸疾痛，当归芍药散主之。"《本草求真》云："赤芍与白芍主治略同，但白则有敛阴益营之力，赤则止有散邪行血之意；白则能于土中泻木，赤则能于血中活滞。"方用赤芍活血化瘀；丹参活血调经，化瘀止痛；炒小茴温经散寒，通络止痛；生蒲黄、炒五灵脂化瘀。盐续断补益肝肾，通利血脉；乌药行气疏肝、散寒止痛；香附行气疏肝解郁；延胡索活血止痛；木香理气行滞，气化则湿化，气顺则胀消。选用乌药、香附、延胡索、木香行气正合此意。砂仁理气开胃、消食除胀、健脾止泻；内金、炒莱菔子消食和胃止痛；连翘清热解毒，散结消胀。甘草健脾益气，缓急止痛，调和诸药。二诊患者头胀目眩，加菊花清热平肝。《金匮要略》云："夫短气有微饮者，当从小便去之。"综而观之，刘瑞芬教授临证过程中辨证施治，随证加减，用药精当；标本兼顾，理气化瘀治本，清热、利湿、温经兼治其标；刚柔相济，暖脾土而不伤阴，抑阴敛阴不留邪；邪正兼顾，祛邪不伤正，扶正不留邪；升降同施，瘀血散而胞宫畅，故小腹坠胀明显减轻。

十三、温经汤

【组成】吴茱萸、麦冬（去心）各9g，当归、芍药、川芎、人参、桂枝、阿胶、牡丹皮（去心）、生姜、甘草、半夏各6g。

【功效】温经散寒，养血祛瘀。

【方药源流】来源于《金匮要略·妇人杂病脉证并治》："问曰：妇人年五十所，病下利数十日不止，暮则发热，少腹里急，腹满，手掌烦热，唇口干燥，何也？师曰：此病属带下。何以故？曾经半产，瘀血在少腹不去。何以知之？其证唇口干燥，故知之。当以温经汤主之。"

【方解】方中吴茱萸辛苦大热，入肝胃肾经，辛则能散，苦能降泄，大热之性又能温散寒邪，故能散寒止痛；桂枝辛甘温，能温经散寒，通行血脉。两药合用，温经散寒、通利血脉之功更佳，共为君药。当归、川芎、芍药俱入肝经，能活血祛瘀，养血调经；丹皮味苦辛，性微寒，入心肝肾经，活血祛瘀，并退虚热，共为臣药。阿胶甘平，气味俱阴，能养肝血而滋肾阴，具养血止血润燥之功；麦冬甘苦微寒，能养阴清热。两药合用，养阴润燥而清虚热，并制吴茱萸、桂枝之温燥。人参、甘草味甘入脾，能益气补中以资生化之源，阳生阴长，气旺血充。半夏辛温，入脾胃而通降胃气，与参、草相伍，健脾和胃，有助于祛瘀调经；生姜辛温，温里散寒，与半夏合用，温中和胃以助生化，共为佐药。甘草又能调和诸药，兼为使药。诸药相伍，温经散寒以活血，补养冲任以固本，则瘀血去，新血生，虚热退，月经调而病自除。本方的配伍特点有二：一是方中温清补消并用，但以温经化瘀为主；二是大队温补药与少量寒凉药相配，能使全方温而不燥，刚柔相济，以成温通、温养之剂。

【适应证】主治冲任虚寒、瘀血阻滞证。漏下不止，血色暗而有块，淋漓不畅，或月经超前、延后，或逾期不止，或一月再行，或经停不至，而见少腹里急，腹满，傍晚发热，手心烦热，唇口干燥，舌质暗红，脉细而涩。亦治妇人宫冷，久不受孕。临床常用于治疗功能性子宫出血、慢性盆腔炎、痛经、不孕症等属冲任虚寒，瘀血阻滞者。

【现代研究】

1. 主要有效成分

吴茱萸：吴茱萸中含有的吴茱萸碱、吴茱萸次碱、异吴茱萸碱和吴茱萸内酯等化学成分具有镇痛作用。原发性痛经是青春期女性常见疾病，其主要的发病机制与月经期间前列腺素 $F_2\alpha$（$PGF_2\alpha$）的异常上升有关。吴茱萸碱（Evo）作用于经过 $PGF_2\alpha$ 诱导的大鼠离体子宫平滑肌时发现可对收缩的子宫平滑肌有舒张作用，为有效治疗原发性痛经提供了依据。也有人经 Evo 灌胃给药 22 日治疗大鼠多囊卵巢综合征发现，血清 hCG、促黄体素、胰岛素和睾酮水平明显降低，最终使多囊卵巢综合征和胰岛素抵抗现象得到改善，恢复排卵。

桂枝：桂枝中主要活性物质为挥发油类，其中主要成分为桂皮醛；尚含有有机酸类、多糖类、香豆素类及鞣质类成分。药理研究表明，桂枝具有缓和肠胃刺激、强心、改善微循环、抗炎、抗血小板凝集等多种生理活性。配活血药可用于子宫肌瘤、卵巢囊肿、血栓性脉管炎等。

2. 药理研究 现代研究表明，温经汤可促进黄体生成素的分泌、降低催乳素量、增强耐力、改善血液流变性、镇痛、促进造血，并具较强补血作用。

【治疗验案】

黄海波教授温经汤应用验案

李某，27 岁，公务员，2017 年 9 月 15 日初诊。

患者诉 14 岁月经初潮即轻度痛经，逐年加重。行经期间少腹冷痛难耐，甚则不能动作，喜温、拒按，得暖则减，遇冷、潮湿症状加重。腰背酸楚如折，手足畏寒，四肢不温，伴倦怠乏力，面色苍白，口燥不欲饮水，下血淋漓，色暗间有血块。每次行经需服止痛剂布洛芬等方能缓解，曾多次医治，时轻时重，未能根除。某院诊断为：双子宫；原发性痛经。现症见：月经将行，畏惧疼痛而求治。诊见舌淡苔薄白而润，脉沉细。中医诊断：痛经。辨证：肾阳亏虚，寒凝血瘀。治法：温肾暖宫，理血调经。方用温经汤加减：川芎 10g，白芍 10g，当归 10g，吴茱萸 6g，桂枝 10g，阿胶（烊化）10g，丹皮 10g，党参 20g，生姜 10g，麦冬 20g，姜半夏 10g，炮姜 6g，香附 10g，延胡索 10g，藁本 9g，鹿角霜 10g，杜仲 10g，川断 10g，炙甘草 10g。3 剂，1 剂/日，水煎 300mL，早晚服。9 月 19 日二诊，月经适来，腹痛较前减轻。未服布洛芬等止痛。效不更方，继服 4 剂。嘱其每次月经前服此方 3 剂，行经期服用 4 剂。后调 3 个月经周期，腹痛逐渐减轻。12 年之痛经遂告痊愈，随访 1 年，未再有经行腹痛。

按语：黄海波教授重视经典，在中医经典理论以及现代研究成果的基础上，认为痛经多因体阳虚，冲任失于温煦，或喜食寒凉生冷，脾虚气弱，运化失职，水湿停聚，或风寒湿邪直中，寒温失宜，寒湿下注，胞脉受阻；或肾虚血瘀，正虚胞弱，邪毒内侵，滞于冲任，日久渐成癥瘕。病理本质在于“寒、瘀”。正如《黄帝内经》所云：“血气者，喜温而恶寒，寒则泣不能流，温则消而去之。”《傅青主女科·种子篇》曰：“夫寒冰之地，不生草木；重阴之渊，不长鱼龙。”“下部冰冷不受孕。”《圣济总录》：“女子所以无子者，冲任不足，肾气虚寒也。”其病因总不离“寒”“瘀”二字，在证治上紧密围绕“不荣则痛”“通则不痛”辨证，故温经活血祛瘀是治疗痛经的主要方法。

十四、胶艾汤

【组成】阿胶 6g（烊化），川芎 6g，甘草（炙）6g，当归 9g，艾叶（微炒）9g，白芍 12g，熟地黄 12g。

【功效】补血止血，调经安胎。

【方药源流】胶艾汤出自张仲景的《金匮要略·妇人妊娠病脉证并治二十》，书中有云：“妇人有漏下者，有半产后因续下血都不绝者，有妊娠下血者，假令腹中痛，为胞阻，胶艾汤主之。”此方为张仲景治冲任虚损、崩中漏下、月经过多、妊娠下血、胎动不安而设，其方由阿胶、川芎、甘草（炙）、当归、艾叶（微炒）、白芍、熟地黄七味药组成，具有补血止血、调经安胎之功。

【方解】方中阿胶味甘、性平，归肺、脾经，有补血滋阴、安胎止血之效，艾叶味苦、性微温，入肝、脾经，主温经止血、安胎止痛，两者共为君药。当归、芍药、地黄、川芎即后世之四物汤，养血和血，调补冲任，均为臣佐药；甘草健脾和中，配芍药缓急止痛，合阿胶善于止血。诸药配合，以养血止血为主，兼能调经安胎。

【适应证】 妇人冲任虚损，崩漏下血，月经过多，淋漓不止；产后或流产损伤冲任，下血不绝；或妊娠胞阻，胎漏下血，腹中疼痛。现多用于功能性子宫出血、先兆流产、不全流产、产后子宫复旧不全等出血属于血虚者。

【现代研究】

1. 主要有效成分

阿胶：含有明胶、蛋白质赖氨酸、组氨酸、精氨酸、苏氨酸、微量元素等多种有效成分，有耐缺氧、耐寒冷、抗疲劳、增加体内钙摄入量、抗辐射、抗肿瘤、增强免疫、抗休克、增强记忆、促进造血功能、促进骨愈合等作用。有研究观察阿胶对绝经期大鼠卵巢颗粒细胞的凋亡及相关基因 Bcl－2 和 Bax 表达的影响，结果显示阿胶可使卵巢凋亡基因 Bcl－2 表达增强，促凋亡基因 Bax 表达减弱，Bcl－2/Bax 比例增加，证明阿胶可抑制卵巢颗粒细胞凋亡，进而改善卵巢功能。研究发现，复方阿胶浆联合克罗米芬可更有效地调节体内性激素水平，促进卵泡发育，健全黄体功能，促进排卵，改善子宫卵巢血供，增强子宫内膜容受性，显著提高妊娠率。

艾叶：研究表明艾叶中主要化学成分有挥发油、黄酮类、萜类、苯丙素类、有机酸类、甾体类、多糖类及微量元素等。主要用于治疗吐血、衄血、崩漏、月经过多、胎漏下血、少腹冷痛、经寒不调、宫冷不孕、皮肤瘙痒等症。

2. 药理研究 胶艾汤主要有促进造血功能、增强止血凝血作用，提高机体免疫作用，收缩子宫、抗纤溶活性及调节内分泌的药理作用，特别是有利于产后出血的治疗，并能促进产后子宫的复位。

【治疗验案】

刘渡舟教授胶艾汤应用验案

于某，女，40 岁，1993 年 11 月 29 日初诊。素来月经量多，近月余淋漓不断，某医院诊为“功能性子宫出血”。经色鲜红，质稀，头晕乏力，腰酸腿沉，口渴，口苦，便干。舌体肥大，舌边有齿痕，苔白，脉沉、按之无力。此证属气血两虚兼有虚热。经云：冲为血海，任主胞胎。今冲任不固，阴血不能内守，而成漏经。治当养血止血，益气养阴调经。方用胶艾汤加味。阿胶珠 12g，艾叶炭 10g，川芎 10g，当归 15g，白芍 15g，生地 20g，麦冬 20g，太子参 18g，炙甘草 10g。服 7 剂而血量大减，仍口苦，腰酸，大便两日一行，于上方中加大麻仁 12g。又服 7 剂，诸症皆安。

十五、黄芪桂枝五物汤

【组成】黄芪9g，桂枝9g，芍药9g，生姜18g，大枣4枚。

【功效】益气温经，和血通痹。

【方药源流】黄芪桂枝五物汤出自张仲景的《金匮要略·血痹虚劳病脉证并治》，书中有云："血痹阴阳俱微，寸口关上微，尺中小紧，外证身体不仁，如风痹状，黄芪桂枝五物汤主之。"此方乃张仲景为治阳气不足、营血虚滞、经脉痹阻、营卫气血阴阳不和之血痹而设，其方由黄芪、芍药、桂枝、生姜、大枣五味药组成，具有益气温经、和营通脉之功。该方是桂枝汤去甘草、倍生姜、加黄芪而成。尤在泾曰："黄芪桂枝五物汤：和营之滞，助卫之行，亦针引阳气之意。"吴谦云："主黄芪桂枝五物汤者，调养营卫为本，祛风散邪为末也。"

【方解】方中黄芪益气固卫、振奋阳气为君药；桂枝辛温，辛能发散，温通卫阳，能"温经通脉"（《名医别录》），在本方主要具温阳助卫、行营通滞之功，助黄芪达表而运行气血，为臣药；芍药酸寒，酸能收敛，寒走阴营，能"固腠理，和血脉，收阴气"，具有敛阴和营之功，为佐药；生姜祛散风邪、大枣调和营卫，为使药。桂枝配芍药，一阴一阳，一散一收，一开一合，使外邪得解，里气以和，共奏调和营卫、解肌通脉行血气之功。生姜倍用，取其辛温宣散，能增强温煦宣发之力，通畅营卫运行道路，佐助桂枝通阳行痹、宣达卫阳之力；大枣配芍，酸甘合化，增强敛阴和营之功；姜枣相配，辛甘发散，助卫和营。营血痹阻，应加速鼓舞卫气，使气血畅通，故去甘草之缓，加补益之黄芪，黄芪补营卫之气，益营卫之源，其能"浚三焦之根，利营卫之气，故凡营卫间阻滞，无不尽通"（《本草经疏》），增强调和营卫功能，以黄芪冠于桂枝之上而名方者，意在"治血先治气，气行则血行"。从全方来看，以辛甘发散助阳为主，目的在于促进卫气的功能，加强营卫之力。

【适应证】临床用于产后身痛、产后关节痛、产后缺乳、产后多汗、痛经、月经后期，证属气血两亏、阳气不振、营卫不和者。

【现代研究】

1. 主要有效成分

黄芪：含有黄酮类、皂苷类、多糖类、氨基酸类、生物碱类、有机酸类等多种化学物质，如毛蕊异黄酮、黄芪皂苷、杂多糖、甜菜碱、阿魏酸等。黄芪具有增强性腺功能，机制可能是通过提高抑制凋亡蛋白 Bcl-2 表达、降低促凋亡蛋白 Bax 表达、改变 Bcl-2/Bax 的比值，从而抑制卵泡闭锁，减少化学治疗对卵巢功能的损害，并改善卵巢内分泌功能，促进卵巢损伤的修复，对雌性阴虚小鼠外周血中雌二醇水平、卵巢质量均有一定的增加作用，并减缓促卵泡激素水平升高，对卵巢早衰（POF）具有一定的预防和治疗作用。

2. 药理研究 目前未检索到关于黄芪桂枝五物汤药理作用的相关文献与报道，只有关于组方各单味药材化学成分的研究报道，临床研究多用该方治疗产后身痛、产后关节痛、产后缺乳、产后多汗、痛经、月经后期等疾病。

【治疗验案】

武权生教授黄芪桂枝五物汤应用验案

马某，女，33 岁，5 年前足月顺产一男婴，因月子里保暖措施不当，1 个月后，自觉上半身肢体、关节冷痛，呈游走性，受风或出汗后加重。经中西医多次治疗均无效，于 2005 年 6 月 3 日来我院治疗。

初诊见患者身穿羽绒服，头戴棉帽，汗出涔涔，面白无华，语声低怯，舌淡，苔薄黄，脉细数。诊为产后身痛，当属气虚不固，营卫不和，方用黄芪桂枝五物汤加减：生黄芪 35g，桂枝 9g，赤芍 12g，白芍 12g，当归 15g，薏苡仁 30g，土茯苓 30g，半夏 10g，陈皮 9g，炒白术 15g，木瓜 9g，淫羊藿 15g，巴戟天 15g，制乳香 8g，制没药 8g，羌活 6g，鹿角霜 15g，炙甘草 6g，生姜 3 片，大枣 2 枚，8 剂，1 日 1 剂，水煎服。二诊：患者已脱去羽绒服、棉帽，自觉肢体、关节冷痛明显减轻，恶风亦缓解，唯出汗尚多，遂减去上方的乳香、没药、薏苡仁、土茯苓、半夏、陈皮，加防风 6g，党参 20g，煅龙骨 20g，煅牡蛎 30g，浮小麦 30g，麻黄根 6g，五味子 9g。连服 6 剂后上述症状基本消失，又服 6 剂以巩固疗效。

十六、生化汤

【组成】 当归 24g，川芎 9g，桃仁 14 粒（去皮、尖，研），黑姜 1.5g，炙甘草 1.5g。

【功效】 化瘀生新，温经止痛。

【方药源流】 目前生化汤的来源有待商榷，其中广大医家和患者所熟知的出处是《傅青主女科·产后编》。近年来很多医家经过考证提出，生化汤源于竹林寺女科，其代表著作《女科秘要》在生化汤方后曾言及："产后诸症俱以生化汤为君，其余不过随证加减而已。"而在1786年刊梓，以"竹林寺僧"署名的《宁坤秘籍》卷中"产后生化汤论"下，则注有"即竹林寺传秘方"7个字，明确提出生化汤由竹林寺祖师所传授。《女科秘要·竹林寺真传生化汤论》曾指出："盖生化汤因药性功用而立名者也"，又称"因地黄性寒滞血，芍药酸敛滞血，无补故也"。据此可知，则无熟地的生化汤才是生化汤之正方。除以上分析之外，前人亦有将生化汤注出于"竹林"之先例。如1841年刊梓的《拔萃良方》在生化汤下注有"竹林秘传"。成书于1885年的《成方便读》，在生化汤方名下亦注有"竹林"二字，在金水六君煎下则注明"景岳"二字，足见张秉成在编著此书时，曾参阅过《景岳全书》，而所注出典是经过反复推敲和考证的。

【方解】方中重用当归活血补血、化瘀生新，为君药；川芎活血行气、辛散温通，为臣药；佐以少量炮姜温经散寒，桃仁化瘀生新，既助当归以生新，又助川芎、桃仁而化瘀，盖血得温则行，《素问·调经论》所谓"寒则泣不能流，温则消而去之"；使以炙甘草缓之，使活血化瘀药的作用更为持续缓和，又能补虚扶脾，调和诸药。诸药合用，有温经活血、化瘀生新之效，正如《血证论》所说"血瘀能化之，则所以生之，产后多用"，故以"生化"名之。

【适应证】主治血虚寒凝、瘀血阻滞证。适用于产后恶露不行、小腹冷痛、产后子宫复旧不良、产后宫缩疼痛、胎盘残留等属产后血虚寒凝、瘀血内阻者。

【现代研究】

1. 主要有效成分

当归：主要化学成分有挥发油、有机酸、多糖类、黄酮类等。当归的药理作用较多，如增强人体免疫力、提高心血管功能、改善血液循环系统、保肝、强肾、对子宫产生抑制和兴奋作用等，妇产科常用当归进行催产和止痛。

2. 药理研究 动物实验表明，生化汤除温宫活血以外还具有以下药理作用：①可明显增加大鼠、小鼠离体雌激素敏感子宫的收缩率和幅度，缩短大鼠早孕后阴道流血动物实验时间（$P<0.05$）；②促进小鼠子宫发育，可能具有雌激素样作用；③明显缩短小鼠出血、凝血时间；④增加怀孕末

期家兔子宫体的平滑肌动作电位脉冲的发放，对其子宫颈平滑肌肌电活动则无显著的影响，还可增加产后麻醉家兔子宫张力；⑤抗体外血栓。这些研究均从不同角度阐述了生化汤的作用机制，为其在临床上的应用提供了药效学实验依据。本方临床应用主要有产后恶露不净、胎盘残留、产后子宫复旧不良、产后发热、产后腹痛、子宫内膜炎、盆腔炎、子宫肌瘤，还可用于产后调理。有研究通过观察生化汤提取物对离体及产后子宫活动的影响，发现生化汤提取物具有与缩宫素相似的药理作用，其引起子宫收缩的张力大于缩宫素，但引起的宫缩特点与缩宫素不同，其对宫缩频率无明显影响，其引起的宫缩富有节律性而非强直性，药效温和持久。通过小鼠实验发现，生化汤可通过诱导 Th1 亚群分化，促进 IFN－γ 表达，逆转 MTX 对 IFN－γ 的抑制作用，增强母胎免疫排斥，促进滞留胎盘排出，同时提高机体抗感染能力，预防和控制宫腔感染，进而治疗胎盘植入、胎盘粘连等妊娠相关疾病。

【治疗验案】

李可教授生化汤应用验案

宋某，24 岁。1983 年 11 月 19 日因乳汁不足来门诊求治。

询之产后已 8 个月，未服生化汤。从产褥期至今，少腹时觉胀痛，呕恶食少，时有带下如恶露。脉弦涩，面部有黄褐斑，舌右侧有瘀斑，苔腻。证由产后恶血未净，致瘀浊留阻，上攻为呕，下则为恶露。且败血不去，新血难生，故乳少。当治其本，予加味生化汤：益母草、当归各 30g，川芎 10g，炙甘草、姜炭、炮甲珠、公丁香、郁金、红花各 10g，桃仁泥、泽兰叶各 12g，黄酒、童便各一杯（兑入），2 剂。11 月 23 日，前方服后，恶露、瘀血畅行，诸症已愈八九，乳汁大增，已足以哺乳。唯少腹仍觉胀痛，嘱原方再服 2 剂善后。

十七、桂枝茯苓丸

【组成】桂枝、茯苓、丹皮（去心）、桃仁（去皮尖）、芍药各 9g。

【功效】活血，化瘀，消癥。

【方药源流】来源于《金匮要略·妇人妊娠病脉证并治》："妇人素有癥病，经断未及三月，而得漏下不止，胎动在脐者，为癥痼害。妊娠六月动者，前三月经水利时，胎也。下血者，后断三月。所以下血不止者，其癥不去故也，当下其癥，桂枝茯苓丸主之。"

【方解】 方中君以桃仁，活血祛瘀以消癥块。桂枝温通血脉，化气行水；茯苓利水渗湿，益气固胎，共为臣药。君臣相配，瘀湿兼顾，相辅相成，相得益彰。牡丹皮凉血活血；白芍养血益阴，使祛瘀而不伤阴血，是为佐药。使以白蜜和丸，既防诸药活血伤胎，又寓渐消缓散之意。本方配伍特点：血津并调，活血为主；寓补于消，清不伤正。

【适应证】 主治血瘀湿滞阻于胞宫。妇人素有癥块，妊娠期阴道少量流血，血色紫黑晦黯，或腹痛拒按，或经闭腹痛，或产后恶露不尽而腹痛拒按，舌质紫黯或有瘀点，脉沉涩。临床可治疗子宫内膜异位症、子宫腺肌病、子宫肌瘤、卵巢囊肿、盆腔炎性疾病后遗症、宫外孕、人工流产术后出血不止等属血瘀湿滞者。

【现代研究】

1. 主要有效成分

桃仁：主要化学成分有脂质（如中性脂、糖脂质、磷脂）、苷类（苦杏仁苷、野樱苷）、糖类（葡萄糖、蔗糖等）、蛋白质、氨基酸、苦杏仁酶、尿囊素酶等，其药理作用主要包括抗凝血、抗血栓、预防肝纤维化和增强免疫力等。桃仁液对小白鼠离体子宫具有兴奋作用，其兴奋作用与兴奋组胺受体 H_1、M 受体、肾上腺素 α 受体有关。其复方剂对小白鼠离体子宫有舒张作用，能对抗缩宫素、马来酸麦角新碱、乙酰胆碱引起的子宫收缩。

2. 药理研究

（1）调节机体免疫功能：有研究发现，高剂量桂枝茯苓丸联合达那唑能下调 EM 大鼠腹腔液 IL－6 和 TNF－α 水平，抑制中性粒细胞的溶酶体活性及吞噬功能，干预单核细胞和炎症细胞进入腹腔，通过此机制干预异位内膜的种植与黏附。另有报道发现桂枝茯苓丸可以降低丝裂原活化蛋白激酶（MAPK），细胞外信号活化激酶（ERK）及血管内皮生长因子（VEGF）水平，抑制异位病灶周围新生血管的生长，使异位的内膜缺乏血液供给而失去活性，导致萎缩。

（2）抑制肿瘤细胞转移：有研究发现桂枝茯苓丸可抑制 EGFR 表达，使肿瘤细胞外配体与受体无法结合，阻止了细胞内信号传导通路，抑制基因表达，干扰了细胞的正常运行周期，其作用机制可能是降低 S 期相关蛋白 CyclinD、CDK 的表达。

（3）调节内分泌及脂代谢异常：有学者认为桂枝茯苓丸可以纠正高胰

岛素血症，改善胰岛素抵抗，调节脂代谢，其机制可能是通过降低 PCOS 大鼠的空腹血糖（FBG）、雄激素（ADG）、空腹胰岛素（FINS）、脂联素（APN）程度来实现降低体重，升高孕酮、雌二醇水平，从而调整内分泌及性腺功能，促进卵泡发育成熟及排卵，且降低 FBG、ADG 的效果显著优于二甲双胍。

（4）抗凝：桂枝茯苓丸可以使大鼠血液中血管性假性血友病因子（vWF）、纤溶酶原激活物抑制物-1（PAI-1）活性均显著降低，纤溶酶原激活物（t-PA）活性升高，可有效增加纤溶活性而发挥抗血栓作用。

（5）抗炎：对急性、亚急性、慢性炎症均有明显抑制作用，其机制可能与抑制炎性介质释放、降低毛细血管通透性、抑制渗出及增生有关。

【治疗验案】

杨鹏年教授桂枝茯苓丸应用验案两则

验案一：黄某，女，25 岁，农民，已婚。

结婚 8 年未生育，4 年前流产 1 次。这次因月经来量多、腹痛，在当地村卫生所治疗未果，而来我院就诊。西医妇科检查：左卵巢有一囊肿大如鸡卵，压痛不显。西医诊断：卵巢囊肿。患者拒绝手术，要求中医保守治疗。

患者月经量多，淋漓不尽，下腹坠胀疼痛，血色紫黑，舌苔白，脉沉涩。中医诊断：癥瘕，气滞血瘀型。法当活血化瘀，理气软坚。以桂枝茯苓丸加减：桂枝 9g，茯苓 9g，牡丹皮 9g，桃仁 12g，赤芍 9g，夏枯草 12g，山慈菇 9g，青皮 9g，枳壳 9g，炙穿山甲 9g，甘草 9g。每日 1 剂，水煎服。服药 3 次后，下腹坠胀疼痛减轻，阴道下血量仍多，饮食增加，精神好转；又继续服药 3 日后，排出 1 块扁圆形血块，淡红色，并继续下黑紫色血，其量减少，腹痛消失，脉沉缓；又继续服药 1 周，下血停止，下腹坠胀疼痛消失。超声显示：左卵巢肿块消散吸收。遂改服加减逍遥散调理数月，月经恢复正常。2 年后偶遇，知其经上次治疗已痊愈，已生一子。

验案二：白某，女，45 岁，已结婚生子。患者体态肥胖，胸脘满闷，恶心时作，带下增多，月经量多，下腹坠胀疼痛，血色紫黑，舌苔白腻，脉沉滑。西医妇科检查：左右卵巢有数枚大小不等的囊肿，无压痛。西医诊断：卵巢囊肿。患者拒绝手术，要求中医保守治疗。中医诊断：癥瘕，痰湿凝聚型。法当化痰行气，软坚消癥。以桂枝茯苓丸加减治疗：桂枝 9g，茯苓 9g，牡丹皮 9g，桃仁 12g，赤芍 9g，海藻 12g，陈皮 9g，枳壳

9g。每日1剂，水煎服。服药3次后，患者胸脘满闷、恶心、下腹坠胀疼痛减轻，阴道下血依旧；又继续服药3日后，流出数块血块，淡红色，并继续下黑紫色血，其量减少，腹痛消失，舌苔白腻，脉沉滑；又继续服药3日，下血停止，下腹坠胀疼痛消失，舌苔白、微腻，脉滑。超声显示：左卵巢肿块消散吸收。改服加减香砂六君子汤合二陈汤治疗1周，诸症消除。继续观察1个月，月经恢复正常。

按语：卵巢囊肿是妇科常见病之一，属中医“癥瘕”范畴。中医中药治疗此病是从整体观念入手，以疏肝理气、扶正固本、活血化瘀、软坚散结、清热解毒为主。桂枝茯苓丸是仲景为治疗癥病所设。方中桂枝配茯苓以温阳化气行水，牡丹皮、桃仁、芍药活血化瘀，故无论卵巢囊肿属气滞血瘀证还是痰湿凝聚证，桂枝茯苓丸为治疗此病之基础。气滞血瘀证，可加青皮、枳壳、炙穿山甲等理气软坚之药；痰湿凝聚证，可加天南星、苍术、陈皮、枳壳、海藻等燥湿化痰行气、软坚消癥之药。法与证符，方与证合，故获良效。

十八、膈下逐瘀汤

【组成】五灵脂6g，当归9g，川芎6g，桃仁9g，丹皮10g，赤芍10g，乌药6g，延胡索6g，甘草9g，香附8g，红花5g，枳壳6g。

【功效】活血祛瘀，行气止痛。

【方药源流】膈下逐瘀汤出自清代王清任《医林改错》卷上，具有活血祛瘀、行气止痛的功效。“立膈下逐瘀汤，治肚腹血瘀之症”，原文记载本方可用于“积块、小儿痞块、痛处不移、卧则腹坠、肾泻、久泻”等疾病。现在临床妇科多用来治疗积聚与疼痛等病症。

【方解】桃仁祛瘀力强，善泄血滞，红花破血逐瘀，以消积块；当归、赤芍养血活血，与逐瘀药同用，使瘀血去而不伤阴血；香附入肝经，功能疏肝行气解郁；枳壳行气开胸，宽胸除胀；乌药行气散寒止痛；延胡索、五灵脂行气化瘀止痛；川芎“血中之气药”增强逐瘀之力；甘草调和诸药，亦可缓急止痛。全方以逐瘀活血和行气药居多，使气帅血行，共奏活血祛瘀、行气止痛之效。

【适应证】膈下瘀血证。或腹中胁下有痞块，或肚腹疼痛，痛处不移，或卧则腹坠似有物者。

【现代研究】

1. 主要有效成分

桃仁：主要化学成分有脂质（如中性脂、糖脂质、磷脂）、苷类（苦杏仁苷、野樱苷）、糖类（葡萄糖、蔗糖等）、蛋白质、氨基酸、苦杏仁酶、尿囊素酶等，其药理作用主要包括抗凝血、抗血栓、预防肝纤维化和增强免疫力等。桃仁液对小白鼠离体子宫具有兴奋作用，其兴奋作用与兴奋组胺受体 H_1、M 受体、肾上腺素 α 受体有关。其复方剂对小白鼠离体子宫有舒张作用，能对抗缩宫素、马来酸麦角新碱、乙酰胆碱引起的子宫收缩。

红花：含有黄酮类化合物、挥发油、红花多糖、脂肪酸等化学成分，红花含有一部分醌式查耳酮类化合物，醌式查耳酮类化合物主要是红色素和黄色素，在其他植物中比较少见。黄酮类化合物和查尔酮类化合物红花黄色素（SY）是红花最主要的化学成分之一，现代药理研究表明其针对心脏病、脑血栓、月经不调的患者有更好的疗效。

2. **药理研究** 现代研究表明，膈下逐瘀汤可抑制血小板聚集，降低血小板数量，并能改善微循环和盆腔环境，缓解盆腔组织粘连，扩张血管，改善血液流变学，调节子宫平滑肌运动，抗炎止痛。

【治疗验案】

王玉英教授膈下逐瘀汤应用验案

患者，女，34 岁。2012 年 11 月 10 日初诊。

2001 年、2003 年各人流 1 次，现避孕中。平素月经周期 30 日左右，5 年前开始月经量减少，近一年明显减少，现月经量仅为既往的 1/3，色暗，2 日干净，经前乳胀，伴有腹痛。末次月经 10 月 20 日。白带量可，色黄，阴痒。口苦，有异味。饮食可，睡眠早醒，大便正常每天一次。体略胖，身高 160cm。体重 70kg。舌红有瘀点，苔白厚，脉沉滑。中医诊断：月经过少。辨证：血脉瘀滞。治法：行气止痛、活血祛瘀。方用膈下逐瘀汤加减：桃仁 12g，丹皮 12g，赤芍 12g，乌药 12g，制延胡索 15g，甘草 6g，当归 20g，川芎 10g，制五灵脂 12g，红花 10g，枳壳 12g，香附 12g，茯苓 30g，柴胡 10g，炒栀子 12g，川怀牛膝各 20g，泽兰 15g，益母草 15g，苍白术各 15g，炒黄柏 6g，土茯苓 30g，马鞭草 15g，川断 15g，炒杜仲 20g，菟丝子 20g，补骨脂 15g。7 剂，水煎服，每日 1 剂，早晚分服。

按语：月经过少是指月经量明显减少，少于平时月经量的 1/2，或不足 30mL，或行经持续时间仅 1～2 日，甚或点滴即净，连续 2 个周期或以上。本病案中患者近一年来月经量仅为既往的 1/3，2 日干净，符合诊断。气机郁滞、瘀血内停、冲任不畅，故月经量少、色暗、经前乳胀；瘀血在小腹，气机受阻，则经前腹痛；舌有瘀点为血脉瘀滞之证。治宜行气止痛，活血祛瘀。故用膈下逐瘀汤为主方。白带色黄、阴痒，口苦、有异味，为湿热之象，故加苍术、炒黄柏、土茯苓、马鞭草清热利湿；加柴胡疏肝解郁；炒栀子清心火；泽兰、益母草、川牛膝活血调经；川断、炒杜仲、怀牛膝、菟丝子、补骨脂补肾。

十九、少腹逐瘀汤

【组成】小茴香 10g，干姜 3g，延胡索 6g，没药 3g，当归 9g，川芎 6g，官桂 3g，赤芍 6g，蒲黄 9g，五灵脂 6g。

【功效】活血祛瘀，温经止痛。

【方药源流】少腹逐瘀汤取温经汤之义，合失笑散加减化裁而成。最早载于清代王清任所著的《医林改错》："此方治少腹积块疼痛，或有积块不疼痛，或疼痛而无积块，或少腹胀满，或经血见时，先腰酸少腹胀，或经血一月见三五次，接连不断，断而又来，其色或紫、或黑、或块、或崩漏，兼少腹疼痛，或粉红兼白带，皆能治之，效不可尽述。""更出奇者，此方种子如神。"明确指出此方具有治疗痛经、癥瘕、不孕等疾病的功效。

【方解】方中小茴香入肝、肾、脾胃经，有散寒止痛、理气和胃的功效；官桂归心、脾、肝、肾经，有补火助阳、引火归原之功；干姜可发诸经之寒气，治感寒腹痛。三者合用，可除下焦寒湿而暖丹田，温通经脉。蒲黄、五灵脂共为臣药，蒲黄活血化瘀，五灵脂活血止痛，二者合用即为失笑散，可治诸瘀血停滞之证。延胡索"破血，妇人月经不调，腹中结块，崩中淋露，产后诸血病，血运，暴血冲上，因损下血"，为气中血药，在活血药的基础上配合行气药，可使血行无阻，气血畅通。川芎辛、温，辛以行散，温以通脉，乃血中气药，《本草汇言》谓其："味辛性阳，气善走窜而无阴凝黏滞之态，虽入血分，又能去一切风，调一切气。"当归、赤芍为佐药，当归补血活血，赤芍敛阴止痛，两者合用以养血为本，祛瘀不伤血，可防大队辛温之药耗伤阴血。诸药合用，共奏温经散寒、活血化瘀之功。

【适应证】少腹寒凝血瘀证。少腹积块疼痛或不痛，或经期腰酸，少腹作胀，或月经不调，其色或紫或黑。

【现代研究】

1. 主要有效成分

小茴香：其主要含有挥发油、黄酮类、多酚类、脂肪酸类等成分，现代研究证明小茴香具有镇痛、抗炎、降血脂、降血糖、抗氧化、抗菌、抗病毒、抗肿瘤、调节雌激素水平等功能活性。

肉桂：主要化学成分为挥发油、多糖类、多酚类、黄酮类及微量元素等，具有扩张血管、抗胃溃疡、抑菌、抗氧化等多种药理作用。

干姜：主要化学成分有挥发油类、非挥发性成分，含有少量黄酮类、糖苷类、氨基酸、多种维生素和多种微量元素。研究表明干姜具有抗氧化、解热抗炎、抗病原体、保肝利胆、抗肿瘤、抗溃疡、改善局部血液循环等多种药理作用。

2. 药理研究 药理实验表明，少腹逐瘀汤具有活血化瘀、镇痛、抗炎作用。有学者进行了小鼠离体子宫实验、缩宫素和己烯雌酚诱发小鼠痛经实验研究，实验结果表明，少腹逐瘀汤能明显降低正常雌性大鼠离体子宫自发运动的收缩和舒张强度，抑制缩宫素诱发的离体大鼠子宫收缩频率加快，延长“痛经”小鼠扭体反应潜伏期，明显减少扭体反应次数，认为少腹逐瘀汤具有良好的子宫解痉作用。有研究观察少腹逐瘀丸对子宫内膜异位症大鼠异位子宫内膜组织中肿瘤坏死因子和血管内皮生长因子m RNA表达的影响，结果表明少腹逐瘀丸通过降低TNF－α和VEGFm RNA的表达，可抑制子宫内膜细胞的异位黏附、种植和生长，这可能是其治疗子宫内膜异位症的作用机制之一

【治疗验案】

黄海波教授少腹逐瘀汤应用验案

患者，女，27岁，职员，2015年6月9日初诊。

痛经6年，加重3个月。月经初潮13岁，月经量中、色黯红、夹血块，末次月经2015年5月18日。每次行经小腹抽痛，需敷热水袋方能缓解，排出黑血块后则疼痛减轻。近3个月无明显诱因病情加重，本次行经时自觉小腹剧痛难忍，拒按，外敷热水袋无法缓解，经量少、色紫黑夹块，妇科B超检查未见异常。中医诊断：痛经。辨证：寒凝血瘀，治法：温经止痛、活血祛瘀。方用少腹逐瘀汤加减：藁本9g，干姜9g，肉桂5g，小茴香3g，当归12g，川芎9g，没药6g，延胡索10g，蒲黄9g（包煎），

五灵脂10g，炒吴茱萸10g，淫羊藿12g，陈皮10g，砂仁10g，桂枝9g，红花10g，益母草15g，香附10g，赤芍6g。4剂，嘱月经来潮之日起，水煎服，每日1剂，早晚分服。月经2015年6月19日来潮，痛经较前明显减轻。嘱其守方再服2个月经周期。

按语：此类患者一般由于喜食寒凉生冷或感受寒邪等多种原因，导致寒客冲任，与血相搏，致子宫冲任感寒，气血失畅，不通则痛。其临床表现为经行少腹绞痛且有定处，发冷或按之有积块，经色黑、夹血块，块下则痛减，常伴月经愆期，舌黯淡、边有瘀斑，苔白润，脉紧或涩；虚寒则表现腹胀甚于痛，喜按喜揉喜暖。实寒证治以温经止痛、活血祛瘀，方用少腹逐瘀汤加减。方中肉桂、干姜、小茴香温经散寒，当归、川芎、赤芍养营活血，蒲黄、五灵脂、没药、延胡索化瘀止痛。虚寒证治以温经散寒、化瘀通络，方用温经汤加减。方中吴茱萸、桂枝温经散寒暖宫、通利血脉，当归、川芎、白芍、阿胶、养血活血调经，牡丹皮祛瘀，麦冬、半夏、生姜润燥降逆和胃，人参、甘草补气和中。

二十、金铃子散

【组成】川楝子（金铃子）30g，玄胡（延胡索）30g。

【功效】疏肝清热，活血止痛。

【方药源流】来源于《素问病机气宜保命集》：“治热厥心痛，或发或止，久不愈者，当用金铃子散。”

【方解】方中川楝子苦寒入肝，疏肝行气，清泄肝火以止痛，为君药。延胡索活血行气，功擅止痛，为臣药。二药合用，为行气活血止痛的基本结构。以酒调服，行其药势，为使药。合而成方，疏清并举，气血同调，药简效专，宜于肝火所致诸痛。

【适应证】主治肝郁化火证。胸腹胁肋诸痛，时发时止，口苦，或痛经，舌红苔黄，脉弦数。临床常用于治疗胃炎、胆囊炎、胃肠痉挛、肋间神经痛、肋软骨炎、腹股沟疝、痛经等证属肝郁化火者。

【现代研究】

1. 主要有效成分

川楝子：含有多种类型的化合物，包括三萜、木脂素、黄酮、甾体、有机酸及其他类成分，主要成分为柠檬苦素型三萜。其具有抗肿瘤、抗氧化、抗菌、消炎镇痛、抗病毒、驱虫等广泛的作用。

2. 药理研究 研究表明，金铃子散具有抗炎、镇静的作用。有学者针对金铃子散水煎液的镇痛作用进行研究，采用热板法及醋酸扭体法建立小鼠疼痛模型，证明金铃子散水煎液高剂量组可使热板法小鼠痛阈值明显延长，醋酸所致小鼠扭体次数明显减少。以热板法、醋酸扭体法及由二甲苯制做小鼠耳廓肿胀模型，对金铃子散及单味药镇痛抗炎作用进行比较研究，得出金铃子散效果优于单方；单方药物中醋延胡索的镇痛抗炎作用最强。

【治疗验案】

崔晓萍教授金铃子散应用验案

姜某，女，38 岁，医务工作者，2015 年 3 月 10 日初诊。

主诉为阴道抽吊疼痛半年，加重 1 个月。患者正产 1 胎，人流 1 次。月经基本规律，量偏少，色暗，有血块，经前乳房胀痛，经行第 1 天少腹痛明显。半年前不明诱因偶见阴道阵发性抽痛，似有牵引，可自行缓解。近 1 个月疼痛程度及频率增加，并同时伴有小腹拘急。曾以“盆腔炎”治疗，效果不佳。末次月经为 2 月 12 日。现经期将至，症见：气急烦躁，晨起口苦、口干，两乳胀；舌黯红，苔薄黄，脉弦涩。妇科检查及妇科超声未见明显异常。辨证为肝经火盛、气血瘀滞。治拟清肝理气、活血调经。处方：当归 12g，川芎 12g，延胡索 15g，川楝子 15g，赤芍 12g，山栀 10g，青陈皮各 10g，香附 12g，郁金 12g，益母草 15g，生蒲黄 12g，五灵脂 12g，川牛膝 12g，丹参 10g，鸡血藤 10g，甘草 6g。水煎服，共 5 剂。

3 月 17 日复诊：药服毕，月经第 3 天，量一般，有血块，乳房胀痛及少腹痛皆减，睡眠好转。治拟养阴柔肝、理气止痛。处方：生白芍 30g，生地 12g，党参 15g，白术 12g，延胡索 12g，川楝子 12g，当归 12g，川芎 12g，柴胡 12g，合欢皮 12g，陈皮 10g，女贞子 10g，旱莲草 10g，五灵脂 10g，枸杞子 10g，焦三仙各 10g，甘草 10g。月经第 5 天水煎服，共 10 剂。治疗 1 个月，诸症悉除。

按语：患者吊阴痛伴有小腹拘急、心烦、口苦、两乳胀痛，结合舌脉，辨为肝郁化火，气滞血瘀，筋脉挛急。崔晓萍教授主张循期阴阳序贯疗法，即遵循月经周期各阶段阴阳消长、转化的特点，因势利导，调理阴阳。患者初诊时为经前期，血海充实，气亦偏盛，肝失条达，为实证。治疗当清心肝之火，活血理气调经。方中金铃子散、赤芍、山栀、郁金、青陈皮疏肝清心，佛手散、失笑散等加减活血养血、调经止痛。二诊时月经已来潮，症状缓解，月经第5日为肾阴生长的初级阶段，此时血海亏虚，气亦不足，肝阴亏少，筋脉不濡，治疗当以柔肝止痛为主。《类证治裁》云："肝为刚脏，职司疏泄，用药不宜刚而宜柔，不宜伐而宜和。"叶天士亦云："肝为刚脏，必柔以济之。"即以酸甘养血育阴之药以益肝"体"，使其"用"条达和畅。方中金铃子散疏散肝气止痛，芍药甘草汤柔肝和阴缓急，川芎、柴胡、合欢皮、陈皮疏肝解郁理气，当归、女贞子、旱莲草、五灵脂、枸杞子养血育阴、柔肝止痛，党参、白术、焦三仙实脾防传变。如此循月经周期阴阳序贯治疗，效果理想。

二十一、芍药甘草汤

【组成】芍药12g，甘草12g。

【功效】养血柔肝，缓急止痛。

【方药源流】芍药甘草汤来源于《伤寒论》。由芍药、甘草两味药组成，为仲景群方之魁——桂枝汤的基本组成方剂之一。在《伤寒论》112方中，有31方用芍药，70方用甘草，24方芍药和甘草伍用，用芍药而不配伍甘草者只有5方，可见二药配伍使用的重要性。本方是仲景为误汗亡阳，阳复后的脚挛急证而设。

【方解】方用芍药养血益阴，缓急止痛；炙甘草补中益气，资气血生化之源，另能缓急止痛，助芍药缓挛急、止腹痛。

【适应证】伤寒伤阴，筋脉失濡，腿脚挛急，心烦，微恶寒，肝脾不和，脘腹疼痛。现用于血虚津伤所致的腓肠肌痉挛、肋间神经痛、胃痉挛、胃痛、腹痛、坐骨神经痛、妇科炎性腹痛、痛经；以及十二指肠溃疡、萎缩性胃炎、胃肠神经官能症、急性乳腺炎、颈椎综合征等属阴血亏虚、肝脾失调者。

【现代研究】

1. 主要有效成分

芍药：包含多种生物活性物质，主要有苷类、萜类、黄酮类、鞣质类、挥发油类、酚类和糖类等化合物。芍药具有抗炎、镇痛、抗菌、抗氧化、抗癌、抗抑郁和抗肝纤维化等作用；对自身免疫性疾病、心脑血管疾病和神经退行性疾病也能起到改善和治疗作用。

2. 药理研究 研究表明芍药甘草汤可促进细胞内的花生四烯酸向磷脂的渗入，使游离的花生四烯酸减少，从而减少前列腺素合成，达到治疗痛经的目的。芍药甘草汤在动情期对子宫收缩频率、收缩强度的抑制作用与剂量呈正相关；而在间情期对收缩频率仅有抑制倾向，但对收缩强度抑制作用非常显著。通过在子宫平滑肌细胞中掺入花生四烯酸（AA）及前列腺素（PG），研究芍药甘草汤对其释放的影响，发现明显抑制人子宫平滑肌细胞 PGE、$PGE_{2\alpha}$及 6 - Keto - $PGF_{1\alpha}$的合成，同时发现对子宫平滑肌细胞胞液磷脂酶 A_2（$cPLA_2$）具有抑制作用。

【治疗验案】

叶晨玉教授芍药甘草汤应用验案

患者丙，女，28 岁。经期腹痛 3 年。2012 年 12 月 18 日初诊。

患者 15 岁月经初潮，量、色、周期正常，行经期间未见明显不适。3 年前因工作压力大，出现情绪紧张，心烦易怒，经期腹痛，曾在妇科诊断为“原发性痛经”，间断服用中药治疗，经期腹痛稍有减轻。1 日前，正值经期来潮，气候寒冷，外出受凉，即感少腹疼痛难忍。就诊时，少腹冷痛，拒按，喜温，经量较少，色暗里有血块，面色苍白，手足冰凉，腰酸腹痛，舌质淡，苔白腻，脉沉而紧。四诊合参，证属寒凝胞宫，冲任气滞。治宜温经散寒，活血化瘀，缓急止痛。方用芍药甘草汤加味：酒杭芍 20g，炙甘草 10g，醋灵脂 10g，生蒲黄 10g，醋延胡索 10g，归身 6g，炮干姜、小茴香各 6g，制没药 5g。上药水两煎温服，1 剂/日。患者如法服药 3 日，疼痛明显好转，后以上方加减调治半年而愈。

按语：本案患者由于精神过度紧张而致气血逆乱，再加上外感寒凉，血失温煦，气血凝滞，寒阻于冲任胞宫之间，致使经血流通不畅，不通则痛，故治宜温经散寒，活血化瘀，缓急止痛。以芍药甘草汤合失笑散活血化瘀止痛。方中芍药、甘草柔筋缓急止痛，当归、延胡索、制没药养血活血、祛瘀止痛，炮干姜、小茴香行气调血、温肾暖宫、散寒止痛。诸药如此合用，恰中病机，故收良效。

第二十三章 刘瑞芬教授临床经验方

一、调经1号方

【组成】紫石英30g（先煎），淫羊藿18g，枸杞子12g，熟地黄18g，当归12g，续断30g，菟丝子18g，山药18g，茯苓15g，柴胡12g，醋香附12g，川牛膝15g，红花12g，丹皮12g，陈皮12g，炙甘草6g。

【功效】补肾益精，养血调经。

【方药源流】本方以《景岳全书》当归地黄饮、归肾丸为基础方，进一步加减化裁，加入温补肾阳、养血活血、清热凉血、理气健脾之品而成。

【方解】方中熟地黄、当归滋补阴血，益肾填精，为君药；紫石英、淫羊藿温补肾阳，枸杞子滋补肾阴，菟丝子、续断平补肾阴肾阳，用之为臣；川牛膝、红花、丹皮养血活血，又可清血中余热，补而不滞，防诸药温燥，柴胡、香附、陈皮调畅气机，山药、茯苓健脾和胃以助运化，共为佐药。炙甘草调和诸药，为使。

【适应证】肾气虚证。证见月经周期延后、迟发或闭经，经量少、色淡暗，头晕耳鸣，腰膝酸软，精神疲倦，舌淡，苔薄白，脉沉细，两尺尤甚；或子宫发育不良，性欲淡漠，夜尿多，眼眶暗，面部暗斑，或环唇暗，舌质淡暗，苔白，脉沉细尺弱等。临床用于闭经、月经后期、月经过少等，可用于妇科痛证、血证之肾虚及恢复血证之正常周期的调治。

附：加减调经1号方

【组成】紫石英60g（先煎），淫羊藿18g，枸杞子12g，熟地黄18g，当归12g，续断30g，菟丝子18g，山药18g，茯苓15g，柴胡12g，醋香附12g，川牛膝15g，红花12g，丹皮12g，陈皮12g，炙甘草6g，阿胶10g（烊化），鹿角胶12g（烊化），麦冬12g，黄芩12g，木香12g，胎盘粉3g（冲服）。

【功效】补肾益精，养血调经。

【方药源流】于调经1号方基础之上，加入阿胶、鹿角胶、胎盘粉等血肉有情之品，大补阴血；增加紫石英用量，以增温补肾阳之功；加黄芩、麦冬清热养阴，防诸药温燥；加木香理气和胃助运化，防止滋腻碍胃。

【方解】方中阿胶、鹿角胶、胎盘粉温肾阳，大补阴血，为君药。紫石英、淫羊藿温补肾阳，熟地黄、当归、枸杞子滋补阴血、益肾填精，菟丝子、续断平补肾阴肾阳，用之为臣，助升肾气；川牛膝、红花、丹皮养血活血，又可清血中余热，补而不滞，黄芩、麦冬清热养阴，防诸药温燥，柴胡、香附、陈皮调畅气机，山药、茯苓、木香健脾和胃以助运化，共为佐药。炙甘草调和诸药，为使。

【适应证】同调经1号方。

二、调经2号方

【组成】酒黄精12g，党参30g，沙参18g，麦冬12g，生地12g，白芍9g，牡蛎18g（先煎），酒萸肉12g，黄芩9g，丹皮9g，茯苓12g，炙甘草6g。

【功效】益气养阴，固冲调经。

【方药源流】刘瑞芬教授在益胃汤、两地汤的基础上加用酒黄精12g，党参30g，牡蛎18g，酒萸肉12g，黄芩9g，丹皮9g，茯苓12g，炙甘草6g，将其命名为调经2号方。在滋阴清热的基础上增加了党参、茯苓、酒黄精等益气健脾之品，增强了全方健脾统血之力。

【方解】方中党参、生地共为君药，能健脾益气，清热生津，脾气健旺，血得以统摄，清热凉血则防热入血分、迫血妄行；黄精、茯苓、沙参、麦冬为臣药，补肺脾气阴清虚热；佐以白芍、牡蛎、酒萸肉收敛止血，滋阴养血，黄芩、丹皮清透虚热；炙甘草调和诸药。

【适应证】主治气阴两虚证。证见月经周期提前，量多或量少，或经间期阴道少量流血；色深红或紫红，质稠；神疲肢倦，气短懒言，小腹空坠；或腰膝酸软、面色晦暗；两颧潮红，手足心热，咽干口燥；舌红，少苔，脉沉细弱。适用于月经先期、经间期出血而见上述诸症者。

【刘瑞芬工作室应用案例】

吉某，女，34岁，2017年12月1日初诊。

主诉：经期较前延长，两次月经中间阴道少量流血半年余。

病史：LMP：11月25日，周期31日，量少色深，少量血块，稍微腹痛，现月经第7日。11月16、17、18日见阴道流血，白带色黄，无异味，无阴痒。倦怠乏力，气短懒言，面色㿠白，纳眠可，二便调。11月28日B超：子宫肌瘤1.9cm×1.2cm。舌暗红，苔薄白，脉沉细。

诊断：经期延长，经间期出血。

辨证分型：阴虚血热证。

治法：益气滋阴清热，固冲调经。

处方：（1）调经2号方（加减）。酒黄精12g，党参30g，沙参18g，麦冬12g，生地12g，白芍9g，牡蛎18g（先煎），酒萸肉12g，黄芩9g，丹皮9g，茯苓12g，炙甘草6g，三七粉3g，茜草12g，海螵蛸15g，龟甲胶（烊化）6g，薏苡仁30g，炒扁豆30g。14剂，水煎服，日1剂，早晚分服。

（2）月经第14日开始服地屈孕酮片（达芙通）10mg，每日2次，服用12日。

（3）服完处方一后平时服用安坤颗粒、还少胶囊。

按语：患者阴虚血热证，见经间期出血，血色暗，夹血块，伴腹痛。舌暗红、苔薄白、脉沉细皆为血热阴虚之表现。治以调经2号方，其中酒黄精、沙参、麦冬清虚热，党参、生地健脾益气、清热生津，佐茜草、三七粉、海螵蛸清热凉血，加牡蛎、龟甲胶补肾滋阴，使清热不伤阴，薏苡仁、炒白扁豆健脾化湿，顾护脾胃。诸药共奏滋阴清热、固冲调经之功。以达芙通辅助调节月经周期，中药服完再配用安坤颗粒、还少胶囊巩固治疗。以上法连续治疗3个月经周期，经间期出血完全改善，周期恢复正常。停药1个月随诊，未复发。

附：加减调经2号方

【组成】酒黄精12g，党参30g，沙参18g，麦冬12g，生地12g，白芍9g，牡蛎18g，酒萸肉12g，黄芩9g，茯苓12g，炙甘草6g，续断18g，女贞子15g，墨旱莲18g，茜草12g，海螵蛸18g，木香9g，炒谷芽12g，炒稻芽12g，三七粉3g。

【功效】益气养阴，活血调经。

【方解】此方在调经2号方的基础上，去丹皮，加续断、女贞子、墨旱莲、茜草、海螵蛸、木香、炒谷芽、炒稻芽、三七粉。续断补肝肾，续筋骨，调血脉；女贞子补肝肾，强腰膝；墨旱莲、茜草联用滋补肝肾，凉血祛瘀固经；海螵蛸收敛止血，三七粉散瘀止血，木香行气止痛；炒谷芽、炒稻芽和中消食，健脾开胃。

【适应证】同调经 2 号方。

三、调经 3 号方

【组成】党参 30g，炙黄芪 30g，当归 12g，熟地 15g，陈皮 12g，白芍 12g，桑椹 18g，茯苓 12g，炒白术 12g，淫羊藿（仙灵脾）18g，续断 18g，香附 15g，川芎 12g，红花 12g，炙甘草 6g，紫石英 30g（先煎）。

【功效】补气养血，益肾调经。

【方药源流】调经 3 号方由经典名方八珍汤加减而来。八珍汤组成为人参、白术、白茯苓、当归、川芎、白芍、熟地黄、甘草，该方在此基础上加补肾的紫石英、桑椹、淫羊藿（仙灵脾）、续断，理气的香附、陈皮，活血的红花，同时重用黄芪补气。

在现存古籍中，发现名为“八珍汤”的方剂主要有七首，但其来源、方药组成、功效主治、用法用量等均有所不同。最早“八珍汤”之名见于元代·沙图穆苏所著《瑞竹堂经验方》一书，全方由人参、白术、茯苓、当归、川芎、白芍、熟地、炙甘草八味以等量入药，原书载其主治：“脐腹疼痛，全不思食，脏腑怯弱，泄泻，小腹坚痛，时作寒热。”常用于治疗久病失治、病后失调或失血过多所致之气血两虚之证。之后，在元代·朱震亨所著《丹溪心法》卷四中，出现了以治疗虚损所致脾胃不和诸症的“八珍汤”，该方由当归、赤芍、川芎、熟地、人参、白茯苓、甘草、砂仁等分入药，较之前方，去白术，添砂仁，且煎煮时配生姜、大枣，侧重于治疗虚损之气血两虚、脾胃不调证。到了明代，大医家薛己在其著作《正体类要》中将此方（《瑞竹堂经验方》中八珍汤）药物剂量略微调整后，常用于治疗外伤失血过多所致气血皆虚，正如书中记载“治伤损等症，失血过多，或因克伐血气，耗损恶寒、发热烦躁等症。”《王旭高医书六种》更明确指出：“四物地芍与归芎，血家百病此方通。八珍合入四君子，气血双疗功独崇。”随后，“八珍汤”的临床应用范围不断扩大，明代·申斗垣所著《外科启玄》中记载，“八珍汤”常用于治疗痘症日久、气血已亏之证，《医方集解》有言：“四君合四物名八珍，主治心肺虚损，气血两虚，及胃损饮食不为肌肤。”其注曰：“心主血，肺主气，四君补气，四物补血……血气充，然后肌肉长。”此时的“八珍汤”已去白术、白芍，加了砂仁、白芷，共奏理气活血、渗湿敛肌之效。

清代·陈士铎《石室秘录》中亦记载了“八珍汤”（当归三钱，白芍二钱，黄芪三钱，白术三钱，柴胡五分，熟地五钱，升麻五分，人参一钱，茯苓一钱，川芎一钱），主治气沉血滞而成的呕逆、躄废之证；又有清代·怀远《医彻》卷四中记载的“八珍汤”，经加减后主要用于养胎保胎及产后气血两虚四肢乏力的治疗；《青囊全集》中所记“八珍汤”则侧重于治疗“遍身伤，老人气弱气虚者。

到了近现代，八珍汤则更是被广泛应用于内、外、妇、儿各科，这些“八珍汤”的组方中，《瑞竹堂经验方》及《正体类要》中所载为后世医家临证加减之基础，且应用广泛，故沿用至今。

【方解】方以党参、黄芪、熟地为君以益气养血，茯苓、白术健脾益气，白芍善敛阴柔肝养血，川芎行气活血；当归补血调经、活血止痛，为妇科要药；淫羊藿补肾壮阳，紫石英温肾助阳、补益肝肾，桑椹善补肝肾之阴，续断平补肾阴肾阳，四药合用，“阳中求阴，阴中求阳”，阴阳相济，共奏补肾之功。陈皮理气和胃，香附调畅气机，川芎、红花养血活血调经，共为佐药。炙甘草补虚益气，调和诸药，为使药。

【适应证】气血两虚兼肾虚证。证见月经延后，经量少，色黯或淡，质清稀，或带下清晰；或神疲体倦乏力，小腹隐痛，头晕眼花，心悸少寐，面色苍白或萎黄；或腰膝酸软，头晕耳鸣，面色晦暗，舌淡，苔薄白，脉细弱。适用于月经后期、月经量少等，见上述诸证者。

【刘瑞芬工作室应用案例】

赵某，年龄40岁，2016年4月22日初诊。

主诉：月经周期提前近4年。

患者4年前至今月经周期为21日左右，量少，既往月经5/21日，量少色暗有血块，月经来前4～5日，小腹胀。LMP：4月15日，周期22日，5日净，量少有血块，常感无力气，腰酸，现月经第7日。白带正常，G4P1L1A3，纳可，眠浅易醒，下腹凉，小便调，大便干，3～4日一行。舌淡红，脉沉细。

2016年4月12日妇科彩超示：子宫附件未见异常。

诊断：月经先期，计划妊娠。

辨证分型：气血两虚，肾虚血瘀。

治法：固肾益气，养血祛瘀。

处方：

（1）调经3号方（加减）：党参30g，炙黄芪30g，当归12g，紫石英30g（先煎），熟地15g，白芍12g，桑椹子18g，茯苓12g，炒白术12g，淫羊藿（仙灵脾）18g，续断18g，香附15g，川芎12g，陈皮12g，炙甘草6g，莲子肉12g，山药30g，丹皮12g，黄芩12g，三七粉3g（冲服），益母草12g。12剂，水煎服。

（2）麒麟丸，一次6g，一日2次。

（3）月经第16日服用黄体酮胶囊，一次0.1g，一日2次，服用9日。

患者如法服用3个月经周期，月经28日一行，半年后怀孕。

按语：本例患者因月经先期近4年来诊，患病日久，月经量少有血块，下腹凉，为气血虚兼有肾虚证，肾气虚弱，冲任不固，不能制约经血，使得月经提前而至。因经前期阴盛阳衰，应加温肾阳之药以促进肾阳之生长。治疗以调经3号方补益气血，固肾调经，因患者有计划妊娠，所以去红花，减其活血化瘀之效，加莲子肉、山药补肾健脾，丹皮、黄芩清热养阴安胎，三七、益母草活血调经。全方或补或清，有助于患者消除疾病困扰。配以麒麟丸补肾填精、益气养血，黄体酮调节月经周期，提高体内孕激素水平。

附：加减调经3号方

【组成】党参30g，炙黄芪30g，当归12g，紫石英30g（先煎），熟地15g，白芍12g，桑椹子18g，茯苓12g，炒白术12g，淫羊藿18g，续断18g，香附15g，川芎12g，红花12g，陈皮12g，炙甘草6g，丹参18g，木香12g，柴胡12g，莲子心12g。

【功效】益气活血，补肾疏肝。

【方解】此方在调经3号方的基础上，加丹参、木香、柴胡和莲子心四味药，丹参增加养血活血调经之效，木香增强陈皮理气和胃之功，柴胡疏肝解郁，调畅气机，莲子心养心安神，共为佐药，使得此方在调经3号方的基础上更添疏肝行气之效。

【适应证】气血两虚兼肾虚肝郁血瘀证。证见月经延后，经前乳房胀痛，经量少，色黯或淡，质清稀，或带下清稀；或神疲体倦乏力，小腹隐痛，头晕眼花，心悸少寐，面色苍白或萎黄；或腰膝酸软，头晕耳鸣，面色晦暗，舌淡，苔薄白，脉细弱。适用于月经后期、月经量少等而见上述诸症者。

【刘瑞芬工作室应用案例】

李某，29 岁，2016 年 6 月 13 日初诊。

主诉：月经推迟两年余。

病史：患者两年前出现月经推迟，平素月经 5～10/45～60 日，量中等，色暗红，少量血块，经前乳房胀痛，经行烦躁，偶有腰酸腹痛。患者于 2015 年 3 月剖宫产一男孩。2015 年 10 月月经来潮，量中等，色暗红，少量血块，其他无明显不适。2015 年 11 月开始出现月经量多，色暗红，血块增多。12 月 11 日于德州市人民医院行妇科彩超检查示：子宫内膜 2.3cm，回声不均，于该院行中药调理。2016 年 3 月复查，妇科彩超示：子宫内膜 1.2cm，后继续服用中药调理。现月经 4～7/30～45 日，量中等，色暗红，少量血块，经前乳房胀痛，经行腰酸痛，其他无明显不适。LMP：5 月 24 日，周期 43 日，量中等，色暗红，少量血块，现月经第 20 日。自觉疲倦乏力，腰酸。白带量多，无瘙痒，无异味。G2P1L1A1，自然流产 1 次，怕冷，纳可，易醒，醒后难以入睡，小便调，大便两日一行。苔薄白，脉弦细。

诊断：月经后期。

辨证分型：气血两虚，肾虚肝郁。

治法：益气活血，补肾疏肝。

处方：

（1）调经 3 号方（加减）。党参 30g，炙黄芪 30g，当归 12g，紫石英 30g（先煎），熟地 15g，白芍 12g，桑椹子 18g，茯苓 12g，炒白术 12g，淫羊藿 18g，续断 18g，香附 15g，川芎 12g，红花 12g，陈皮 12g，炙甘草 6g，丹参 18g，木香 12g，柴胡 12g，莲子心 12g，鸡内金 12g，酸枣仁 12g，丹皮 12g，麦冬 12g，砂仁 12g（后入）。14 剂，水煎服，日 1 剂，早晚分服。配复方阿胶浆同时服用。

（2）八珍颗粒、疏肝颗粒（服完中药后服用）。

二诊：6 月 27 日。LMP：6 月 25 日。量中色红，无血块。上方继服。随访半年，月经周期正常。

按语：患者月经推迟长达两年之久来诊，多属虚实夹杂。虚者因肾虚、血虚、虚寒导致精血不足，冲任不充，血海不能按时满溢而经迟；实者多因血寒、气滞等导致血行不畅，冲任受阻，血海不能如期满盈，致使月经延期而来。此时肾阴渐长，是奠定周期演变物质基础的时期，卵泡的发育及内膜的生长都有赖于肾阴的滋养，故此时应以补肾阴为主，佐以补肾阳以“阳中求阴”，并理气活血，疏导冲任气机，利于月经按时来潮，患者表现怕冷、经前乳房胀痛、经行烦躁、偶有腰酸腹痛皆为佐证。治疗以调经 3 号方加减，益气活血调经，补肾疏肝行气，并配有鸡内金、砂仁健运脾胃，酸枣仁宁心安神，阿胶补血滋阴，丹皮凉血活血化瘀，麦冬养阴清热，使全方温而不燥，补而不滞。最后以八珍颗粒和疏肝颗粒巩固疗效。

四、调经 4 号方

【组成】柴胡 12g，香附 15g，麦芽 18g，当归 12g，赤芍 12g，白芍 12g，茯苓 12g，白术 12g，青皮 12g，陈皮 12g，丹皮 12g，栀子 6g，续断 18g，菟丝子 15g，炙甘草 6g。

【功效】疏肝行气解郁，清热调经止痛。

【方药源流】刘瑞芬教授根据临床经验所创制的调经 4 号方，是根据丹栀逍遥散加减而成的。丹栀逍遥散又名加味逍遥散，本方来自清代《内科摘要》，系逍遥散（《太平惠民和剂局方》）去生姜、薄荷，加丹皮、栀子而成，原方为汤剂，亦可作丸、散剂。治疗“肝脾血虚发热，或潮热晡热，或自汗盗汗，或头痛目涩，或怔忡不宁，或颊赤目干，或月经不调，或肚腹作痛，或小腹重坠，水道涩痛，或肿痛出脓，内热作渴等症”。逍遥散载于《太平惠民和剂局方》卷之九“治妇人诸疾”篇，所治为“血虚劳倦，五心烦热，肢体疼痛，头目昏重，心忪颊赤，口燥咽干，发热盗汗，减食嗜卧，及血热相搏，月水不调，脐腹胀痛，寒热如疟。又疗室女血弱阴虚，荣冲不和，痰嗽潮热，肌体羸瘦，渐成骨蒸”。

成书于清·康熙年间的《医方集解》，将逍遥散归于和解剂，扩大了逍遥散的应用范围，凡是需要和解的疾患都可以考虑用逍遥散治之。

与《医方集解》几乎同时问世的《医贯》，在论及郁证时说“木郁则火亦郁于木中矣。不特此也，火郁则土自郁，土郁则金亦郁，金郁则水亦郁。五行相因，自然之理。唯其相因也，予以一方治其木郁，而诸郁皆因而愈。一方者何？逍遥散是也”，又推而广之，曰：“凡寒热往来，似疟非疟，恶寒发热，呕吐，吞酸嘈杂，胸痛胠痛，小腹胀闷，头晕盗汗，黄疸瘟疫，疝气飧泻等症，皆对证之方。推而伤风、伤寒、伤湿，除直中外，凡外感者，俱作郁看，以逍遥散加减出入，无不获效。如小柴胡汤、四逆散、羌活汤，大同小异，然不若此方之响应也。”

清代吴谦《医宗金鉴》“删补名医方论”中论及逍遥散时说，“治肝家血虚火旺……妇人经水不调，脉弦大而虚”，该书认为，肝性急而善怒，其气易郁，上郁则头眩、耳鸣、目赤，中郁则胸胁胀满或吞酸，下郁则少腹痛且溲溺不利。何方适宜？逍遥散也。方中柴胡一味，遂其曲直之性，畅达木郁，故名逍遥矣。

清代高鼓峰《医宗己任编》中有一首黑逍遥散方，其组成为逍遥散加熟地。其功效为养血疏肝，健脾和中。主治因肝郁血虚、脾胃不和所致的胁痛头眩、胃脘疼痛，以及妇人郁怒伤肝，致血妄行，赤白淫闭，沙淋崩浊等。

清代江笔花在《笔花医镜》中说：“女科除外感内伤外，不外血虚与肝郁，所以治疗女科病，四物、逍遥二方，首当考虑。”他把逍遥散作为妇科病的首选方之一。

当代医家对逍遥散的使用也有许多的发挥。

秦伯未教授治疗肝硬化，以调理肝脾为基本大法，而最基本的方剂当推逍遥散。这个方剂可以用于肝硬化早期，也能用来善后，随证加减，即可以贯穿在肝硬化治疗过程的全部治法之内。

蒲辅周教授认为逍遥散疏肝解郁，健脾和营，作用很好。他以丹栀逍遥散治疗肝郁证高血压、胸膜炎以及颈淋巴结核，依病情不同分别加入决明子、夏枯草、珍珠母，或青皮、郁金，或消瘰丸等，收效满意。

王绵之教授认为逍遥散具有从三个环节调整脏腑功能的特点，即调节肝郁、血虚、脾虚。当归为第一君药，白芍为第二君药；臣药是茯苓、白术；而丹栀逍遥散可以清解三焦之郁火，是对逍遥散的发展。

七代世医出身的赵清理教授，遵“万寿堂”祖训，善解郁证，对逍遥散运用娴熟，家传逍遥散活用的方子就有七十首之多，堪称运用逍遥散之大家。

【方解】柴胡疏肝解郁，使肝气得以条达，又加香附增加疏肝解郁、调经止痛的疗效，共为君药；当归甘辛苦温，养血和血；赤芍性苦微寒，散瘀止痛；白芍酸苦微寒，养血敛阴，柔肝缓急，共为臣药。白术、茯苓健脾去湿，使运化有权，气血有源，炙甘草益气补中，缓肝之急，加入丹皮、栀子针对肝郁化火等症，疏肝清热。“经水出诸肾”，故调经之余要注意对肾的顾护，故加入续断、菟丝子补肾，以增调经之效。中医素有“百病皆生于气”之说，且“气行则血行”，麦芽疏肝理气，青皮、陈皮既能帮助柴胡、香附疏肝，又能行气以助血行，共为佐药。

【适应证】主治肝郁化火所致的崩漏、月经量多或量少、经期延长、月经先期或后期、经行吐衄、经行腹痛、经行乳房胀痛、经断前后诸证等。

五、调经 5 号方

【组成】当归 12g，赤芍 12g，白芍 12g，柴胡 12g，香附 15g，麦芽 18g，薄荷 9g（后入），茯苓 12g，炒白术 12g，川牛膝 18g，红花 12g，盐续断 18g，菟丝子 15g，牡丹皮 12g，栀子 6g，青皮 12g，陈皮 12g，炙甘草 6g。

【功效】疏肝清热，补肾健脾，活血通经。

【方解】方中柴胡苦平，疏肝解郁，使肝气得以条达，为君药。白芍酸苦微寒，养血敛阴，柔肝缓急；当归甘辛苦温，养血和血，乃血中气药。当归、白芍与柴胡同用，补肝体，调肝用，共为臣药。佐以白术、茯苓、炙甘草健脾益气，香附、青皮、陈皮、麦芽、薄荷疏肝理气，麦芽又可回乳，红花、川牛膝活血调经，川牛膝又引血下行，丹皮、栀子、赤芍清肝经郁热，续断、菟丝子补肾调经。甘草调和诸药，为使药。本方较“调经 4 号方”加入了薄荷、川牛膝、红花，以增活血通经之效。

【适应证】肝郁肾虚证。证见月经延后或停闭，经量正常或少，色暗红，有血块；经前或经行乳房胀痛，胸胁胀，小腹胀痛，腰膝酸软；舌质暗红，苔薄白，脉弦。适用于高泌乳素血症而见上述诸症者。

【刘瑞芬工作室应用案例】

汪某，女，33 岁，2019 年 1 月 6 日初诊。

主诉：双乳房偶触痛半年。

病史：近半年无明显诱因出现双乳房触痛，触及结节，无红无肿，近两日触及双腋下结节，无触痛，现停哺乳一年，余无不适，纳眠可，小便调，大便干，3～5 日一行。2019 年 1 月 4 日乳腺 B 超：双乳腺腺体结构紊乱，局限性导管扩张，右侧腋下探及 0.5cm×0.4cm 囊实性结节。平素月经规律，25 日一行，量少，5 日净，经行第 1 日下腹疼痛。LMP：12 月 16 日，现月经第 20 日。舌黯红，苔薄白，脉沉细。

诊断：双乳腺体增生，痛经，双乳导管扩张。

辨证分型：肝郁脾虚兼血热证。

治法：疏肝清热，补肾健脾，调经止痛。

处方：

（1）调经5号方加橘核12g，荔枝核12g，夏枯草12g，龟甲胶6g（烊化），楮实子12g，炒谷芽12g，炒稻芽12g。14剂，水煎服，日1剂，早晚分服。

（2）经痛停方加生黄芪30g，党参30g，莪术12g，砂仁12g（后下）。7剂，水煎服，日1剂，早晚分服，经前3日开始服用。

二诊：2019年1月27日。患者乳房胀痛明显减轻，LMP：1月16日，量中，色红，无腹痛，余无不适。纳眠可，二便调。舌红，苔白，脉沉细。

处方：上（1）方继服。

继续以上方加减服用3个月经周期，复诊乳房胀痛基本消失，痛经消失。

按语：患者双乳房触痛半年余，其临床症状和检查结果皆表现为乳胀属肝郁脾虚兼血热证。调经5号方以柴胡为君药，疏肝理气；白芍、当归共为臣药，补肝体，调肝用；佐以白术、茯苓、炙甘草健脾益气，香附、青皮、陈皮、麦芽、薄荷疏肝理气，麦芽又可回乳，红花、川牛膝活血调经，川牛膝又引血下行，牡丹皮、栀子、赤芍清肝经郁热。全方共奏疏肝清热、补肾健脾、调经止痛之效。

六、调经6号方

【组成】炒苍术12g，炒白术12g，茯苓18g，陈皮12g，清半夏9g，胆南星9g，泽兰12g，当归12g，枸杞12g，菟丝子15g，续断18g，神曲12g，香附15g，紫石英60g（先煎），淫羊藿18g，牡丹皮12g，黄芩9g，炙甘草6g。

【功效】化痰除湿，补肾活血调经。

【方解】方中苍术、白术、茯苓、陈皮健脾祛湿；清半夏、胆南星、陈皮清热理气化痰；枸杞子、菟丝子、续断、紫石英、淫羊藿补肾培元；泽兰、当归、丹皮养血活血调经，泽兰又可利水，神曲健脾消食，兼助脾运；香附疏肝理气，气行则血行；黄芩燥湿，又可清痰热；炙甘草调和诸药。

【适应证】痰湿阻滞，肾虚血瘀证。证见月经周期正常或延后，经量正常或少，色淡红，质黏腻，有血块；形体肥胖，胸闷泛恶，神疲体倦，腰膝酸软：舌淡红，苔白腻，脉滑。适用于闭经、多囊卵巢综合征、子宫肌瘤等见上述诸证者。

七、杞菊地黄丸加减方

【组成】枸杞 12g，菊花 12g，山药 15g，酒萸肉 15g，泽泻 9g，茯苓 12g，丹皮 9g，当归 12g，川芎 15g，炙黄芪 30g，白芷 15g，香附 12g，延胡索 18g，炙甘草 6g，麦冬 15g。

【功效】滋肾养阴，清肝活血。

【方药源流】刘瑞芬教授在杞菊地黄丸基础上加用养血益气、理气活血之品组成杞菊地黄丸加减方。杞菊地黄丸由六味地黄丸加枸杞、菊花而来，出自《麻疹全书》，是治疗肝肾阴虚引起诸多临床症状的代表方、常用方。六味地黄丸出自宋代医家钱乙所著的《小儿药证直诀》，由汉代医圣张仲景的金匮肾气丸加减而成，临床主要用于肾阴亏损、头晕耳鸣、腰膝酸软、骨蒸潮热、盗汗遗精、消渴等。

【方解】本方中枸杞子、菊花滋阴、清热、平肝，为君；酒萸肉补养肝肾、涩精，山药健脾固肾，茯苓健脾淡渗利湿，助山药健脾运，取脾胃为后天之本之意，用泽泻利湿而泄肾浊之功以减方中之滋腻，牡丹皮清泻虚热，制茱萸之温涩，共为臣。当归、川芎养血活血，炙黄芪补中益气，香附、延胡索理气疏肝止痛，白芷入肺、脾、胃经，为阳明经引经药，共为佐药；麦冬养阴，炙甘草调和诸药，为使。诸药合用，使滋补而不留邪，降浊而不伤正，乃补中有泻，寓泻于补，使补而不滞，为滋肝补肾之良方。

【适应证】肾阴虚证。证见经行头痛或绝经前后，月经紊乱，量或多或少，色鲜红，质稠，头晕耳鸣，腰酸腿软，烘热汗出，五心烦热，失眠多梦，口燥咽干，或皮肤瘙痒；舌红，苔少，脉细数。适用于月经前后诸证、绝经前后诸证、卵巢功能不全等见上述诸证者。

【刘瑞芬工作室应用案例】

赵某，女，36 岁，2022 年 1 月 3 日初诊。

主诉：经行头痛伴月经先期 2^+ 年。

2 年前出现经行头痛，近 1 年头痛加重难忍，自服布洛芬。

既往月经：7/25 日，量多，色黯，有血块，余无不适。

LMP：2021 年 12 月 14 日（经期 25 日），7 日净，行经 1 ~3 日纸擦可，4 日后量中，色暗红，少块，伴头痛。现行经 21 日。带下量少。

纳眠可，二便调。舌暗红，脉沉细。G3L1P1A2。

中医诊断：经行头痛。

西医诊断：经前期综合征。

辨证分型：肝郁肾虚证。

治法：疏肝解郁，滋补肝肾。

处方：①枸杞子 12g，川芎 15g，当归 12g，菊花 12g，牡丹皮 9g，炙甘草 6g，麦冬 15g，醋延胡索 18g，醋香附 12g，白芷 12g，炙黄芪 30g，泽泻 9g，酒萸肉 12g，山药 15g，茯苓 12g，红景天 12g，沙参 15g，莲子 12g，芡实 12g，陈皮 12g，阿胶 6g（烊化）。14 剂，水煎服，日 1 剂，早晚温服。②杞菊地黄丸 8 丸，每日 3 次；散结镇痛胶囊 4 粒，每日 3 次。

二诊：2022 年 1 月 21 日。LMP：1 月 14 日（经期 31 日），7 日净，量较前少，色黯，少块，经前乳胀，头痛减轻。现行经 8 日。纳眠可，二便调。舌脉同前。

处方：上方 21 剂，水煎服，日 1 剂，早晚温服。

三诊：2022 年 5 月 27 日。LMP：5 月 17 日。7 日净，量多，色可，多块，小腹隐痛，头痛不甚，疲倦乏力，余可。现行经 11 日。带下可。纳可，眠一般，入睡困难，多梦易醒，二便调。药后 2 个月无经行头痛，中成药未服。

处方：上方加益母草 15g，首乌藤（夜交藤）30g。14 剂，水煎服，日 1 剂，早晚温服。

按语：患者素体阴虚、肝气郁结，经行之际，阴血下注冲任胞宫，不能濡养脑窍，阳亢于上，故经行头痛；阴虚火旺，热扰冲任，迫血妄行，故月经先期。刘瑞芬教授认为本病与肾水不足，水不涵木，肝失疏泄关系密切，自拟杞菊地黄加减方治疗。六味地黄丸加麦冬、沙参滋补肝肾之阴；枸杞、菊花均入肝经，上行于头目，用于柔肝止痛；红景天、黄芪、当归、阿胶补气养血，山药健脾补肾，使之气血充足，得以上行而濡养头目；川芎、白芷活血行气、祛风止痛，为治头痛之要药；醋香附及延胡索增其活血行气止痛之功；莲子、芡实、陈皮健运脾胃祛湿，促进药物吸收；炙甘草调和诸药。三诊时因患者月经量多有块，睡眠欠佳，故加益母草活血化瘀，调经止痛；夜交藤养心安神、交通心肾。方证相应，患者经行头痛症状明显改善。

八、通用止血方

【组成】益母草30g，马齿苋30g，党参30g，炙黄芪30g，熟地黄18g，续断18g，生蒲黄18g（包煎），三七粉3g（冲服），地榆30g，茜草炭15g，贯众炭30g，仙鹤草30g，棕榈炭15g，赤石脂12g，海螵蛸30g，煅龙骨30g（先煎），煅牡蛎30g（先煎），炙甘草6g。

【功效】化瘀清热，益气养阴，固经止血。

【方解】方中益母草、马齿苋活血调经，清热凉血止血，塞流，共为君药；党参、炙黄芪、熟地黄益气养阴，炒续断补气培元，共为臣药：蒲黄、三七粉化瘀止血，生地榆、茜草炭、贯众炭凉血止血，仙鹤草、陈棕炭收敛止血，赤石脂、海螵蛸、煅龙骨、煅牡蛎收敛止血，诸药合用，增强止血之功，共为佐药；炙甘草调和诸药，为使药。

【适应证】主治气阴两虚兼血瘀证。证见经血非时而下，或量少淋漓不尽，或量多势急，或时多时少，时出时止；或见月经量多；或见经期延长，经量或多或少；色紫黯，有块；经行腹痛拒按，体倦乏力，头晕；舌质紫黯或有瘀点，脉涩。适用于崩漏、月经量多、经期延长等见上述诸症者。

九、宫宁方

【组成】党参18g，仙鹤草30g，白芍15g，地榆30g，茜草15g，海螵蛸30g，黄芩9g，蒲黄15g（包煎），生地黄12g，甘草6g，三七粉3g（冲服）。

【功效】清热祛瘀，止血调经。

【方药源流】本方组成包括海螵蛸和茜草，其来源于四乌贼骨一芦茹丸，该方出自《素问·腹中论》，首开妇科方剂之先河。《素问·腹中论》曰："有病胸胁支满者，妨于食，病至则先闻腥臊臭，出清液，先唾血，四支清，目眩，时时前后血，病名为何，何以得之？岐伯曰：病名血枯，此得之年少时，有所大脱血。若醉入房，中气竭，肝伤，故月事衰少不来也。帝曰：治之奈何？复以何术？岐伯曰：以四乌贼骨一芦茹，二物并合之，丸以雀卵，大小如豆，以五丸为后饭，饮以鲍鱼汁，利肠中，及伤肝也。”刘瑞芬教授在此基础上加用清热止血、滋阴益气的药物，组成宫宁方。后在此方基础上又制成了中成药宫宁颗粒。

【方解】本方中茜草、蒲黄祛瘀清热，凉血止血，共为君药。方中地榆、生地黄清热生津，凉血止血。三七止血祛瘀，消肿止痛。黄芩清热燥湿止血，共为臣药。党参健脾益气，补气生血摄血；白芍敛阴养血，两药酸甘相合，平补肝脾，不腻不燥，与君臣药相伍，取扶正益气、补血活血之效；仙鹤草、海螵蛸共用以收敛止血，加强止血之功，为佐药。甘草补脾益气，缓急止痛，泻火解毒，调和诸药，为使药。本方诸药合用，以清热止血、化瘀调经为主，兼以健脾益气，补气摄血，滋阴养血，止痛。使瘀血得化，邪热得清，胞宫胞脉通畅，冲任乃固，血能循经。

【适应证】瘀热互结证。证见月经量多，或经期延长，或放置宫内节育器后出现异常阴道流血，色暗红，质稠，有血块；或伴倦怠乏力，心烦不寐；舌红少苔，脉细数者。临床用于异常子宫出血等见上述诸证者。

【现代研究】刘瑞芬教授团队在率先提出IUD出血副反应瘀热互结病机基础上，以祛瘀清热、止血调经为治法创立宫宁方，并制成中成药“宫宁颗粒”应用于临床。临床研究证实，宫宁颗粒治疗宫环出血具有显著疗效，临床防治有效率高达94.4%。

师伟教授等人通过建立放置宫内节育器的方法创建了IUD出血副反应大鼠模型，通过实验研究发现，宫宁颗粒在干预IUD模型大鼠子宫血管构筑的异常改变中，能够明显纠正大鼠子宫血管的扩张、形态僵直和螺旋、迂曲，而子宫血管的构筑形态对子宫的出血止血、内膜的剥脱（或）修复有着重要影响，螺旋动脉的节段性收缩能够保证内膜的同步脱落和止血凝血过程，当螺旋动脉的形态学发生改变，螺旋状结构消失，或扩张充血时，必然影响相关的生理过程。结合临床疗效，IUD出血不良反应患者可能存在子宫血管构筑的异常，该类血管构筑结构的异常改变反映了放置IUD后子宫血管舒缩和调控血量功能的降低，而宫宁颗粒在纠正血管构筑异常方面存在优势。药理学实验发现宫宁颗粒具有减轻炎症反应、提高大鼠痛阈的作用，作用机制与其具有明显的抗纤溶及调节子宫局部前列腺素平衡有关。

梁娜等人发现宫宁颗粒可以减轻大鼠子宫内膜形态学损伤，消除子宫血管构筑的异常，其机制可能是通过升高Bax、Fas、Fas L蛋白表达，降低Bcl-2蛋白表达，诱导子宫血管平滑肌细胞（VSMC）凋亡，进而达到防治置环后异常子宫出血的目的。

放置 IUD 后存在子宫血管周期性重塑过程，宫宁颗粒促进子宫血管尽快建立适应性重塑过程，恢复子宫血管正常生理功能，是其主要作用机理。α－SM－action 是 VSMC 表型转化的敏感标志，其表达减少标志着细胞由收缩型向合成型的转化。宫宁颗粒则是通过调控 α－SM－action 和 PCNA 的表达，促使病理性合成表型 VSMC 逆转为生理性收缩表型 VSMC，从而使 IUD 模型大鼠受损的子宫内膜血管由病理性重塑逆转为适应性重塑，进而恢复子宫血管正常生理功能。

十、宫清方

【组成】益母草 30g，马齿苋 30g，当归 9g，川芎 9g，枳壳 18g，川牛膝 18g，蒲黄 18g（包煎），仙鹤草 15g，党参 30g，甘草 6g。

【功效】活血祛瘀，益气清热。

【方药源流】宫清方是刘瑞芬教授经数十年的临床实践，长期用于防治药流后恶露不绝行之有效的经验方。此方由《傅青主女科》中的生化汤化裁而来。生化汤去桃仁、炮姜，加益母草、炒蒲黄增强活血祛瘀止血之效，并加入马齿苋、仙鹤草凉血止血，同时配以补气行气药，达到祛瘀而不伤正的效果。

【方解】宫清方中益母草活血祛瘀，为调经要药，为君。马齿苋、仙鹤草活血祛瘀，清热止血；蒲黄凉血止血，活血祛瘀，三者共为臣药，凉血止血。川牛膝、川芎行气活血，再加入枳壳，行气效果更佳，引瘀血下行以排出；当归补血和血，调经止痛；党参健脾益气，以补气生血，以上共为佐药，使得祛瘀而不伤正，加强活血之力。再加入使药炙甘草，诸药合用，使瘀血得化，邪热得清，血能归经，共奏活血祛瘀、益气清热之功。

【适应证】气虚血瘀兼血热证，证见胎陨之后，尚有部分残留宫腔内，阴道流血持续不止，甚至大量出血，腹痛阵作；舌淡黯，苔薄白，脉沉细无力。适用于不全流产而见上述诸症者。或见月经量多、色红，或有血块，心烦口渴，周身乏力，舌黯、有瘀点，苔薄黄，脉弦涩或细数。临床可用于流产后阴道出血及子宫内膜息肉等见上述诸证者。

【现代研究】刘瑞芬教授团队由宫清方发展而来的宫清颗粒进行临床研究，发现在缩短药流孕囊排出时间、减少子宫出血量和出血时间方面优于其他对照组。在凋亡形态学和细胞凋亡指标检测中，宫清药流组的凋亡细胞个数较其他两个药流组明显增多，可能与PR、EGF、EGFR三种受体相关；绒毛、蜕膜凋亡调控基因bax、wtP53、c－myc的表达也在宫清药流组中明显增强；Fas基因下游信使及其受体、细胞内钙离子、PKC也可能参与了这一过程。

【刘瑞芬工作室应用案例】

王某，女，29岁。2017年8月21日初诊。

主诉：药流后阴道流血9日未净。

病史：2017年8月12日行药物流产术。术后阴道流血至今，量少，色黯，无血块，小腹时痛坠胀，神疲乏力，时感口渴，余无明显不适，纳眠可，二便调。舌暗、有瘀点，苔薄黄，脉细涩。平素月经周期35日，7日净，量色可，有血块，经前乳房胀痛。LMP：6月25日，量、色、质同前，余同前，现月经第58日。2017年8月19日B超示：子宫内膜增厚不均，厚约15mm。

诊断：药流后恶露不绝。

辨证分型：气虚血瘀兼血热证。

治法：活血化瘀，益气养血，清热止血。

处方：宫清方加减。益母草45g，马齿苋45g，生蒲黄（包）18g，川牛膝18g，当归9g，党参18g，川芎9g，枳壳18g，仙鹤草15g，甘草6g，炙黄芪30g，桃仁12g，炮姜6g。7剂，水煎服，日1剂，早晚分服。

2017年9月23日电话随访，患者自诉药后阴道流血于8月26日干净，9月14日来月经，量中、色红、无血块，7日净，无不适。

按语：宫清方中另加入桃仁、炮姜，形成以生化汤为底的方剂，加强活血祛瘀之效。益母草辛苦微寒，善走散，有活血通经、祛瘀生新之效，为君药，《本草纲目》载益母草能“活血破血，调经解毒，治胎漏、产难、胞衣不下”。马齿苋性寒滑利入血分，善清热解毒、凉血止血，此方加大益母草、马齿苋用量，以加强活血化瘀、清热凉血止血之功。生蒲黄辛甘性凉，善凉血活血止血；牛膝活血祛瘀通经，并引血下行。马齿苋与以上两味共为臣药。当归补血和血，调经止痛；恶露不绝失血易伤气，用党参、黄芪健脾益气，以资生化之源，使“有形之血生于无形之气”，又能统血，三药合用，养血和血、健脾益气；川芎辛散温通，既活血，又行气，为“血中气药”，加强益母草活血祛瘀之功，使气行血行；枳壳辛苦微寒，长于行气，和川芎共用，加强行气之效；仙鹤草苦涩平，能收敛止血，助蒲黄、马齿苋以止血。以上五味共为佐药。甘草调和诸药，为使药。诸药合用，标本兼顾，攻补兼施，行中有补，补中有行，祛瘀不伤正，止血不留瘀，共奏活血祛瘀、养血益气、清热止血之功。

十一、新桂枝茯苓丸加味

【组成】 肉桂6g（后下），赤芍9g，桃仁12g，丹皮9g，茯苓12g，川牛膝18g，当归12g，红花12g，香附12g，炙甘草6g，柴胡12g，泽兰12g，王不留行12g。

【功效】 活血化瘀，行气消癥。

【方药源流】 刘瑞芬教授在《金匮要略》桂枝茯苓丸的基础上，将君药桂枝改为肉桂，在温通经脉的同时，注重温经止痛，引火归原。加入川牛膝、当归、红花等药，加强活血化瘀的功效；加入香附、柴胡、泽兰、王不留行等药，理气化滞；加入炙甘草缓急止痛，调和诸药。

【方解】 方中肉桂为君药，温通经脉，以行瘀滞；臣以桃仁、赤芍、丹皮、红花活血化瘀，川牛膝活血通经，引血下行，补益肝肾；佐以茯苓健脾渗湿，当归养血活血，泽兰活血利水，香附、柴胡、王不留行理气化滞；炙甘草调和诸药，为使药。

【适应证】 气滞血瘀证。证见月经周期正常或延后，经行不畅，经量少，色暗，有血块；小腹胀痛，块下痛减；舌质暗，苔薄白，脉沉涩。适用于月经过少、月经后期、经期延长而见上述诸症者。

【刘瑞芬工作室应用案例】

胡某，女，36岁。2018年12月9日初诊。

主诉：经水淋漓10余日方净1年余。

病史：患者既往月经7/30日，量、色、质皆可，经行小腹坠痛。近1年无明显诱因月经周期固定，经行时间延长，10余日方净。LMP：11月8日，15日净，初量多，后量渐少，护垫可，色深，夹块，经后腹隐痛1日。白带量、色可，无阴痒，无异味。纳眠可，二便调。舌暗红，苔白腻，脉沉细。2018年12月9日妇科彩超：①子宫肌瘤12mm×6mm；②左附件区囊性回声（大小约48mm×35mm，壁厚，内透声差，未见明显血流信号）。

诊断：经期延长。

辨证分型：气滞血瘀证。

治法：活血化瘀，行气消癥。

处方：新桂枝茯苓丸加味加减。肉桂6g（后下），赤芍9g，桃仁12g，丹皮9g，茯苓12g，川牛膝18g，当归12g，红花12g，香附12g，炙甘草6g，柴胡12g，泽兰12g，王不留行12g，生黄芪30g，党参30g，莪术12g，益母草18g。6剂，水煎服，日1剂，早晚分服。

患者于2018年12月23日复诊，遵医嘱服药后，LMP：12月12日，7日净，量色可，血块较前减少，经行腹痛减轻。嘱上方继服3个月经周期。

半年后电话随访，月经周期、经期均正常。

按语：患者近一年月经淋漓10余日方净，经行有血块，经后腹隐痛，B超提示子宫肌瘤、左附件区囊性回声，舌质暗红，提示患者有瘀血阻滞胞宫。方中肉桂温通经脉，以行瘀滞；茯苓健脾渗湿，当归养血活血，泽兰活血利水，香附、柴胡、王不留行理气化滞；莪术破血行气、消癥止痛，益母草活血调经；桃仁、红花活血化瘀，赤芍、丹皮凉血活血，治疗患者经行夹块，子宫肌瘤及左附件区囊肿。使用川牛膝活血通经，引血下行，补益肝肾，生黄芪、党参补气养血，可治疗患者经后腹隐痛、脉沉细、月经淋漓不净的气虚证。患者于2018年12月23日复诊，遵医嘱服药后，月经经期规律，LMP：12月12日，7日净，量色可，血块较前减少，经行腹痛减轻。

十二、知柏更安方

【组成】知母12g，黄柏9g，熟地12g，生地12g，山药12g，山萸肉12g，茯苓12g，丹皮12g，川断18g，柴胡12g，丹参18g，制龟甲12g（先煎），五味子12g，莲子心9g，炒酸枣仁30g。

【功效】滋养肾阴，清心肝虚热。

【方药源流】知柏更安方是由知柏地黄丸加减而来，而知柏地黄丸是在肾气丸的基础上形成的。肾气丸由大队补阴药配合少量温阳药组成，为“阴中求阳”之代表方，《金匮要略》中有多处使用到肾气丸：中风历节病脉证治；血痹虚劳病脉证治；消渴小便不利淋病脉证治；妇人杂病脉证治。可以治疗“痰饮”“脚气”“小便不利”“小便反多”等。

宋代的钱乙在《小儿药证直诀》中将肾气丸中的肉桂、附子去掉，变化成为六味地黄丸，功专滋补肾阴，专为小儿而设，治疗肾怯失音、囟开不合、神不足、目中白睛多、面色㿠白等症。

到了清代，《医宗金鉴》记载六味地黄丸加入知母、黄柏，变化为知柏地黄丸，主治“两尺脉旺，阴虚火旺，午热骨萎者”，滋阴之中又兼有清热之功，善治肾阴虚火旺所致之症。

【方解】熟地黄重用为君药，可填精益髓，补肾滋阴。山药健脾益肾养阴，山萸肉滋补肝肾之阴，知母、黄柏滋阴泻火，四药合用为臣，补中有泻以治本。茯苓渗湿健脾，宁心安神，同时助山药之健脾；柴胡、生地、丹皮养阴疏肝，清泄肝火；川断温补肾阳，有阳中求阴之效；制龟甲滋阴潜阳、补肾养心；炒酸枣仁养心安神敛汗；丹参活血调经，清心除烦安神；莲子心清心火，平肝火；五味子补肾宁心，收敛止汗，益气生津；诸药并用，均为佐药，共奏滋养肾阴、清心肝虚热之效。临证灵活加减，标本兼治。

【适应证】临床应用于阴虚火旺所致经断前后诸证。证见绝经前后月经紊乱，月经量多，或崩或漏，经色鲜红；烘热汗出，五心烦热，口干便结；舌红少苔，脉细数。

【刘瑞芬工作室应用案例】

李某，50岁。2018年10月15日初诊。

主诉：周身关节疼，肿胀两年。

病史：自2016年起无明显诱因出现周身关节胀痛，无明显季节性发作。曾用中草药治疗4个月，双腿关节症状好转，但周身关节仍胀痛，明显屈伸不利。既往月经7～8/25～30日，量色质可，经期无腹痛，近两年月经周期不规律，两个月至半年一行，10余天净。量少色黯，余可。LMP：10月1日（周期3个月），量少、色暗、无血块，11日净。带下量少、色白、无异味，无阴痒。G4P1L1A3，未避孕。纳眠可，二便调，舌黯红，苔薄白，脉沉细。

诊断：围绝经期综合征。

辨证分型：肾阴虚型。

治法：滋肾养阴，除湿止痛。

处方：（1）知柏更安方加砂仁12g（后下），羌活12g，独活12g，生黄芪30g，薏苡仁30g，赤小豆30g，楮实子12g，延胡索18g，车前草12g。14剂，水煎服，日1剂，早晚分服。

（2）祛痛散10剂，外用。

(3) 散结镇痛胶囊、还少胶囊，服完中药后服用。

患者于2018年11月1日复诊，关节疼痛明显减轻，肿胀消失，上方继续服用1个月。半年后电话随访，未复发。

按语：围绝经期综合征又称更年期综合征，指妇女绝经前后出现性激素波动或减少所致的一系列以自主神经系统功能紊乱为主，伴有神经心理症状的一组症候群。中医将这一阶段出现的症状病机归结为肝肾亏虚。肾为生殖之本，主骨生髓，绝经期前后肾气逐渐亏虚，则骨弱髓减，加之风湿等外邪易趁虚而入，易出现四肢关节的病痛以及月经失调；"女子以肝为先天"，肝主疏泄与肾主闭藏功能相互配合，共同协调血海，使其开合有度，肝在体合筋，绝经前后血海空虚，不能濡润筋脉，易出现关节疼痛等症。用知柏更安汤滋肾养阴，又加入二活、赤小豆等祛风除湿之品，使骨充湿除，疼痛缓解。

十三、经痛停方

【组成】 肉桂6g，川芎15g，当归15g，炒白芍18g，吴茱萸9g，蒲黄12g（包煎），炮姜6g，乌药12g，没药6g，延胡索18g，白芥子12g，炙甘草6g，柴胡12g，香附12g，木香12g，白芷12g，盐小茴香12g。

【功效】 温经散寒，化瘀止痛。

【方药源流】 经痛停方是刘瑞芬教授根据多年的临床实践，由少腹逐瘀汤加减化裁而来的。

【方解】 方中肉桂、川芎温经散寒，化瘀止痛，为君药。吴茱萸、炮姜、乌药、炒小茴香温经散寒，蒲黄、没药活血化瘀，共为臣药。白芥子、白芷、延胡索通络散寒止痛，当归、炒白芍活血养血，缓急止痛，柴胡、香附、木香疏肝解郁，共为佐药。炙甘草调和诸药，为使药。

【适应证】 适用于寒凝血瘀型经行腹痛。症见经前或经期小腹冷痛拒按，得热痛减；月经或见推后，量少，经色黯而有瘀块；面色青白，形寒肢冷，舌黯苔白，脉沉紧。

【刘瑞芬工作室应用案例】

邓某，女，29岁。2018年6月20日初诊。

主诉：月经量减少2个月余，计划妊娠，调理身体。

病史：患者诉近2个月月经量较前明显减少，减少1/2左右，色暗红，血块少许。平素月经规律，5/30日。色红，血块少许，经期腹痛可忍，余无不适。LMP：6 月 9 日（周期 30 日），量少，3 日净。色暗红，血块少许，经期腹痛，余无不适，现月经第 12 日。白带量、色、质可，无异味，无阴痒。G0，现未避孕，纳眠可，二便调。舌淡红，苔白，脉沉细。B 超检查示：子宫内膜高回声，考虑内膜息肉。内膜厚度 1.0cm，内膜息肉 0.6cm×0.5cm。

诊断：月经过少，痛经，子宫内膜息肉。

辨证分型：寒凝血瘀型。

治法：温经散寒，化瘀止痛。

处方：

（1）加减止痛调血方加当归 6g，生黄芪 30g，党参 30g，莪术 12g，鸡内金 12g，浙贝母 12g，炒山药 3g，茯苓 15g，炒白术 15g，佛手 12g，连翘 12g，黄芩 12g。14 剂，水煎服。

（2）经痛停方加减：肉桂 6g（后下），川芎 15g，当归 15g，炒白芍 18g，吴茱萸 9g，蒲黄 12g（包煎），炮姜 6g，乌药 12g，没药 6g，延胡索 18g，白芥子 12g，炙甘草 6g，柴胡 12g，香附 12g，木香 12g，白芷 12g，盐小茴香 12g，生黄芪 30g，党参 30g，莪术 12g，益母草 18g。7 剂，水煎服，日 1 剂，早晚分服。

（3）两天后服用地屈孕酮片（达芙通）10mg，每日 2 次，连用 12～15 日。

（4）平时服完中药后服用红金消结胶囊和散结镇痛胶囊。

二诊：2018 年 7 月 15 日。LMP：7 月 8 日，7 日净，量中色红，血块较前减少，无腹痛。上方继续服用 3 个月经周期。

半年后电话随访，患者已怀孕。

按语：经痛停方是刘瑞芬教授根据多年的临床实践根据少腹下逐瘀汤加减化裁而来的，原方中的当归、川芎、乌药、延胡索、甘草、香附理气活血，又加入了肉桂、吴茱萸、炮姜、白芥子、盐小茴香、白芷，增强了温经散寒的功效，有效缓解患者因寒凝血瘀导致的月经量少和经期小腹疼痛；木香、柴胡增强了理气的功效，使得气机条达，气行则血行；蒲黄、没药增强了活血的功效，使瘀血得消，全方共奏温经散寒、化瘀止痛之功。

附：加减经痛停方

【组成】川芎 15g，当归 15g，炒白芍 18g，吴茱萸 9g，炮姜 6g，乌药

12g，盐小茴香12g，蒲黄12g（包煎），没药6g，延胡索18g，白芥子12g，白芷12g，柴胡12g，益母草15g，木香12g，炙甘草6g，香附12g，三七粉3g（冲服）。

【功效】 活血行气，化瘀止痛。

【方解】 该方较经痛停方去掉了肉桂6g，加上了三七粉3g，益母草15g。方中川芎温经散寒，化瘀止痛，为君药。吴茱萸、炮姜、乌药、炒小茴香温经散寒，蒲黄、没药活血化瘀，共为臣药。白芥子、白芷、延胡索通络散寒止痛，益母草活血调经，三七散瘀止血，当归、炒白芍活血养血，缓急止痛，柴胡、香附、木香疏肝解郁，共为佐药。炙甘草调和诸药，为使药。该方较经痛停方减少肉桂6g，温经散寒的功效减弱，增加了散瘀止血的三七和活血调经的益母草，增强了活血化瘀调经的功效。

【适应证】 适用于寒凝血瘀型经行腹痛。症见经前或经期小腹冷痛拒按，得热痛减；月经或见推后，量多，经色黯而有瘀块；面色青白，形寒肢冷，舌黯苔白，脉沉紧。

【刘瑞芬工作室应用案例】

孙某，女，37岁。2020年5月19日初诊。

主诉：经行腹痛半年。

病史：近半年经行小腹疼痛明显，月经2～4日小腹疼痛难忍，痛甚恶心，伴腰酸。既往月经：6/（30～50）日，量偏多，色红，少量血块，经前、经行无明显不适。LMP：2020年4月20日，量偏多，色红，少量血块，月经2～4日小腹疼痛难忍，痛甚恶心，伴腰酸，6日净。现行经30日。现无明显不适。纳眠可，二便调。G3P2L2A1（现工具避孕）。既往体健。否认药敏史。

辅助检查：2020年5月19日妇科彩超：子宫腺肌病并腺肌瘤。舌黯红，脉沉涩。

中医诊断：痛经。

辨证分型：肾虚血瘀。

西医诊断：子宫腺肌病。

治法：补肾活血，化瘀止痛。

处方：

（1）经前3～5日及经期：加减经痛停方加党参30g，砂仁12g（后下），炒续断18g。7剂，水煎服，日1剂，早晚分服。

三七粉 3g（冲服），益母草 15g，炙甘草 6g，炒芥子 12g，蒲黄 12g（包煎），醋没药 6g，柴胡 12g，白芷 12g，乌药 12g，木香 12g，醋香附 12g，醋延胡索 18g，盐小茴香 12g，炮姜 6g，制吴茱萸 6g，炒白芍 18g，川芎 15g，当归 15g，党参 30g，砂仁 12g（后下），炒续断 18g。

（2）新加减止痛调血方。14 剂，水煎服。日 1 剂，早晚分服。

党参 30g，续断 18g，益母草 15g，连翘 12g，白芍 12g，醋鳖甲 12g（先煎），牡蛎 18g（先煎），醋延胡索 18g，醋香附 15g，盐杜仲 12g，蒲黄 18g（包煎），木香 12g，三七粉 3g（冲服），茜草 15g，海螵蛸 18g（先煎），炙黄芪 30g，薏苡仁 30g，赤小豆 30g，醋鸡内金 12g，浙贝片 12g，佛手 12g，黄芩 12g，茯苓 15g，麸炒白术 15g，大血藤 18g。

（3）龙血竭片 6 粒，每日 3 次，口服，配合中药服用。

（4）散结镇痛胶囊 4 粒，每日 3 次，口服。

（5）红金消结胶囊 4 粒，每日 3 次，口服。

二诊：2020 年 11 月 17 日。

LMP：2020 年 10 月 28 日，量色不适同前，经行小腹疼痛较前缓解，7 日净。现行经 21 日。诉小腹疼痛症状较前减轻，纳眠可，二便调。舌黯红，脉沉涩。

辅助检查：妇科彩超：子宫腺肌病。

处方：（1）初诊（1）方 7 剂，日 1 剂，水煎服，早晚分服。

（2）初诊（2）方加莪术 12g。14 剂，水煎服。日 1 剂，早晚分服。

（3）龙血竭片 6 粒，每日 3 次，口服，配合中药服用。

三诊：2020 年 12 月 15 日。

LMP：2020 年 12 月 1 日，量多，色鲜红，血块较多，伴腰酸，腹痛较前明显减轻。7 日净。现行经 15 日。纳眠可，二便调。情绪急躁易怒。带下正常。

处方：（1）二诊（1）方 7 剂，日 1 剂，水煎服，早晚分服。

（2）二诊（2）方去莪术，加莲子 12g。14 剂，水煎服。日 1 剂，早晚分服。

（3）龙血竭片 6 粒，每日 3 次，口服，配合中药服用。

半年后电话随访，患者述痛经基本消失。

按语：子宫腺肌病的患者多表现为月经失调、痛经等，本患者以经行腹痛为主要临床表现，辨证为肾虚血瘀型。肾气亏损，无力推动血行，则经血不畅，不通则痛，故经期小腹疼痛，气虚冲任不固，血失统摄，故经量偏多，腰为肾之外府，肾气虚故见腰部酸痛，舌脉均为肾虚血瘀之象。经前及经期予加减经痛停方补肾活血，化瘀止痛。方中当归、白芍滋补肝肾，补血养阴，两药合用，阴中求阳，以助肾气化生；川芎、延胡索、没药活血行气止痛；柴胡、香附、木香、乌药疏肝解郁，行气止痛，从而使气血调和；益母草活血祛瘀，吴茱萸、小茴香、炮姜温暖冲任、散寒止痛，三七、蒲黄化瘀止血，白芷祛风散寒，白芥子散结通络止痛；炙甘草补气健脾，缓急止痛，调和诸药。诸药合用，共奏活血化瘀、散寒止痛之功效。

首诊时加党参增强补气摄血之功，砂仁行气和中止呕，续断补肾益气，活血化瘀。非经期予新加减止痛调血方补肾活血，化瘀散结。方中益母草为君药，活血调经，去瘀生新。白术、茯苓健脾祛湿，薏苡仁、赤小豆利水渗湿、健脾消积，牡蛎、鳖甲、浙贝母、连翘、鸡内金软坚散结，蒲黄、茜草祛瘀清热、凉血止血，三七、海螵蛸合用行血通经、止血固经；香附、木香、延胡、佛手疏肝理气止痛，调畅气机，使诸药补而不滞；党参、黄芪补气健脾，杜仲、续断补肾益气，白芍养血敛阴、缓中止痛，黄芩、大血藤清热解毒、活血止痛。二诊加莪术增强破血祛瘀、行气止痛之功。三诊，患者诉平素情绪急躁易怒，加莲子以清心除烦，养心安神。

十四、补肾安胎方

【组成】菟丝子 18g，续断 18g，寄生 15g，杜仲 12g，枸杞 12g，炒山药 18g，党参 30g，炙黄芪 30g，炒白术 12，茯苓 12g，炒白芍 15g，黄芩 12g，麦冬 12g，木香 9g，砂仁 9g（后入），柏子仁 12g，百合 12g，炙甘草 6g。

【功效】补肾健脾安胎。

【方药源流】本方来源于寿胎丸（《医学衷中参西录》）。原文曰：“胎在母腹，若果善吸其母之气化，自无下坠之虞。且男女生育，皆赖肾脏作强。菟丝大能补肾，肾旺自能荫胎也。寄生能养血、强筋骨，大能使胎气强壮，故《神农本草经》载其能安胎。续断亦补肾之药。阿胶系驴皮所熬，最善伏藏血脉，滋阴补肾，故《神农本草经》亦载其能安胎也。至若气虚者，加人参以补气。大气陷者，加黄芪以升补大气。饮食减少者，加白术以健补脾胃。凉者，加补骨脂以助肾中之阳（补骨脂善保胎，修园曾详论之）。热者，加生地黄以滋肾中之阴。临时斟酌适宜，用之无不效者。”刘瑞芬教授在此基础上加用补气健脾、滋阴清热、养心安神的药物，组成加减补肾安胎方。

【方解】方中菟丝子、续断为君药，补肾益精，固摄冲任，肾旺自能荫胎，桑寄生、盐杜仲补肾，固冲任，使胎气健旺；枸杞子、炒山药补肾滋阴；党参、炙黄芪、炒白术、茯苓补气健脾，是以后天养先天，诸药共为臣药。炒白芍养血柔肝，缓急止痛，可预防子宫收缩；黄芩、麦冬滋阴清热安胎；木香、砂仁理气和胃；柏子仁、百合养心安神，皆为佐药。炙甘草调和诸药，为使药。

【适应证】脾肾两虚证。症见妊娠期阴道少量流血，色淡暗，或腰酸，腹痛，下坠，或胎儿宫内发育迟缓，或曾屡孕屡堕，头晕耳鸣，夜尿多，面色晦暗；舌质淡暗，脉沉滑，尺脉迟。适用于胎漏及胎动不安、胎萎不长、滑胎等见上述诸症者。

十五、八珍祛痛方

【组成】熟地 15g，当归 12g，白芍 12g，川芎 12g，党参 30g，炙黄芪 30g，茯苓 12g，白术 12g，羌活 12g，独活 12g，秦艽 12g，红花 12g，鸡血藤 30g，延胡索 18g，续断 18g，炙甘草 6g。

【功效】益气生血，补虚止痛。

【方药源流】本方以八珍汤化裁而来。八珍汤出自《正体类要》，是补气生血的代表方剂。其名字最早可以追溯到元代《瑞竹堂经验方》，由当时的医家沙图穆苏所编，其中包含了人参、熟地、当归、白术、白芍、川芎、白茯苓、炙甘草八味中药。由补气之四君子汤和补血之四物汤组合而成，气血双补，以无形之气促进有形之血的生长。

【方解】本方以八珍汤为基础，方中党参与熟地相配，益气养血，共为君药。白术、茯苓健脾渗湿，助党参益气补脾；当归、白芍养血和营，助熟地滋养心肝。川芎活血行气，使地、归、芍补而不滞；加秦艽、羌活、独活、延胡索加强祛风除湿、通痹止痛之效，且羌、独活联用，治一身尽痛；配伍红花、鸡血藤、续断补肝肾强筋骨，活血通经、散瘀止痛，炙甘草益气和中，调和诸药。全方共奏益气生血、补虚止痛之功。

【适应证】产后遍身关节酸楚、肢体麻木，甚则疼痛，面色微黄，头晕心悸，舌淡苔薄，脉细弱，产后身痛属气血虚弱证者。

【刘瑞芬工作室应用案例】

孙某，40 岁，女，汉族。2018 年 11 月 12 日初诊

主诉：剖宫产后脚后跟冷痛 9 个月。

病史：患者 2018 年 2 月剖宫产后出现脚后跟发凉，至夏日开空调后脚后跟发凉程度逐渐加重，需穿棉靴保暖，同时双膝关节、双上肢及后背出现发凉，并逐渐加重。先后于当地市中医院、省中医口服中药及针灸治疗效果不佳。LMP：11 月 4 日，周期固定，血量中，5 ~ 6 日干净，G5P2L2A3。患者产后恶露、月经、白带未见明显异常。纳眠可，二便调。恶风畏寒，无发热。既往体健。舌淡红，苔薄白，脉沉细。

诊断：产后身痛（哺乳期）。

辨证分型：气血两虚型。

治法：补气养血，行气止痛。

处方：

（1）八珍祛痛方（加减）。熟地 15g，当归 12g，白芍 12g，川芎 12g，党参 30g，炙黄芪 30g，茯苓 12g，白术 12g，羌活 12g，独活 12g，秦艽 12g，红花 12g，鸡血藤 30g，延胡索 18g，续断 18g，炙甘草 6g，狗脊 12g，鹿角胶 6g（烊化），薏苡仁 30g。14 剂，日 1 剂，水煎服，早晚分服。

（2）祛痛散 10 剂，外用。

（3）参芪十一味颗粒、还少胶囊、桂枝茯苓胶囊，平时服用。

二诊：2018 年 12 月 13 日。

LMP：2018 年 12 月 3 日，量中，色红，5 日净。自诉脚后跟疼痛消失。纳眠可，二便调，余无不适。舌红，苔薄白，脉沉细。嘱上次治疗方案继续服用 1 个月。

半年后电话随访，脚后跟痛已消失。

按语：刘老认为，本例患者因素体先天气血不足，加之剖宫产耗气伤血，气血两虚发为本病，故证见足后跟凉、冷痛、双膝盖及双上肢、后背发凉等气血两虚症状，给予八珍祛痛方，益气补血，缓急止痛，标本兼顾。患者气血虚，身痛仍在，故予祛痛散加强驱痛之用。中药服用完后，配以中成药参芪十一味颗粒、还少胶囊、桂枝茯苓胶囊以益气补血、补肾填精、活血化瘀以止痛，巩固治疗。后以上法继服两周随诊，诉疼痛较前明显缓解，仅阴雨天轻微不适。

十六、参连灌肠方

【组成】丹参 30g，赤芍 15g，连翘 15g，皂角刺 15g，大血藤 30g，败酱草 18g，没药 12g，乳香 12g，延胡索 18g，当归 12g，炒山药 30g，薏苡仁 30g，土鳖虫 12g，续断 30g，黄芪 30g，透骨草 12g。水煎 150 ~ 200mL，保留灌肠，每日 1 次。

【功效】活血化瘀，清热解毒，散结消肿。

【方解】方中丹参、赤芍为君，活血化瘀，又清血中郁热；连翘、皂角刺、大血藤、败酱草、清热解毒，散结消肿，共为臣药；制乳香、制没药、土鳖虫、醋延胡索，行气活血止痛；当归补血行血，补而不滞；续断补肾培元；炒山药、薏苡仁、生黄芪健脾利湿，扶正祛邪，诸药为佐药。透骨草为使药，甘温善走，活血利气，引诸药直达病所。全方共奏活血化瘀、清热解毒、散结消肿之功。

【适应证】适用于湿热瘀结型盆腔炎、子宫内膜异位症者，证见下腹隐痛或疼痛拒按，痛连腰骶，低热起伏，经行或劳累时加重；带下量多，色黄，质黏稠；大便溏或秘结，小便黄赤；胸闷纳呆，口干不欲饮；舌质红，苔黄腻，脉滑数。

【刘瑞芬工作室应用案例】

赵某，女，42 岁，2018 年 3 月 20 日初诊。

主诉：小腹下坠感并经期小腹疼痛。

病史：患者于 2018 年 3 月 19 日查体见盆腔积液，有 2015 年急性盆腔炎病史，现偶有小腹下坠感，经期小腹痛甚。2018 年 2 月 11 日外院 B 超示：①子宫肌层低回声结节，考虑肌瘤大小约 1. 1cm × 1. 1cm × 0. 7cm。②宫颈囊肿。③左侧卵巢囊肿大小约 3. 4cm × 2. 8cm × 2. 9cm。④左侧盆腔内囊性包块，液性暗区大小约 11. 7cm × 5. 3cm × 7. 3cm。既往月经（5 ~ 6）/（24 ~ 25）日。量色可，余无不适，近 3 年经期小腹痛，LMP：3 月 10 日，6 日净，现月经第 10 日，量色同前，经行小腹坠痛，余无不适。白带可。纳眠可，二便调。舌红，苔白，脉沉细。

诊断：左盆腔包块待查，盆腔内异症，月经过多，痛经。

辨证分型：湿热瘀结型。

治法：活血化瘀，清热解毒，散结消肿。

处方：

（1）平时：加减止痛调血方加皂角刺 12g，生薏苡仁 30g，赤小豆 30g，生黄芪 30g，党参 30g，炒山药 30g，黄芩 12g，茯苓 18g，炒白术 18g，羌活 6g，鸡内金 12g，浙贝母 12g，砂仁 12g（后下）。14 剂，水煎服。

（2）经期：加减经痛停方加炒白术 15g，炒山药 30g，党参 30g，生黄芪 30g。7 剂，水煎服，汤药后服龙血竭片。

（3）服完汤药后，平时可用红金消结胶囊、散结镇痛胶囊。

（4）参连灌肠方加减：丹参 30g，赤芍 15g，连翘 15g，皂角刺 15g，大血藤 30g，败酱草 18g，没药 12g，乳香 12g，延胡索 18g，当归 12g，炒山药 30g，薏苡仁 30g，土鳖虫 12g，续断 30g，黄芪 30g，透骨草 12g，益母草 15g。10 剂，水煎 150～200mL 保留灌肠，每晚 1 次。

二诊：2018 年 4 月 30 日。

LMP：4 月 5 日，量稍多，每日用卫生巾 4～5 片透，色鲜红，无血块，经行腹痛减轻，腰痛减轻，15 日干净。月经 5 日后淋漓不尽，现行经 26 日。平素无不适，纳眠可，二便调，白带量中，色透明，无异味，偶阴痒。G1P1L1，现工具避孕。2018 年 4 月 23 日 B 超示左附件区囊性回声，大小约 7.5cm×6.5cm×2.6cm，内膜厚 0.5cm。舌脉同前。

处方：

（1）初诊（1）方，加当归 6g，莲子肉 12g。14 剂，水煎服，日 1 剂，早晚分服（经期停用）。

（2）初诊（4）方 10 剂，水煎，灌肠，每晚 1 次（经期停用）。

（3）血平胶囊、龙血竭片（经期服）。

按语：参连灌肠方中以丹参、赤芍为君，活血化瘀，又清血中郁热，可有效缓解盆腔内异症导致的小腹疼痛。连翘、皂角刺、大血藤、败酱草清热解毒，散结消肿，共为臣药。制乳香、制没药、土鳖虫、醋延胡索，行气活血止痛；当归补血行血，补而不滞；续断补肾培元；炒山药、薏苡仁、生黄芪健脾利湿，扶正祛邪，诸药为佐药。透骨草为使药，甘温善走，活血利气，引诸药直达病所。全方活血理气，清热健脾祛湿，使湿热得除，患者小腹下坠疼痛得以缓解。

十七、促排卵方

【组成】 桃仁 12g，红花 12g，赤芍 12g，川芎 15g，三棱 12g，莪术

12g，醋延胡索18g，柴胡12g，香附12g，路路通12g，炮山甲粉3g（冲），生黄芪30g，当归12g。

【功效】行气活血，化瘀通络。

【方药源流】本方源于王清任《医林改错》中所载的代表方剂“血府逐瘀汤”。血府逐瘀汤系由桃红四物汤合四逆散化裁而成，王清任用以治疗“胸中血府血瘀”所致诸证。《医林改错》卷上载：“头痛，胸痛，胸不任物，胸任重物，天亮出汗，食自胸右下，心里热（名曰灯笼病），瞀闷，急躁，夜睡梦多，呃逆，饮水即呛，不眠，小儿夜啼，心跳心忙，夜不安，俗言肝气病，干呕，晚发一阵热。”血府逐瘀汤制方之初虽非针对女科疾病，但以其立足于气血，恰合女性“以血为本，以气为用”的生理特性和病理特点，故在妇科疾病中的引申应用为一亮点，治疗病症虽各有不同，但病因病机相同，体现了“异病同治”的辨证特点。刘瑞芬教授在此基础上加用行气、通络的药物，组成促排卵方。

【方解】本方中桃仁、红花活血化瘀，为君药。赤芍、川芎、三棱、莪术、醋延胡索活血行气止痛，共为臣药。柴胡、香附调畅冲任气机，使气行血行，增强活血之功，路路通、炮山甲通经络，利血脉，经络通则气血行，生黄芪补气扶正，当归养血，防诸药行气活血太过，皆为佐药。

【适应证】气滞血瘀证。症见婚久不孕，基础体温呈典型或不典型双相（高温期上升缓慢，持续时间短），B超检测卵泡长至18～24mm后48小时不破裂，或肌内注射hCG48小时后，B超检查卵泡没有塌陷或消失，反而继续增长；平素情绪不稳定，经前乳房胀痛；舌质暗，或边有瘀斑、瘀点，苔白，脉沉弦而细涩。适用于卵泡发育良好而不排，见上述诸证者。

十八、止痛调血方

【组成】益母草15g，连翘12g，赤芍12g，白芍12g，醋鳖甲12g（先煎），牡蛎18g（先煎），海藻12g，延胡索18g，香附12g，蒲黄18g（包煎），杜仲12g，川断18g，木香12g。

【功效】活血化瘀，止痛散结，补肾调经。

【方解】方中益母草为君药，活血行气，利水消肿，清热解毒。生牡蛎化瘀散结、清热益阴、潜阳、固涩，为臣药。炙鳖甲、海藻、连翘活血化瘀、软坚散结；延胡索、香附、木香、生蒲黄、赤芍、白芍活血化瘀、散结止痛；杜仲、川断补肝肾、强腰膝，以治其本虚，共为佐使药。诸药合用，共奏活血化瘀、调经散结之功。

【适应证】痰瘀互结证。证见下腹结块，触之不坚，固定难移；或经性腹痛，经行不畅，有血块；舌暗红，苔白，脉沉涩。适用于痰瘀互结所致的子宫肌瘤、子宫内膜异位症、卵巢囊肿等见上述诸症者。

【刘瑞芬工作室应用案例】

夏某，女，2018 年 1 月 17 日初诊。

主诉：巧囊复查。

病史：平时月经 5 ~ 7/23 ~ 24 日，量中，色暗红或红，有块。经前腰酸，经期腰痛。LMP：12 月 27 日，7 日干净，现月经第 21 日。白带正常，G6P2L2A4，现工具避孕。纳可眠差，二便调，平时小腹左侧偶刺痛。2012 年于当地医院行腹腔镜下巧囊摘除术，2013 年于当地医院开腹行巧囊摘除术。当日本院 B 超：子宫腺肌病，双侧卵巢囊肿（?）巧囊（?）。内膜 1.18cm。舌红，苔白，脉沉细。

诊断：①双侧卵巢巧克力囊肿。②子宫腺肌病。③月经先期。

辨证分型：痰瘀互结证。

治法：活血化瘀，消痰散结。

处方：①平时服用止痛调血方加减。益母草 15g，连翘 12g，白芍 12g，延胡索 18g，醋鳖甲 12g（先煎），牡蛎 18g（先煎），香附 12g，杜仲 12g，川断 18g，蒲黄 18g（包煎），木香 12g，茜草 12g，海螵蛸 18g，三七粉 3g（冲服），薏苡仁 30g，莲子肉 12g，赤小豆 30g，黄芩 12g，大血藤 18g，炒山药 30g，茯苓 18g，炒白术 18g，砂仁 12g（后下），炒谷芽 9g，炒稻芽 9g，鸡内金 9g，浙贝母 9g。14 剂，水煎服，日 1 剂，早晚分服。②平时：服完中药后服用散结镇痛胶囊、安坤颗粒。③经期服用散结镇痛胶囊、参苓白术颗粒。

二诊：2018 年 3 月 5 日，病史同前复诊。LMP：12 月 27 日，现月经第 20 日。于 2018 年 2 月 13 日因计划外妊娠（孕 40^+ 天）行人工流产手术，现阴道流血止，服药后自觉无明显变化，现患者无腹痛，纳眠可，二便调，余无明显不适。

处方：①平时，上 1 方加炙黄芪 30g，党参 30g，益母草改 18g，14 剂，水煎服，日 1 剂，早晚分服。②经期服用调经益母胶囊。

三诊：2018 年 5 月 14 日，病史同前，服药平妥，LMP：5 月 4 日，周期 23 日，量中等，色黯红，有血块，经行腰酸痛，9 日干净，现月经第 11 日。白带正常，工具避孕，平素无不适，纳眠可，二便调，舌脉同前。当日 B 超：内膜 0.8cm，子宫腺肌病，子宫前壁下段液性暗区，考虑瘢痕憩室 0.5cm×0.6cm×0.4cm，双侧卵巢囊肿。

处方：平时：上方加山萸肉 12g，酸枣仁 18g，桑寄生 18g，菟丝子 18g，佛手 12g，酒黄精 12g，生山楂 12g。以上药物 15 剂剂量加龟甲胶 500g，蜂蜜 500g，黄酒 500g，冰糖 150g，制膏方每袋 30g，早晚各 1 袋，2 个月剂量。

按语：患者诊断为子宫腺肌病、卵巢囊肿，辨证为痰湿互结证，方用加减止痛调血方化痰祛瘀，首诊时加薏苡仁、莲子肉健脾化痰，赤小豆祛湿利水，黄芩清热燥湿，大血藤活血止痛，可改善经期腹痛。炒山药补脾健胃；炒白术健脾益气，脾健则痰湿得化；茯苓健脾渗湿，并有宁心之效，可改善失眠症状。砂仁化湿行气，炒谷芽、炒稻芽健脾和胃，鸡内金健胃消食，浙贝母清热散结。同时服用散结镇痛胶囊软坚散结、化瘀定痛，安坤颗粒健脾养血、滋阴清热，可改善经期前后腰骶酸痛症状，参苓白术颗粒健脾益气；益母草用量稍有增加，以增强其祛瘀调经功效。

三诊：查子宫内膜厚 0.8cm，加山萸肉补虚，有助于子宫内膜增长，酸枣仁养血，桑寄生、菟丝子滋补肝肾，佛手疏肝理气，气行则血行，黄精补气健脾，其有滋补之功，山楂化痰散瘀，防止滋腻太过，龟甲胶为血肉有情之品，滋阴养血，与蜂蜜、黄酒、冰糖等制作成膏方，增强滋补之力。

附：加减止痛调血方

【组成】益母草 15g，连翘 12g，白芍 12g，延胡索 18g，醋鳖甲 12g（先煎），牡蛎 18g（先煎），香附 12g，杜仲 12g，川断 18g，蒲黄 18g（包煎），木香 12g，茜草 12g，海螵蛸 18g，三七粉 3g（冲服）。

【功效】化瘀止血，散结止痛。

【方解】此方在止痛调血方的基础上减去具凉血祛瘀功效的赤芍、软坚散结的海藻，加三七粉散瘀止痛、茜草凉血止血、海螵蛸收敛止血，三味药共为佐药，使全方在止痛调血方的基础上增强了祛瘀止血固经功效。

【适应证】痰瘀互结兼血热证。症见月经量过多，或经期提前，色红质稠，有血块；或经性腹痛，经行不畅；舌暗红，苔黄白，脉数。适用于痰瘀互结所致的卵巢囊肿、子宫腺肌病等见上述诸症者。

【刘瑞芬工作室应用案例】

王某，女，28 岁。2013 年 5 月 31 日初诊。

主诉：查体发现“右卵巢巧克力囊肿”半个月。

初诊：患者于 2012 年 1 月行腹腔镜下右卵巢巧克力囊肿剥离术，半个月前查体发现右侧卵巢巧克力囊肿。平素腰痛。2013 年 4 月 30 日查 CA－125：10.43u/mL，2013 年 5 月 18 日复查 B 超：右卵巢不均质回声光团（2.4cm×1.5cm，巧囊可能性大，畸胎瘤待排），左侧卵巢正常。患者既往月经规律，初潮 13 岁 5/25 日，量中，色红，质可，经行轻微小腹坠痛，腰酸痛。LMP：2013 年 5 月 7 日，量中，色红，有血块，伴小腹疼痛，腰酸。白带量色质正常。G1A1。纳可，眠欠佳，二便调。舌黯红，苔薄白，脉沉涩。

中医诊断：癥瘕。

西医诊断：右卵巢巧克力囊肿。

辨证分型：痰瘀互结兼肾虚证。

治法：活血化瘀，祛痰散结，兼以补肾。

处方：益母草 15g，连翘 12g，白芍 12g，醋鳖甲 12g（先煎），牡蛎 18g（先煎），醋延胡索 18g，醋香附 15g，续断 18g，盐杜仲 12g，蒲黄 18g（包煎），木香 12g，三七粉 3g（冲服），茜草 15g，海螵蛸 18g，薏苡仁 18g，茯苓 18g，7 剂．水煎服，日 1 剂。

二诊：2013 年 6 月 12 日。LMP：2013 年 6 月 3 日，量中，色红，有血块，无腹痛及腰酸。现月经周期第 10 日。白带量色质正常。纳可多梦，二便调。舌黯红，苔薄白，脉沉涩。2013 年 6 月 12 日山东大学齐鲁医院 B 超：左侧卵巢正常。右卵巢内见 2.4cm×1.3cm 的囊性回声，内充满细密光点回声，内部分回声偏强，未见血流信号。右附件区另见 1.6cm×1.2cm 的偏强回声，内未探及明显血流信号，与卵巢相邻。超声提示：右侧卵巢囊性回声（巧克力囊肿可能性大）；右附件区偏强回声。

处方：上方加皂刺 9g，21 剂，水煎服，日 1 剂。

三诊：2013 年 7 月 10 日。LMP：2013 年 7 月 3 日，量中，色红，有血块，5 日净。白带量色质正常。纳可眠欠佳，二便调。舌黯红，苔薄白，脉沉涩。

处方：上方加炒酸枣仁 18g，21 剂，水煎服，日 1 剂。

四诊：2013 年 8 月 12 日。LMP：2013 年 8 月 3 日，量色质同前，5 日

净。白带量色质正常。纳可，眠欠佳，二便调。舌黯红，苔薄白，脉沉涩。

处方：上方去茜草、海螵蛸，21剂，水煎服，日1剂。

五诊：2013年9月12日。LMP：2013年9月3日，量色质同前，5日净。白带量色质正常。纳可多梦，二便调。舌黯红，苔薄白，脉沉涩。

处方：上方继服，21剂，水煎服，日1剂。

六诊：2013年10月9日。LMP：2013年10月2日，量中，色红，有少许血块，5日净。纳眠可，二便调。舌黯红，苔薄白，脉沉涩。

处方：上方继服，21剂，水煎服，日1剂。

按语：子宫内膜异位症的发生与“瘀”密切相关，瘀血阻滞是其所表现的一系列症状和体征的主要原因。瘀血停蓄体内，引发一系列的病理演变。治法为活血化瘀，祛痰散结，兼以补肾。方选加减止痛调血方，方中益母草为君药，活血行气，利水消肿，清热解毒。生牡蛎化瘀散结，清热益阴，潜阳固涩，直入血室为臣药。制鳖甲、连翘活血化瘀，软坚散结；延胡索、香附、木香、生蒲黄、白芍活血化瘀，散结止痛；杜仲、川续断补肝肾、强腰膝，以治其本虚，并有“养正积自除”之意；三七粉既能化瘀，又能益气止血，不加重离经之血，另加薏苡仁、茯苓加强健脾化痰祛湿之功；茜草凉血止血，海螵蛸收涩止血，共为佐药。二诊加皂刺化瘀排脓散结，三诊加炒酸枣仁养心安神。

十九、盆腔炎方

【组成】丹参30g，赤芍12g，蒲黄12g（包煎），五灵脂15g（包煎），连翘12g，白芍12g，菟丝子15g，续断12g，香附12g，当归12g，炙甘草6g。

【功效】活血化瘀，补肾培元。

【方解】方中以丹参、赤芍为君药，活血化瘀，清热凉血，调畅冲任气血。连翘、生蒲黄、五灵脂三药共为臣药。连翘味淡、微苦，性凉，功善清热解毒，散结消肿；生蒲黄与五灵脂相须为用，具有化瘀止痛之功，寓失笑散之义，增强君药活血祛瘀之效。菟丝子、续断平补肝肾，扶正祛邪。气为血之帅，气行则血行，气滞则血瘀，故以香附疏肝理气，以增活血祛瘀之力。上三味药共为佐药。炙甘草调和诸药，为使药。诸药合用，平补阴阳，气血同治，寒热平调，攻补兼施，充分体现了扶正而不敛邪，祛瘀而不伤正，虚实、气血兼顾的配伍特点。

加减：

（1）输卵管不通或通而不畅者，加路路通、王不留行、蜈蚣、穿山甲等。

（2）若见输卵管积水者，可加茯苓、薏苡仁、车前子。

（3）若有包块者，可加皂角刺、鸡内金、三棱、莪术。

（4）若热象较重者，可加败酱草、蒲公英、金银花等。

（5）肾虚之象明显，腰酸腰痛甚者，加桑寄生、杜仲补肝肾。

（6）湿热明显，舌红，苔黄腻，带下量多色黄，加败酱草、红藤、黄柏清热解毒祛湿。

（7）病程久，易疲劳，劳后加重者，加党参、黄芪补益中气。

【适应证】慢性盆腔炎，血瘀兼肾虚证。症见下腹疼痛，缠绵日久，伴腰膝酸软，经行加重，经血量多，有块，带下量多；精神不振，疲乏无力。舌暗红，有瘀点瘀斑，苔白，脉沉细，适用于慢性盆腔炎、输卵管不通见上述诸症者。

【现代研究】刘瑞芬教授团队依托课题“活血补肾法调控慢性盆腔炎大鼠炎症细胞因子及粘连相关指标的实验研究”，发现应用盆腔炎方干预的慢性盆腔炎大鼠子宫基本正常，子宫质软，个别轻度水肿，无明显粘连，黏膜下腺体轻度增生，黏膜层细胞及肌纤维排列趋于正常，大部分腺体恢复正常，固有膜内少量炎细胞浸润；各治疗组血清前炎症细胞因子及TGF－β1均下降，抗炎症因子均升高；各治疗组子宫TNF－α、ICAM－1、NF－κB、IκB均较模型组降低（$P<0.05$或$P<0.01$）；各治疗组子宫TNF－αmRNA、ICAM－1mRNA表达均较模型组下降。

【刘瑞芬工作室应用案例】

高某，女，38岁。2009年8月21日初诊

主诉：小腹疼痛2年余，加重2个月。

病史：患者2年前无明显诱因出现小腹疼痛，呈阵发性，于劳累及性交后加重。曾自服抗生素及中成药治疗，症状有所缓解，但仍反复发作。近2个月因工作繁忙，小腹疼痛症状加重，刺痛，按之痛甚，伴腰痛下坠。白带量多、质稀，神疲倦怠，纳可，眠差，大便偏稀，小便正常。既往月经正常，近2个月经量少，色黯红，有块，伴轻度小腹不适感，LMP：2009年7月27日。婚育史：G3P1L1A2。内诊检查：外阴正常，阴道畅，

内见中等量分泌物，色白。宫颈光滑，宫体后位。正常大小，活动差，压痛（+），附件区未触及异常。舌质黯，苔白，脉沉细弱。B超提示盆腔积液。

诊断：慢性盆腔炎。

辨证分型：血瘀兼肾虚型。

治法：活血化瘀，补肾培元。

处方：盆腔炎方（加减）：丹参30g，赤芍12g，生蒲黄12g（包煎），五灵脂12g（包煎），连翘12g，延胡索12g，制乳香6g，制没药6g，山茱萸12g，菟丝子15g，川断15g，白术12g，茯苓12g，薏苡仁12g。14剂，日1剂，水煎服，经期停用。

二诊：9月6日，症状减轻，但仍于劳累后有所加重，LMP：8月26日，量基本正常，色红，舌脉同前。

处方：改服上方去制乳香、制没药，加党参15g，经期停用。

三诊：10月18日，症状基本缓解，内诊宫体压痛消失，经后复查B超，盆腔积液消失。继续巩固治疗1个月后，病情基本痊愈，随访3个月未复发。

按语：患者小腹疼痛长达2年之久，呈反复发作，其临床症状和检查结果皆表现为慢性盆腔炎属于血瘀兼肾虚型，肾为先天之本，主生殖，胞络系于肾，湿瘀之邪久留胞络，必伤于肾，肾气不足或肾中阴阳失调，导致腰痛、月经失调或生殖功能下降等，瘀血阻滞冲任，胞宫受阻，不通则痛，瘀血之成非一日之功，瘀血之去也必难速效。瘀血不去，气机为之不畅，气不行则湿不易去而热不易清，故以盆腔炎方活血化瘀、理气止痛，兼以平补阴阳、补肾培元，有效消除慢性盆腔炎患者最常见的小腹、少腹疼痛症状。二诊时去制乳香、制没药，加党参扶助正气以祛邪，使正气旺盛，抗邪力强，则病邪难以侵入。

二十、连柏汤

【组成】连翘12g，黄柏12g，丹参30g，薏苡仁18g，炒川楝子12g，延胡索18g，茯苓18g，赤芍12g，白芍12g，大血藤18g，败酱草18g，香附15g，生甘草6g。

【功效】清热解毒利湿，理气化瘀止痛。

【方药源流】来源于山东中医药大学附属医院主持的国家科技支撑计

划课题“中医治疗常见病研究慢性盆腔炎中医四联疗法的优化及诊疗规范——慢性盆腔炎中医综合疗法的优化研究”。

【方解】本方用连翘、黄柏清热解毒，共为君药，连翘味苦，性微寒，具有清热解毒、消肿散结的功效，有“疮家圣药”之称，黄柏味苦寒，具有清热燥湿、泻火除蒸解毒的功效。丹参、川楝子、延胡索、香附活血化瘀，理气止痛，共为臣药；茯苓主渗湿利水，薏苡仁利湿除痹、清热排脓，共为佐药，健脾利湿；赤芍药清热凉血、活血散瘀，白芍养阴柔肝止痛，配之可增活血理气止痛之效；大血藤、败酱草清热利湿解毒，亦能合奏活血之效；生甘草清热解毒、缓急止痛、调和诸药。

【适应证】湿热瘀结证。证见少腹胀痛，或痛连腰骶，经行或劳累时加重，或有下腹癥块，带下量多，色黄，脘闷纳呆，口腻不欲饮，大便溏或秘结，小便黄赤，舌暗红，苔黄腻，脉滑或脉弦。临床可用于盆腔炎性疾病后遗症见上述诸证者，经期不可服用。

二十一、祛瘀种子汤

【组成】醋鸡内金 12g，皂角刺 12g，白芍 12g，赤芍 12g，连翘 12g，当归 12g，蒲黄 12g（包煎），醋延胡索 18g，醋香附 15g，北败酱草 18g，柴胡 12g，炒王不留行 12g，路路通 12g，蜈蚣 1 条，木香 12g，菟丝子 15g，醋山甲 3g（先煎），炙甘草 6g，丹参 30g，续断 18g，炙黄芪 30g。

【功效】行气活血，化瘀消癥。

【方解】该方以丹参、赤芍合用为君，增强活血化瘀之力，且赤芍能清热凉血，防止瘀久化热。加生蒲黄则活血化瘀、散结止痛力倍增；连翘功擅清热解毒，散结消肿，且能清解血中余毒，防瘀久化热，又可利用宣散之力通调气血，败酱草清热解毒，以上三药共为臣。菟丝子与川断相合，补肝肾，与君臣药相伍，取扶正祛邪、活血补肾之效；炮山甲、蜈蚣通络止痛，王不留行、路路通、皂角刺、延胡索活血通络，又能增强理气之功。白芍养血敛阴，当归养血活血，柴胡、木香、制香附疏肝理气，炙黄芪扶正益气，鸡内金化瘀消积，以上共为佐药。甘草调和诸药，为使药。诸药合用，以奏活血化瘀、行气通络、补肾培元之功。尤其适用于本病迁延日久、虚实夹杂之血瘀肾虚之证，临床疗效卓著。

【适应证】适用于因瘀血阻络所导致的经行腹痛、闭经、经少、癥瘕、输卵管阻塞性不孕症等。

【刘瑞芬工作室应用案例】

张某，32 岁，2017 年 9 月 26 日初诊。

主诉：未避孕未孕一年余。

病史：LMP：9 月 9 日，周期 32 日，量色可，7 日干净。现月经第 18 日。2017 年 9 月 20 日行输卵管造影术，结果显示左侧输卵管上举。术后阴道出血四五天。纳眠可，偶腹痛，二便调。余无不适。舌淡红，苔薄白，脉沉细。

诊断：左侧输卵管上举，不孕症。

辨证分型：肾虚血瘀型。

治法：行气活血，补肾化瘀。

处方：祛瘀种子方（加减）：醋鸡内金 12g，皂角刺 12g，白芍 12g，赤芍 12g，连翘 12g，当归 12g，蒲黄 12g（包煎），醋延胡索 18g，醋香附 15g，北败酱草 18g，柴胡 12g，炒王不留行 12g，路路通 12g，蜈蚣 1 条，醋山甲 3g（先煎），木香 12g，菟丝子 15g，炙甘草 6g，丹参 30g，续断 18g，炙黄芪 30g。加三七粉 3g（冲服），紫石英 30g（先煎），桑寄生 18g，甘草 15g，佛手 12g。14 剂，水煎服，日 1 剂，早晚分服。

二诊：2017 年 12 月 1 日。病史同前。LMP：11 月 24 日，周期 22 日，量少、色红、无血块，7 日干净，现月经第 8 日。纳眠可，二便调。舌淡红，苔白，脉沉细。

处方：

（1）上方加龟甲胶 6g（烊化），莲子肉 12g。14 剂，水煎服，日 1 剂，早晚分服。

（2）经期服用少腹逐瘀胶囊，脉血康胶囊。一年后电话随访，已怀孕 3 个月。

按语：首诊时处方祛瘀种子方另加入三七粉、紫石英、桑寄生、佛手等药物，更加增强其补肾化瘀的功效。三七粉，性温，味甘、微苦，《本草求真》中记载："三七，世人仅知功能止血止痛。殊不知痛因血瘀而疼作，血因敷散而血止。三七气味苦温，能于血分化其血瘀。"既能治疗输卵管造影术后阴道流血的症状，又可以增强全方化瘀消癥之功。紫石英，甘温无毒，入心肝经，能镇心安神，暖子宫，《神农本草经》中论述道："主心腹咳逆邪气。补不足，女子风寒在子宫，绝孕十年无子。"现代药理研究发现，紫石英可以兴奋中枢神经，促进卵巢分泌，有助于受孕。桑寄生，入肝肾经，具有补肝肾、强筋骨、祛风除湿、安胎的功效，增强了全方补益肝肾的功能，肾藏精、主生殖，肾气旺盛，则一身阴精充沛，天癸按时而下，有助于调经种子；佛手具有很好的理气功效，正所谓“气行则血行”，有助于促进瘀血的消散。二诊时又加入龟甲胶和莲子肉，可以滋阴养血、补脾益肾，滋后天以养先天，脾肾同补，使气血阴精旺盛充沛。

二十二、消癥方

【组成】益母草 12g，龙骨 30g（先煎），牡蛎 30g（先煎），醋鳖甲 12g（先煎），海藻 12g，蒲黄 15g（包煎），茯苓 12g，党参 18g，炙黄芪 18g，白术 12g，赤芍 9g，陈皮 9g，香附 9g，知母 12g，黄芩 12g。

【功效】健脾化痰，活血消癥。

【方解】益母草为君，活血调经，利水消肿，清热解毒。茯苓化痰祛湿，健脾以除坚积，且下腹疼痛，茯苓亦可宁其心、安其神，生牡蛎化瘀散结，清热益阴，潜阳固涩，直入血室，龙骨入心以镇心安神见长，三药共为臣药；炙鳖甲“主心腹癥瘕坚积”，入肝脾血分，通血脉，散结，消癥，有滋阴潜阳、软坚散结之效，蒲黄行血消瘀，炒用并能止血，为化瘀散结止痛的常用药物，炙鳖甲、蒲黄为佐药。赤芍发挥清热凉血、散瘀止痛之功，党参、白术益气健脾，合茯苓，有四君子汤之义，以治其本虚，并以炙黄芪助益气之功效，有“养正积自除”之意。陈皮健脾燥湿化痰，香附疏肝解郁、调经止痛，海藻软坚散结。患者若有虚热之象，加知母、黄芩以滋阴清热。诸药合用，以达健脾化痰、活血消癥之效。

【适应证】痰瘀互结证，见小腹有包块，积块坚硬，固定不移，疼痛拒按，肌肤少泽，口干不欲饮，月经延后或淋漓不断，或时作痛，带下量多、色白、质黏稠，面色晦暗，舌紫黯，舌体胖，苔厚腻，脉沉涩。临床可用于子宫肌瘤、子宫内膜息肉、慢性盆腔炎等见上述证候者，非经期时服用。

【刘瑞芬工作室应用案例】

李某，女，38 岁。2018 年 11 月 24 日初诊。

主诉：计划妊娠，未避孕未孕 6 个月余。

近 1 年左右感小腹及右下腹疼痛，余无不适症状。既往月经 6/26 日，量色可，无血块，无不适。LMP：11 月 17 日，6 日净，量少、色红、少块。行经期第 1～4 日，日用巾 1 片，1/2 满巾，经行第 5～6 日护垫可，现月经周期第 15 日。平素带下量正常，色黄，有异味，时感阴痒。孕产史：G3P1L1A2。患者曾于2003年顺产一胎，2003年因计划外妊娠行人工流产一次，2017年4月1日因胚胎停育行清宫术，后于当地医院就诊，提示卵巢功能减退（具体不详）。2017年11月27日行妇科彩超检查：提示子宫肌瘤30mm×8mm，宫颈囊肿。现症见小腹胀痛，右下腹疼痛明显，大便不成形，质黏，纳眠可，小便调，舌暗红，苔薄白，边有齿痕，脉沉细。

诊断：中医诊断：癥瘕，月经过少。西医诊断：子宫肌瘤，月经量少。

辨证分型：血瘀兼脾虚证。

治法：健脾化痰，活血消癥。

处方：

（1）平时服用：消癥散（加减）：益母草12g，龙骨30g（先煎），牡蛎30g（先煎），醋鳖甲12g（先煎），海藻12g，蒲黄15g（包煎），茯苓12g，党参18g，炙黄芪18g，白术12g，赤芍9g，陈皮9g，香附9g，知母12g，黄芩12g，炒白扁豆30g，龟甲胶9g（烊化），菟丝子30g，鹿角胶6g（烊化），莪术12g，桃仁12g，佛手12g。14剂，水煎服，日1剂，早晚分服。

（2）经期：服用红花如意丸。

（3）平时：服完中药后服用红金消结胶囊、参芪十一味颗粒。

按语：刘瑞芬教授自拟消癥方健脾化痰，活血消癥，常用于癥瘕症状不显者、子宫内膜息肉、慢性盆腔炎有包块者。刘教授认为癥瘕、子宫内膜息肉，盆腔炎性疾病（有包块者）的主要病机为痰瘀互结，致使冲任受损，病变早期可无明显症状，但不尽早医治，必使冲任受损至难治之境。治疗上，重视健脾化痰利湿，活血理气消癥，病非一日之功铸成，故治亦当缓缓图之。根据患者的妊娠诉求，病机虚实结合，治以攻补兼施，注重调补冲任胞宫，以待来日氤氲。

二十三、通脉化癥汤

【组成】桂枝15g，茯苓15g，牡丹皮15g，赤芍15g，炒桃仁15g，重楼15g，土鳖虫9g，酒大黄6g，当归12g，川芎12g，炒白术15g，泽泻15g，血竭2g（冲服），没药6g，黄芪18g，炙甘草6g，醋鳖甲18g（先煎），皂角刺15g，生牡蛎18g（先煎）。入姜3片，枣6枚，酒2勺，蜜

2勺。

【功效】活血通脉，化瘀消癥，益气养血。

【方药源流】（金匮）通脉化癥汤为临床经验方，组方取《金匮要略》所载的桂枝茯苓丸、土瓜根散、下瘀血汤、当归芍药散、黄芪建中汤共5个经方及妇科痛证验方血竭散，且考虑到土瓜根的地方用药局限性，将其改为功效近似且子宫腺肌病指南推荐的中成药宫血宁胶囊唯一成分——重楼；在此基础上，融入临床经验用药制鳖甲、皂角刺、生牡蛎，其中，炙鳖甲＋皂角刺＋血竭散≈炮山甲，生牡蛎功可软坚散结、重镇安神。

【方解】桂枝、重楼为君药，通脉活血、化瘀消癥而统摄全方，桂、楼相配，通脉化瘀且防热燥迫血，解瘀癥成毒之余并消异位病灶侵袭之性；丹皮、赤芍味苦而微寒，既可活血以散瘀，又能凉血以清退瘀久所化之热；血竭与丹皮、赤芍合用，共奏散瘀化癥定痛之功；桃仁、酒大黄和土鳖虫取下瘀血汤之意，泻热逐瘀；佐以醋鳖甲、皂角刺、牡蛎软坚散结，川芎、当归养血活血，黄芪、炒白术、茯苓、泽泻、炙甘草健脾化湿和中，没药散瘀定痛，共助君臣软坚散结、化痰益气，使以姜、枣、蜜、酒调脾胃而和诸药。

【加减变化】

1. 痛甚者，加川乌6g（先煎），枳实12g，取乌头煎、枳实芍药散2首经方之意。

2. 血多者，加三七粉3g（冲服），茜草15g，蒲黄9g（包煎），上3味药为山东中医药大学附属医院刘瑞芬、刘金星教授临床常用止血药组。

3. 求子者，加菟丝子18g，炒杜仲15g，炒川断15g，桑寄生18g，取寿胎丸之意。

【适应证】瘀阻胞宫日久成癥证。见少腹有癥块，固定不移，腹痛拒按，月经量多或淋漓不尽，面色晦暗，舌紫黯或有瘀点，脉涩。临床可用于子宫内膜异位症、子宫腺肌病见上述证候者。

【现代研究】刘瑞芬团队的师伟教授开展了桂枝茯苓丸网络药理学研究，并对（金匮）通脉化癥汤中的主要有效成分桂枝、重楼、血竭进行提取工艺研究，制作大鼠用宫内缓释系统。经研究发现，桂、楼复方有效组分宫内缓释系统能有效降低子宫腺肌病大鼠子宫内膜细胞生殖、侵袭能力，桂、楼药对灌胃组与桂、楼药对宫内缓释组的大鼠肌层完整连续，少量腺体侵入深内膜层，深内膜层可见少量纤维化病灶。各治疗组CA125、

PRL、BCL－2、TGF－β1、VEGF、MMP－2、MMP－9 表达均较模型组及空白缓释组明显降低。

此外，课题组持续开展中医药治疗子宫腺肌病的临床研究，曾纳入山东中医药大学附属医院及合作医院就诊的患者 60 例，通过以（金匮）通脉化癥汤为主的中医药综合治疗，痛经组、月经异常组及备孕组 VAS 评分、月经量评分及血清 CA125 水平均较治疗前明显降低，各组治疗前后差异有统计学意义（$P<0.05$），由此得出中医药治疗可能是通过调控局部病灶免疫炎症反应、改善在位内膜异常状态、减缓病灶进展，达到减轻或消除临床症状、改善全身状态的临床疗效。

第二十四章 常用中成药

一、宫宁颗粒

【组成】茜草、蒲黄、三七、地榆、黄芩、生地黄、仙鹤草、海螵蛸、党参、白芍、甘草。

【功效】化瘀清热，固经止血。

【方药源流】宫宁颗粒是山东中医药大学附属医院刘瑞芬教授依据多年临床经验，创制并研发的国家准字号新药。主要用于治疗月经过多，经期延长，放置宫内节育器后引起的子宫异常出血。

【方解】方中茜草、蒲黄共为君药，茜草性寒味苦，凉血止血，活血化瘀。《珍珠囊》载本品能“去诸死血”，《本草汇言》谓“茜草治血，能行能止”。蒲黄性平味甘，凉血止血，行血消瘀。《神农本草经》载其“止血，消瘀血”，两药合用，祛瘀清热，凉血止血。方中地榆、生地黄清热生津、凉血止血，三七止血祛瘀、消肿止痛，黄芩清热燥湿止血，共为臣药。子宫出血，每伤气耗血，故用党参健脾益气，以补气生血摄血；白芍敛阴养血，配甘草缓急止痛。仙鹤草、海螵蛸收敛止血，加强止血之功，四药共为佐药。甘草调和诸药，为使药。诸药合用，使瘀血得化，邪热得清，胞宫胞脉通畅，血能循经，冲任乃固。诸药合用，使瘀血得化，邪热得清，气阴两虚之虑得除，终使胞宫胞脉通畅，冲任乃固，血能循经。

【适应证】用于瘀热所致的月经过多，经期延长，放置宫内节育器后引起的子宫异常出血属瘀热证者。

【现代研究】现代药理研究发现，宫宁颗粒具有止血作用，能抑制纤维蛋白溶解，防止血浆中纤维蛋白原消耗，可调整子宫局部 PG 平衡失调，以促进血小板凝聚及使子宫平滑肌、血管舒缩功能正常，从而控制异常子宫出血；具有固环作用，能拮抗缩宫素所致子宫平滑肌强烈的收缩；具有镇痛作用，能缓解宫缩素诱发的小鼠子宫平滑肌收缩所致的疼痛，并能拮抗缩宫素所致大鼠离体子宫平滑肌强烈的收缩；具有抗炎、免疫作用，可抑制巴豆油所致的炎症，并能明显对抗 H^+ 刺激所引起的毛细血管通透性的增高，增强单核巨噬细胞的吞噬能力；具有活血化瘀作用，可明显拮抗由高分子右旋糖酐造成的血瘀型子宫微循环障碍，改善微循环，在止血的同时防止血栓形成。

二、宫血宁胶囊

【组成】重楼。

【功效】凉血止血，清热除湿，化瘀止痛。

【方药源流】宫血宁系由云南白药集团股份有限公司生产的以中药重楼为主要成分的胶囊剂。《滇南本草》首录重楼之名，并记载其功效：“消诸疮，无名肿痛，利小便。”《神农本草经》《本草纲目》记载重楼以根茎入药，性微寒、味苦，具有清热收敛、消肿止痛、凉血止血的功效。

【方解】方中重楼苦、寒，归肝经。具有凉血止血、清热除湿、化瘀止痛之功效。

【适应证】用于崩漏下血，月经过多，产后或流产后宫缩不良出血及子宫功能性出血属血热妄行者，以及慢性盆腔炎之湿热瘀结所致的少腹痛、腰骶痛、带下增多。

【现代研究】现代药理研究发现宫血宁止血的药理机制是通过刺激血小板数量的增加，促进血小板聚集，增强血小板糖蛋白的表达，同时还可收缩血管，从而缩短凝血时间、减少出血量，达到止血的目的；宫血宁可产生类似于垂体后叶素作用，通过调节子宫平滑肌细胞外钙外流、内钙动员，子宫平滑肌收缩，从而达到缩宫作用；通过促进血管内皮细胞增殖，抑制组胺引起的血管通透性增加，维持毛细血管完整性，抑制巨噬细胞和白细胞游走，减少炎性物质渗出，增加抗炎细胞因子表达，具有一定的消炎作用。同时宫血宁对腺苷二磷酸诱导血小板聚集具有明显的促进作用，可帮助患者尽快恢复术后血红蛋白含量。

三、桂枝茯苓胶囊

【组成】桂枝、茯苓、牡丹皮、桃仁、白芍。

【功效】活血，化瘀，消癥。

【方药源流】桂枝茯苓丸是中医治疗妇科疾病的常用方剂之一，最早出现于《金匮要略·妇人妊娠病脉证并治》第二十篇，“妇人宿有癥病，经断未及三月，而得漏下不止，胎动在脐上者，为癥痼害……下血者，后断三月，衃也。所以血不去者，其癥不去故也，当下其癥，桂枝茯苓丸主之”，治疗癥病，妇人妊娠后易成坏胎，治以下癥去胎。南宋时期，陈自明的《妇人大全良方》将本方更名为夺命丸，用治妇人小产，子死腹中，而见“胎上抢心，闷绝致死，冷汗自出，气促喘满者”。宋之后桂枝茯苓丸治疗涉及病名逐渐增多，明代《普济方》记载本方用治“胞衣不下”；《医学正传》用治“产后出血”；《济阴纲目》将本方改为汤剂用于难产，易名为“催生汤”，用于妇人临产见腹痛、腰痛而胞浆已下时，有催生之功；《赤水玄珠全集》用治“妊娠腹痛”等病。金元以后，桂枝茯苓丸治疗涉及的病名逐渐增多，尤以清代为甚，主要是在前代本方主治病中增加了妊娠腹痛、胞衣不下、难产等疾，一直是作为治疗妇科疾病的方剂，但囊括了妇人经带胎产诸疾。清代黄元御《四圣心源》中本方所治首次出现非妇科疾病的病名，明确提出本方可用于治疗内科腹痛。中成药桂枝茯苓胶囊是桂枝茯苓丸的改良剂型。

【方解】方中桂枝辛甘温，温通血脉，以行瘀滞，为君药。桃仁味苦甘、性平，活血祛瘀，助君药以化瘀消癥，用之为臣；丹皮、芍药味苦而微寒，既可活血以散瘀，又能凉血以清退瘀久所化之热，芍药并能缓急止痛；茯苓甘淡平，渗湿祛痰，以助消癥之功，健脾益胃，扶助正气，均为佐药。诸药合用，共奏活血化瘀、缓消瘕块之功，使瘀化癥消，诸症皆愈。本方配伍特点有二：一为既用桂枝以温通血脉，又佐丹皮、芍药以凉血散瘀，寒温并用，则无耗伤阴血之弊。二为漏下之症，采用行血之法，体现通因通用之法，癥瘕块得消，血行常道，则出血得止。

【适应证】用于妇人瘀血阻络所致癥块、经闭、痛经、产后恶露不尽；子宫肌瘤、慢性盆腔炎包块、痛经、子宫内膜异位症、卵巢囊肿见上述证候者；也可用于女性乳腺囊性增生病属瘀血阻络，症见乳房疼痛、乳房肿块、胸胁胀闷者；或用于前列腺增生属瘀阻膀胱，症见小便不爽，尿细如线或点滴而下，小腹胀痛者。

【现代研究】近年来，桂枝茯苓胶囊的药效物质基础和药理实验研究取得了较大的进展，在临床上的应用也越来越广泛。研究表明，桂枝茯苓胶囊治疗妇科疾病，如原发性痛经、子宫肌瘤、子宫内膜异位症、乳腺增生、盆腔炎、卵巢非赘生性肿瘤、不孕症、多囊卵巢综合征、附件囊肿等有一定疗效。其药理作用主要包括：抗肿瘤、抑制子宫平滑肌收缩、抗炎、镇痛、调节内分泌等。

四、散结镇痛胶囊

【组成】龙血竭、三七、浙贝母、薏苡仁。

【功效】软坚散结，化瘀定痛。

【方药源流】散结镇痛胶囊原方由古方血竭散（《增效产乳备要》）及消瘰丸（《医学心悟》）化裁而来。

【方解】方中以龙血竭为君、三七为臣，专入血分以攻其瘀，使瘀去则新生。浙贝母、薏苡仁清热除湿，以利血气畅行，自无瘀滞之弊。

【适应证】用于痰瘀互结兼气滞所致的继发性痛经、月经不调、盆腔包块、不孕；子宫内膜异位症见上述证候者。

【现代研究】散结镇痛胶囊上市前的主要药效学研究表明，其能减少小鼠醋酸致扭体反应次数，提升小鼠电刺激甩尾实验痛阈值；可抑制二甲苯所致小鼠耳廓肿胀，抑制棉球肉芽肿生长；可抑制正常家兔离体子宫平滑肌收缩；可明显拮抗催产素所致离体子宫平滑肌痉挛的作用；通过家兔血浆 6 – KeTo – PGFla、6 – KeTo – PGFlp 与 TXB_2 含量影响实验，证明本品能明显降低血浆中 PGFla、PGFlp 与 TXB_2 的浓度；通过大鼠血浆 6 – KeTo – PGFla 与 TXB_2 含量影响实验，证明本品能明显降低血浆中 PGFla 与 TXB_2 的浓度；通过家兔血清雌二醇、孕酮含量实验，提示本品能降低血清中雌二醇（E_2）含量，升高血清孕酮（PROG）；可提高小鼠腹腔巨噬细胞的吞噬功能；能增加小鼠血清溶血素 IgG 及 IgM 的含量；可抑制 2，4 – 二硝基氯苯所致小鼠迟发型皮肤过敏反应；通过大鼠肠系膜微循环影响实验，观察对毛细血管网叉点数、血流速度、血液流态的影响，提示散结镇痛胶囊具有改善微循环、血流灌注的作用；通过家兔手术法子宫内膜异位模型实验，表明本品能显著抑制异位子宫内膜生长；通过小鼠增强型绿色荧光蛋白示踪实验，表明本品通过降低黏附因子 ICAM – 1、CD 44 的表达，可抑制子宫内膜异位症模型小鼠异位内膜病灶的产生。

【刘瑞芬工作室应用案例】

高某，女，37 岁。2018 年 10 月 22 日初诊。

主诉：经行腹痛 6 个月余，并呈逐渐加重。

病史：既往月经，14 岁初潮，既往月经：7 ~ 10/25 日，量少，色暗，血块较多，经前 1 周乳房胀痛，情绪易急躁，经期小腹疼痛，伴头晕恶心。LMP：2018 年 10 月 13 日，10 日净，量不多，色暗，血块较多。平素白带量多，色黄，质稠。G4L1P1A3。纳可，眠一般，睡眠较浅，二便调。当日查B超示：内膜1.0cm，宫腔内增强光团，考虑内膜息肉。B超提示：子宫腺肌病合并腺肌瘤。

诊断：子宫腺肌病，子宫内膜息肉?。

初诊：加减止痛调经方，加鸡内金12g，浙贝母12g，黄芩12g，薏苡仁30g，红小豆30g，炒山药30g，茯苓15g，炒白术15g，生黄芪14g。14剂，水煎服。地屈孕酮片（达芙通）1片，每日1次，连服15日；宫清方（经期服）7剂，水煎服；平时服用中成药红金消结胶囊、散结镇痛胶囊。

二诊：2018年11月18日，病史同前复诊。LMP：11月10日，现月经第8天，腹痛较前减轻，量中色红，7日净。纳眠可，二便调，余无不适。加减止痛调经方，加鸡内金12g，浙贝母12g，黄芩12g，薏苡仁30g，红小豆30g，炒山药30g，茯苓15g，炒白术15g，生黄芪14g，皂角刺、桃仁、莪术各12g。14剂，水煎服。安宫黄体酮6mg，每日2次，连服15日；宫清方（经期服）加莪术12g，生黄芪30g。7剂。平时服用红金消结胶囊、散结镇痛胶囊。

三诊：2018年12月19日，病史同前复诊。LMP：12月9日，量中色红，无腹痛，7日净，纳眠可，二便调，余无不适。加减止痛调经方，加鸡内金12g，浙贝母12g，黄芩12g，薏苡仁30g，红小豆30g，炒山药30g，茯苓15g，炒白术15g，生黄芪14g，皂角刺、桃仁、莪术各12g。14剂。宫清方（经期服）加莪术12g，生黄芪30g，川厚朴12g，肉桂6g。7剂，水煎服。安宫黄体酮6mg，每日2次，连服15日；平时服用中成药红金消结胶囊、散结镇痛胶囊。

按语：患者因子宫腺肌病而致渐进性痛经，经血色暗、血块较多，白带色黄、质稠，属“瘀热”病机，故加减止痛方配伍红金消结胶囊与散结镇痛胶囊软坚散结、化瘀止痛，配伍薏苡仁、红小豆等药补肾健脾，益气生精，散中有补，攻补兼施。二诊时，患者纳眠改善，故配伍皂角刺、莪术、桃仁等药加强活血化瘀之功；三诊时患者痛经已明显改善，故而配伍肉桂、厚朴宽中理气、引火归原，加服安宫黄体酮促进子宫内膜充分向分泌期转化。

五、血府逐瘀口服液

【组成】 柴胡、当归、地黄、赤芍、红花、桃仁、麸炒枳壳、甘草、川芎、牛膝、桔梗。

【功效】活血祛瘀，行气止痛。

【方药源流】血府逐瘀口服液源于王清任《医林改错》中所载的代表方剂“血府逐瘀汤”。本方系由桃红四物汤合四逆散（生地易熟地，赤芍易白芍）加桔梗、牛膝而成，王清任用以治疗“胸中血府血瘀”所致诸证。王清任认为膈膜的底处如池，池中存血，名曰“血府”。根据“血府”产生“血瘀”的理论，王氏创立了血府逐瘀之剂，故名“血府逐瘀汤”。《医林改错》卷上载主治：“头痛，胸痛，胸不任物，胸任重物，天亮出汗，食自胸右下，心里热（名曰灯笼病），瞀闷，急躁，夜睡梦多，呃逆，饮水即呛，不眠，小儿夜啼，心跳心忙，夜不安，俗言肝气病，干呕，晚发一阵热。”血府逐瘀汤为《医林改错》五逐瘀汤中应用最广的一首方剂，也是近年来医药界研究较多的活血化瘀成方。制方之初虽非针对女科疾病，但以其立足于气血，恰合女性“以血为本，以气为用”的生理特性和病理特点，故在妇科疾病中的引申应用为一亮点，治疗病症虽各有不同，但病因病机相同，体现了“异病同治”的辨证特点。

【方解】以桃红四物活血化瘀而养血、四逆散行气和血而疏肝，合牛膝通利血脉、引血下行，使血得活、气可行、瘀化热消而肝郁亦解。桃仁性平味苦，活血祛瘀；红花、川芎性温味辛，当归性温、味甘平，赤芍微寒味苦，清热凉血，祛瘀止痛，四者合而助桃仁祛瘀；生地黄入心、肝、肾经，主五劳七伤，补肾水真阴不足，善凉血清热养阴以除瘀热，兼入血分，合当归养血润燥，祛瘀而不伤阴。柴胡、枳壳行气活血、疏肝解郁；桔梗开宣肺气，载药上行，又合枳壳，一升一降，可宽胸行气，使气行血畅，牛膝祛瘀滞兼通血脉，引瘀血下行。诸药配伍，不寒不热，解气分之郁结，行血分瘀滞，活血且不伤阴，祛瘀又能生新，共奏活血祛瘀、疏肝清热之功。

【适应证】临床多用于气滞血瘀引起的痛经、崩漏、闭经、经行头痛、绝经前后诸症等，子宫肌瘤、卵巢囊肿、子宫内膜异位症、宫腔残留等见上述症候者。

【现代研究】血府逐瘀汤通过提高体内 NO 水平，改善 NO/ET 平衡，改善内皮功能，保护血管内皮，并且可以促进缺血区血管新生，促进加快坏死区肉芽组织的良性生长，改善缺血区供血，从而促进修复坏死组织。血府逐瘀口服液能改善冠心病心绞痛血瘀气滞证患者全血黏度、血浆黏度、血小板黏附性及红细胞变形性。血府逐瘀汤可能具有解毒和抗氧化功能。减轻炎症因子对心肌的破坏，减轻心肌缺血再灌注损伤，保护心肌。

桃仁、红花、赤芍、川芎、当归有降低血小板表面活性、抑制血凝作用；柴胡、川芎、赤芍、甘草均有不同程度镇痛作用；枳壳、桔梗、柴胡能促进肠蠕动，以利于肠间积气排出。诸药合用为抗凝血、促进血液循环、排气镇痛之剂。

六、血平胶囊

【组成】地黄、熟大黄、地榆、三七、海螵蛸、茜草、蒲黄（炒）。

【功效】清热化瘀，止血调经。

【方药源流】本方组成包括海螵蛸和茜草，其来源于四乌贼骨一芦茹丸，该方出自《素问·腹中论篇》。四乌贼骨一芦茹丸首开妇科方剂之先河。

【方解】本方中生地清热凉血，养阴生津，《本草纲目》载："地黄生则大寒而凉血，血热者需用之；熟则微温而补肾，血衰者需用之。男子多阴虚，宜用熟地黄；女子多血热，宜用生地黄。"茜草、蒲黄祛瘀清热，凉血止血。方中地榆清热凉血止血。三七止血祛瘀，消肿止痛。熟大黄凉血解毒，逐瘀通经。海螵蛸收敛止血。本方诸药合用，以清热止血、化瘀调经为主。

【适应证】临床用于因血热夹瘀所致的崩漏。证见月经周期紊乱，经血非时而下，经量增多，或淋漓不断，色深红，质黏稠，夹有血块，伴心烦口干，便秘。舌质红，脉滑数。

【现代研究】血平胶囊能增加子宫的收缩振幅、频率和活力，具有兴奋子宫平滑肌的作用，增加对失血小鼠的补血作用及加快小鼠的凝血时间。提示血平胶囊对宫缩乏力引起的出血具有显著的治疗作用，在生血和促凝血方面也有显著作用。

七、脉血康胶囊

【组成】水蛭。

【功效】破血逐瘀，通脉止痛。

【方药源流及方解】脉血康胶囊是以水蛭干燥全体打磨成粉直接装入药囊的中药制剂。水蛭是水蛭科动物蚂蟥、水蛭、柳叶蚂蟥的干燥全体，专入泥泞沼泽至阴之地，具无微不入、无坚不破之性。其性味苦寒，功擅破血通经、逐瘀消癥，属破血逐瘀之药。水蛭始载于《神农本草经》，谓其："主逐一切恶血败血……破血瘕积聚。"《本草纲目》谓其："咸走血，苦胜血。水蛭之咸苦，以除蓄血，乃肝经血分药，故能通肝经聚血。"近代名医张锡纯赞曰："凡破血之药，多伤气分，唯水蛭味咸，专入血分，于气分丝毫无损，而瘀血默消于无形，为破血不伤新之良药也。"可见自古以来水蛭都是治瘀之良药。《中华人民共和国药典》（一部，2020 年版）收录有水蛭，指出其功能主治为破血通经、逐瘀消癥，用于经闭、癥瘕痞块、中风偏瘫、跌打损伤等，属活血祛瘀药。

【适应证】临床多用于中风，半身不遂，癥瘕痞块，血瘀经闭，跌扑损伤。

【现代研究】

1. 有效成分 现代研究发现水蛭中含有多种生物活性物质，其主要成分是水蛭素，它是由德国科学家 20 世纪 50 年代从欧洲医蛭中分离得到的，是目前最强的抗凝血酶。

2. 药理研究

（1）抗凝、抗血栓作用：水蛭素作用于血液凝固的起始阶段，能阻止凝血酶对纤维蛋白原的作用，阻碍血液凝固。水蛭素与凝血酶有很高的亲和力，与凝血酶结合后使凝血酶的蛋白酶解作用与内皮细胞血栓调理素的结合作用受到抑制；使凝血酶的刺激成纤维细胞增生和平滑肌细胞收缩等作用受到抑制；使凝血酶诱导血小板聚集和释放功能受到抑制；使血栓形成中凝血酶作用于受损血管的收缩功能受抑制，从而发挥良好的抗凝效果。水蛭还具有溶解血栓的作用，能有效地抑制游离的和凝血块上的凝血酶，可防止各类血栓的形成及延伸。

（2）改善血流动力学：将水蛭提取物给大鼠单次用药后或连续给药，都能显著抑制血小板凝聚，降低血液黏度，缩短红细胞电泳时间，与双嘧达莫（潘生丁）相比效果相似，且降低全血黏度的作用优于双嘧达莫。水蛭提取物对正常人的血小板聚集性也有明显的抑制作用。

（3）抗肿瘤作用：水蛭的抗肿瘤作用主要通过其抗凝作用来实现。凝血酶可增强结肠癌细胞与内皮细胞和细胞外基质的黏附，而凝血功能的增强可以导致肿瘤细胞在局部增殖浸润，向其他部位转移。水蛭素可以抑制凝血酶，抑制纤维蛋白的形成，从而防止肿瘤细胞与纤维蛋白或血小板凝集，充分发挥 NK 细胞或其他效应细胞的作用。

八、暖宫七味丸

【组成】白豆蔻、天冬、手掌参、沉香、肉豆蔻、黄精、公丁香。

【功效】调经养血，温暖子宫，驱寒止痛。

【方药源流】蒙药暖宫七味散，蒙文名为苏格木勒 -7，是蒙医传统方剂，载于 1888 年著成的蒙医学经典著作《观者之喜》，一直作为妇科疾病良方而沿用至今，疗效显著。暖宫七味散是《中国药典》（2015 年版）收载品种。暖宫七味丸的性状为暗红色水丸，除去包衣后显黄褐色；气芳香，味辛、甘。以上七味药共研细末后水调为丸，银朱为衣。

【方解】黄精为中蒙医妇科常用药，可补气，具有滋补强壮作用。天冬具有养阴作用。肉豆蔻、白豆蔻具有固涩、温中作用。公丁香、沉香具有祛寒镇痛作用。手掌参为蒙医专用药，具有止咳平喘、益肾健脾、理气和血、止痛等功能，主治肺虚咳喘、虚劳消受、失血、带下等症。根据上述单味药的作用可看出，与复方的治疗作用有一定的一致性，但是复方的作用机制还有待进一步研究。

【适应证】临床多用于心、肾“赫依”病，气滞腰痛，小腹冷痛，月经不调，白带过多。

【现代研究】学者们对蒙药暖宫七味丸的药理作用方面进行了实验研究，表明暖宫七味丸具有明显的松弛兔离体肠平滑肌作用，抗脂质过氧化作用，对正常大鼠不论是离体子宫平滑肌还是在体子宫平滑肌都有明显的松弛作用，可使平滑肌张力明显降低，并有明显的镇痛作用。但是目前对暖宫七味丸的理论及临床研究方面还没有更加科学规范的研究，针对药理作用研究的手段和方法较为简单。

九、妇科再造胶囊

【组成】酒当归、醋香附、白芍、熟地黄、阿胶、茯苓、党参、黄芪、山药、白术、酒女贞子、醋龟甲、山茱萸、续断、盐杜仲、肉苁蓉、覆盆子、鹿角霜、川芎、丹参、牛膝、益母草、延胡索、三七（油酥）、艾叶（醋炙）、小茴香、藁木、海螵蛸、地榆（酒炙）、益智、泽泻、荷叶（醋炙）、秦艽、地骨皮、白薇、椿皮、琥珀、酒黄芩、酸枣仁、制远志、陈皮、甘草。

【功效】养血调经、补益肝肾、暖宫止痛。

【方药源流】妇科再造丸是由贵州省名老中医王聘贤 1938 年献给贵阳德昌祥的经验方——龙凤至宝丹中的“凤丹”研制而成。方中含八珍汤、六味地黄丸、归脾丸、乌鸡白凤丸等名方，妇科再造胶囊是妇科再造丸的改良剂型。

【方解】当归补血活血、调经止痛，白芍平肝止痛、养血调经、敛阴止汗。熟地黄甘、微温，补血养阴、填精益髓，阿胶补血，合用具有养血补血、镇痛、抗炎、解痉的功效；香附归肝、脾、三焦经，疏肝解郁，理气宽中，调经止痛，龟甲味咸、甘，性微寒，山茱萸味酸、涩，性微温，女贞子补肝肾、强腰膝，续断性微温，味苦、辛，归肝、肾经，与肉苁蓉、杜仲、鹿角霜合用，具有滋阴潜阳、补益肝肾、养血补心、固经止崩功效；小茴香、艾叶有暖宫止痛的功效；三七、益母草、丹参、牛膝等有活血理气功效。丹参、党参、远志、三七具有散瘀止血的作用，益母草有促进子宫收缩的作用，当归、黄芪等具有抗炎作用。诸药合用，肝肾心脾同调，气血阴阳俱补。

【适应证】用于月经先后不定期，带经日久，淋漓出血，痛经，带下等症。

【现代研究】

1. 镇痛作用 动物实验证明妇科再造胶囊能降低妊娠及未妊娠大鼠子宫平滑肌的收缩频率、幅度及收缩力，且呈剂量依赖性，抑制作用随着药物浓度的增加而加强。结果提示妇科再造胶囊能缓解子宫平滑肌的痉挛性收缩，改善缺血状态，可以起到缓解痛经的功效。能明显降低醋酸引起的小鼠扭体次数，能明显降低缩宫素引起的小鼠扭体次数，具有明显的镇痛作用，使扭体反应抑制率达到 50% 以上。

2. 抗炎作用 实验证明妇科再造胶囊能抑制二甲苯所致小鼠耳郭肿胀程度，抑制角叉菜胶致小鼠足肿程度，同时能抑制肉芽组织增生。

3. 止血作用 动物研究发现，妇科再造胶囊能明显缩短小鼠断尾出凝血时间，进而起到止血作用。妇科再造胶囊可降低己烯雌酚和黄体酮诱导实验性大鼠子宫肌瘤模型的子宫系数，减小子宫横径及子宫平滑肌厚度，改善子宫的病理组织形态学变化，显著降低大鼠血清中的雌二醇、孕激素水平，明显提高促黄体生成素以及促卵泡生成素水平。妇科再造胶囊对血清雌激素、孕激素负荷诱导的实验性大鼠子宫肌瘤有显著的抑制作用。

【治疗验案】

丁丽仙名老中医医案

安某，女，22 岁，未婚，学生。经行下腹胀痛 10 年，自诉 12 岁月经初潮，经期冒雨涉水，此后经期下腹胀痛、冷痛、绞痛，得热痛减，伴手足不温，恶心呕吐，神疲乏力，经来头痛，月经周期 29～33 日，经量正常，色黯红，时夹小血块，块下痛减，经行 6 日净，需服止痛片，曾就诊于多家医院，疗效不明显。患者素体虚弱，二便自调，舌黯，苔薄白，脉细弦无力。LMP：2014 年 4 月 20 日。B 超示：子宫附件未见明显异常。中医诊断：痛经（气血虚弱，寒凝血瘀），予妇科再造胶囊口服，6 粒/次，2 次/日，经来痛止则停药。嘱患者避免冒雨涉水，忌食生冷寒凉之品，注意经期保暖。

二诊：2014 年 5 月 27 日。述 5 月 21 日月经来潮，腹痛略减，尚能忍受，未服止痛片，头痛消失，血色暗红，少块，无恶心呕吐，精神好转，舌黯，脉弦细。嘱其经前一周继用前方案治疗，经期腹痛止停药。

三诊：2012 年 6 月 26 日。述 6 月 20 日月经如期来潮，腹痛明显好转，无头痛，经量正常，经行 5 日净，他症明显改善。疗效显著，继予妇科再造胶囊经前一周服。随访 3 个月，经期腹痛轻微，不影响正常学习生活，余无不适。

【刘瑞芬名老中医专家工作团队应用案例】

杨某，32 岁，2018 年 5 月 28 日来诊。

主诉：欲调理身体，计划妊娠。患者既往有盆腔炎、宫颈糜烂病史，平素常腰腹痛，劳累后加重。月经 11/32，量大，色红，有血块，经期稍有腹痛。LMP：5 月 28 日，现月经周期 1 日。量少，色暗，未净。白带量多，色黄，质稠，有异味，无瘙痒。未孕，现工具避孕。纳可，眠差易醒，小便调，大便干，1～2 日一次。

诊断：经期延长。

处方：①通用止血方，7 剂；②妇科再造胶囊 + 安坤颗粒。

按语：患者素体虚弱，且感染外邪，子宫、冲任气血失畅，治疗应养血调经。用妇科再造胶囊可显著改善患者经期腹痛，月经量过多症状，同时配用中药通用止血方经期服用，调整月经。

十、致康胶囊

【组成】 大黄、黄连、三七、白芷、阿胶、龙骨（煅）、白及、醋没药、海螵蛸、茜草、龙血竭、甘草、珍珠、冰片。

【功效】 清热凉血止血，化瘀生肌定痛。

【方药源流】 致康胶囊组方吸收了七厘散、锡类散、腐尽生肌散等经典古方之精华。七厘散出自《良方集腋》，由血竭、没药、乳香、红花、朱砂、麝香、冰片等8味药组成。《良方集腋》记载七厘散："专治跌打损伤，骨断筋折，血流不止，或金刃重伤，食嗓割断，不须鸡皮包扎，急用此药干掺，定痛止血，先以药七厘，冲烧酒服之，量伤之大小，复用烧酒调敷，立时见效。"锡类散原方出于清·尤在泾的《金匮翼》，由象牙屑、珍珠、牛黄、青黛、冰片、壁钱、人指甲等七味药组成。王士雄在《温热经纬》中记载："凡属外淫为患，诸药不效者，吹入患处，濒死可活。"腐尽生肌散出自清代吴谦所著的《医宗金鉴》，由儿茶、乳香、没药、冰片、龙血竭、三七粉、龙骨等七味药组成。致康胶囊由上述方剂综合加减而来。

【方解】 致康胶囊中大黄、黄连泻热解毒、凉血止血，共为君药。三七、阿胶、血竭养血止血散瘀，使祛瘀而不伤正，三者共为臣药。乳香、没药活血、消肿生肌；煅龙骨、白及、海螵蛸收敛固涩止血、敛疮生肌；茜草、珍珠去腐生肌凉血，以上共为佐药，加强凉血止血之效。加入冰片作为使药，通诸窍，助诸药发挥药效，凉血生肌。诸药合用，具有清热凉血止血、化瘀生肌定痛的功效。

【适应证】 用于创伤性出血，崩漏、呕血及便血等。

【现代研究】 现代药理研究发现，致康胶囊具有"止血、促进组织修复、消炎"的功能。致康胶囊能刺激局部血管收缩，显著减少出血量，还可以增加血小板数量，缩短凝血时间。另外在促进组织修复方面，致康胶囊能使创伤创面中血管内皮细胞生长因子、碱性成纤维细胞生长因子、纤维连接蛋白的含量明显增高，促进创伤组织的愈合。致康胶囊能促进黏膜损伤的修复，有抑制溃疡的作用。还有在活血化瘀方面，致康胶囊能增加毛细血管交叉网点的开放数目，扩张微血管，促进血液循环。

十一、丹莪妇康煎膏

【组成】紫丹参、莪术、滇柴胡、三七、赤芍、当归、三棱、香附、延胡索、甘草。辅料为炼蜜、炼糖、山梨酸钾。

【功效】活血化瘀，疏肝理气，调经止痛。

【方解】紫丹参祛瘀活血、疏通经络，为君药；莪术行气破血，当归补血活血，二者共为臣药，助君药达活血化瘀之效；赤芍活血祛瘀、清热凉血，三棱破血消癥、祛瘀通经，香附、延胡索行气活血、理气止痛，柴胡疏肝解郁，三七化瘀止血，以上共为佐药；甘草调和诸药，为使。

【适应证】用于妇女瘀血阻滞所致月经不调，痛经，经期不适。

【现代研究】现代药理研究证明，丹莪妇康煎膏具有活血化瘀、改善血液流变学、降低血液黏度、抗凝及改变血液的高凝状态、下调 VEGF 表达等功效，从而抑制在位内膜及异位内膜的血管异常增殖。除此之外，还有抗炎、镇痛、纠正免疫功能紊乱、调节性激素分泌等药理作用。

【治疗验案】

胡玉荃教授医案

王某，女，33 岁，2017 年 7 月 6 日初诊。

患者以“月经量多，经行腹痛 2 年，加重半年”来诊。平素月经规律，4/28 日，近两年月经后错，35～38 日一潮，量较以往增多，有血块，轻微腹痛。近半年痛经较前加重，遇暖缓解，经前乳胀。LMP：2017 年 5 月 12 日，4 日净，现停经 55 日。平素常双上肢麻木、发胀，情绪急躁。纳一般，眠可，小便可，大便偏黏，舌质暗红，边齿痕瘀点，苔薄黄，脉沉弦。患者既往 G5P2L2A3。体格检查：2017 年 6 月 29 日查阴超示：子宫 50mm×51mm×47mm，内膜厚 8mm，子宫肌层回声不均，宫颈多发纳囊，盆腔积液 23mm。查血 hCG＜10mIU/mL。西医诊断：①子宫腺肌病。②月经不调。中医诊断：①月经后期。②月经过多。③癥瘕。辨证属气滞血瘀证；方药：①红花 10g，桃仁 10g，川牛膝 15g，茜草炭 12g，蒲黄炭 10g，五灵脂 10g，金银花炭 20g，海螵蛸 12g，白蔹 12g，旱莲草 20g，菟丝子 30g，黄芪 15g，乌药 10g，巴戟天 12g，枳壳 12g，炙甘草 6g。10 剂，水煎服，日 1 剂。②丹莪妇康煎膏，1 盒。

二诊：2017 年 7 月 20 日。LMP：7 月 9 日，5 日净。第 1 日量多，第 1～2 日腹痛可忍受，可正常工作，色暗红，有血块。腰酸，乳胀，多梦，纳可，大便正常。舌质红，苔黄腻，脉沉。方药：①守7月6日第1方，去红花、桃仁、川牛膝，加蒲公英20g，败酱草20g，炒薏苡仁20g。10剂，水煎服，日1剂。②丹莪妇康煎膏，共1盒。

三诊：2017年8月17日。LMP：8月7日，4日净，量可，色暗，有1~2日痛经，经前乳胀，胃部仍不适。方药：①守7月20日方，14剂，水煎服，日1剂。②丹莪妇康煎膏，2盒。

四诊：2017年9月7日。LMP：9月2日，5日净，量较前减少，血块及痛经均较前好转，脉沉有力，舌质淡红，苔薄黄。方药：①守7月6日第一方，去红花、桃仁、川牛膝、枳壳，加白花蛇舌草30g，瓦楞子15g，蒲公英30g，败酱草20g，炒薏苡仁20g。14剂，水煎服，日1剂。②丹莪妇康煎膏，共3盒。

2个月后电话随诊，患者经期腹痛基本消失。

十二、痛血康胶囊

【组成】重楼、草乌、金铁锁、化血丹等。

【功效】止血镇痛，活血化瘀。

【方药源流】痛血康胶囊是在云南白药创始人曲焕章之子曲嘉瑞先生提供的祖传秘方“重升百宝丹”基础上研制而成的，属于国家机密处方。根据现有的公开资料可知，痛血康胶囊的主要成分有重楼、草乌、金铁锁、化血丹等。中成药盒中除痛血康胶囊外，还另附一粒保险子胶囊。保险子胶囊中含有马钱子，其他成分未对外公开。

【方解】方中重楼为君药，微寒，归肝经，有清热解毒、化瘀止血、消肿止痛、息风定惊之功；臣药草乌辛温，归肝肾经，具有散寒止痛、祛痰消肿的功效。二药合用，一寒一热，各行其职，消肿止痛，寒而不冷，热而不燥。佐以云南省著名的民间药用植物、苦辛温的金铁锁，化瘀止痛、祛风除湿；更加化血丹祛瘀活血止痛。诸药合用，全方共奏止痛、止血、消炎之功。

【适应证】临床多用于痛经、产后及流产后出血，跌打损伤，外伤出血，以及胃、十二指肠溃疡或炎症引起的轻度出血。可内服和外用。

【现代研究】现代研究表明，痛血康胶囊能够抑制醋酸所致的小鼠扭体反应，且可以拮抗催产素诱发的大鼠子宫痉挛导致的疼痛反应，具有较好的镇痛作用；能明显降低痛经大鼠模型的子宫活动度和子宫中$PGF_{2\alpha}$的含量，并升高血浆中 β－EP 的含量，降低瘀血模型大鼠的血液黏度，具有减轻血瘀症状的作用；能够缩短小鼠出凝血时间，说明该药能够提高机体的凝血功能，促进止血，对于治疗产后出血有一定疗效；此外，本药还具有明显的抗炎作用。

痛血康胶囊已知的几味中药中重楼、草乌、金铁锁具有毒性，但现代毒理学研究表明痛血康胶囊对机体无明显毒副作用，且临床剂量口服安全，无蓄积毒性。

十三、固肾安胎丸

【组成】制何首乌、地黄、肉苁蓉（制）、续断、桑寄生、钩藤、菟丝子、白术（炒）、黄芩、白芍。

【功效】滋阴补肾，固冲安胎。

【方药源流】固肾安胎丸是保胎的常用方剂之一，由寿胎丸衍化而来。寿胎丸出自《医学衷中参西录》，原方由菟丝子（四两）、川续断（二两）、桑寄生（二两）、阿胶（二两）四味药组成，功能补肾、安胎、固冲。

【方解】固肾安胎丸从肾虚着手，重用菟丝子为君药，菟丝子辛、甘、平，归肝、肾、脾经，补益肝肾，固精缩尿，安胎、明目、止泻。张锡纯曰："菟丝子大能补肾，肾旺能荫胎。"桑寄生祛风湿，补肝肾，强筋骨，安胎元。《药性论》载："能令胎牢固，主怀妊漏血不止。"川续断补肝肾，强筋骨，与桑寄生共为臣药。上述三味同用能使肾气旺盛，精血充沛，自能固胎。再兼阿胶补血滋阴，润燥止血，使血脉安伏以养胎安胎。《神农本草经》载："（阿胶）主心腹内崩，劳极洒洒如疟状，腰腹痛，四肢酸疼，女子下血。安胎。久服益气。"四药共奏补肾养血、固摄安胎之效。药味虽简，然配伍严谨，不腻不燥，乃平补之剂。临床上常根据患者不同体质与兼症在寿胎丸方基础上随症加减用药，以期固冲安胎之效。

【适应证】用于早期先兆流产属中医肾阴虚证，症见：腰酸胀痛、小腹坠痛、阴道流血，可伴有头晕耳鸣、口干咽燥、神疲乏力、手足心热。

【现代研究】何首乌为君药，关键活性成分有二苯乙烯类、黄酮类、蒽醌类、酚类与磷脂类，具有抗衰老与抗氧化、护肝、增强免疫力与消炎、镇痛等多重药理作用。现代药理学研究表明，续断有抗维生素 E 缺乏的作用，可以促进去卵巢小鼠子宫的生长发育，川续断总黄酮可显著降低平滑肌的紧张度。肉苁蓉有雌激素样作用，能增强卵巢和垂体的反应性，促进离体培养的人早孕绒毛组织 hCG 的分泌，改善生殖内分泌功能，促进卵巢黄体的形成。

十四、大黄䗪虫丸

【组成】 熟大黄、土鳖虫（炒）、水蛭（制）、虻虫（去翅足，炒）、蛴螬（炒）、干漆（煅）、桃仁、炒苦杏仁、黄芩、地黄、白芍、甘草。

【功效】 活血破瘀，通经消癥。

【方药源流】 大黄䗪虫丸，出自汉代医家张仲景的《金匮要略·血痹虚劳病脉证并治第六》："五劳虚极羸瘦，腹满不能饮食，食伤、忧伤、饮伤、房室伤，经络营卫气伤，内有干血，肌肤甲错，两目黯黑。缓中补虚，大黄䗪虫丸主之。"

明代吴昆在《医方考》中对此方加以论述：腹胀有形块，按之而痛不移，口不恶食，小便自利，大便黄色，面黄肌错者，血证谛也，此丸与之。腹胀有形块，按之而痛移者，气与火也。今痛不移，则属有形矣。然食与血皆有形，食而腹胀则恶食，今不恶食，则知其为血矣。小便自利者，血病而气不病也；大便色黑者，病属于阴也；面黄肌错者，血病则不能荣养其容，濡泽其肤，故令萎黄甲错耳。大黄，攻下之品也，引以干漆、虻虫、蛴螬、水蛭、蟅虫、桃仁之辈，则入血而攻血；芍药、地黄生新血于去瘀之际；杏仁、甘草致新气于逐败之余；而黄芩之苦，又所以厚肠坚胃，而不为攻下所伤耳。

清代尤在泾在《金匮要略心典》中对该经方做了详尽的论述："虚劳症有夹外邪者，如上所谓风气百疾是也；有夹瘀血者，则此所谓五劳诸伤、内有干血者是也。夫风气不去，则足以贼正气而生长不荣；干血不去，则足以留新血而渗灌不周，故去之不可不早也。此方润以濡其干，虫以动其瘀，通以去其闭，而仍以地黄、芍药、甘草和养其虚，攻血而不主专于血，一如薯蓣丸之去风而不着意于风也。喻氏曰：此世俗所称干血痨之良治也。血瘀于内，手足脉相失者宜之。兼入琼玉膏补润之剂尤妙。"

近代程门雪老师论述道："肌肤粗糙如鳞甲，环目一圈紫黑色者，内有干血，名曰干血痨。盖有血结日久，郁热内蒸，津液日枯，失其濡润，而成干血痨证，室女患之者为多。仲圣大黄䗪虫丸治此为专方也。方中用诸虫蚁动物，走窜飞腾，诸毒品引其深入血分之意。此破瘀结之峻方也，非证确勿妄用之。观其选方之精，玩其配合之法，无一味可少，自是仲圣经方圣法，后人之方不能及者也。其用生地、黄芩、大黄而不杂一温辛药品，即余前所谓郁结久必从热化之意，此最注意研求之也。”（《书种室歌诀二种》）

【方解】方中大黄苦寒，泻下攻积，活血祛瘀；䗪虫咸寒，破血祛瘀，共为君药。桃仁、干漆、蛴螬、水蛭、虻虫助君药以破血通络，攻逐血瘀，均为臣药。杏仁开宣肺气，润肠通便，以通利气机；生地黄、芍药滋养阴血，使破血而不伤血；黄芩清热，共为佐药。甘草、白蜜益气缓中，调和诸药；以酒饮服，助活血以行药力，均为使药。诸药合用，攻中有补，使瘀血除，瘀热清，阴血得补，更以丸剂缓治，俾干血得化，扶正不留瘀，祛瘀不伤正。尤其值得关注的是，此方祛瘀通络药味虽然较多，但干地黄（十两）、芍药（四两）的用量却最重，从中可窥见益阴养血的重要性。所以，清代尤在泾在《金匮要略心典》中说：“此方润以濡其干，虫以动其瘀，通以去其闭，而仍以地黄、芍药、甘草和养其虚。”

【适应证】用于瘀血内停所致的癥瘕、闭经，症见腹部肿块、肌肤甲错、面色暗黑、潮热羸瘦、经闭不行。

【现代研究】现代药理研究发现，大黄䗪虫丸可以有效降低转氨酶，保护慢性肝损伤，促进体内血液吸收；增强机体免疫能力，使白蛋白升高，球蛋白下降；增强网状内皮系统的吸附功能和白细胞的吞噬能力；活血破瘀、祛瘀生新，促进瘀血肿块的消散和吸收；改善微循环，降低血液黏度，抑制血栓形成和血小板聚集，增加纤维蛋白溶解酶活性；有显著的镇静、镇痛、抗惊厥作用。

【治疗验案】

冉雪峰老师治疗干血痨闭经医案

陈某，万县人，半业医，半开药铺。有女年十七，患干血痨。经停逾年，潮热，盗汗，咳逆，不安寐，皮肉消脱，肌肤甲错，腹皮急，唇舌过赤，津少，自医无效，住医院亦无效，抬至我处，困惫不能下轿，因就轿边诊视。脉躁急不宁，虚弦虚数。予曰：脉数、身热、不寐，为痨病大忌，今三者俱全，又加肉脱皮瘪，几如风消，精华消磨殆尽，殊难着手。渠乃为敷陈古今治痨方治，略以《金匮》以虚痨与血痹合为一篇颇有深意，仲景主小建中阴阳形气俱不足者调以甘药，唐·孙氏又从小建中悟出复脉汤，仲景用刚中之柔，孙氏用柔中之刚，功力悉敌。究之死血不去，好血无由营周；干血不除，新血无由灌溉。观大黄䗪虫丸，多攻破逐瘀之品，自注缓中补虚，主虚痨百不足。乃拟方：白芍六钱，当归四钱，生地四钱，鳖甲五钱，白薇三钱，紫菀、百部各三钱，甘草一钱，大黄䗪虫丸十粒，煎剂分二次服，丸药即二次用药汁吞下。十日后复诊，咳逆略缓，潮热、盗汗渐减。原方去紫菀、百部，加藏红花、琥珀末各八分，丸药米酒下。又十日复诊，腹皮急日渐宽舒，潮热、盗汗止，能安寐，食思渐佳，改用复脉汤，嘱守服久服。越三月，予在高笋塘闲步，在某药店门首见一女，酷似陈女，询之果然，系在渠家作客，已面有色泽，体态丰腴，不似从前尪羸。虚痨素称难治，然亦有短期治愈者。

【刘瑞芬工作室应用案例】

郭某，25 岁，汉族，山东菏泽人。2019 年 1 月 1 日初诊。

主诉：月经来潮延后 10 年余。

病史：自 15 岁月经初潮至今月经周期一直延后，45 ~ 60 日一行，经行 7 日左右，怕食凉物，贪凉后腹痛，伴见有面部痤疮。LMP：12 月 31 日，周期 48 日。量可，色红，无血块，现未净。白带色黄，量多，无异味。否认孕产史。纳可，眠差，不易入睡，大便干，两日一行，小便可。舌暗红，苔薄白，脉沉细。

诊断：月经后期，痤疮。

证型：肾虚血虚，瘀热互结证。

治法：补肾养血，清热祛瘀。

处方：

（1）参归石英方：砂仁（后下）12g，麦冬 12g，丹皮 12g，党参 30g，炙黄芪 30g，当归 12g，紫石英（先煎）30g，熟地 15g，白芍 12g，桑椹 18g，茯苓 12g，麸炒白术 12g，淫羊藿（仙灵脾）18g，续断 18g，香附 15g，柴胡 12g，川芎 12g，红花 12g，丹参 18g，陈皮 12g，木香 12g，莲子心 12g，炙甘草 6g，加鹿角胶（烊化）6g，黄芩 12g，连翘 15g，枸杞子 12g，炒枣仁 18g，楮实子 12g，炒山药 30g，佛手 12g。14 剂，水煎服。

（2）服完中药后，以舒肝颗粒、妇科再造胶囊、大黄䗪虫丸续服。

按语：患者因月经后期、面部痤疮前来就诊，证见月经推后、面部痤疮、舌暗红、脉沉细、白带色黄量多、大便干等，皆属于肾虚血热血瘀的表现，刘瑞芬老师以参归石英方加减益阴养血，清热祛瘀。后配舒肝颗粒、妇科再造胶囊、大黄䗪虫丸代用。其中大黄䗪虫丸具有益阴养血、活血通络、去瘀生新之功。方中大黄、䗪虫破血祛瘀，桃仁、干漆、蛴螬、水蛭、虻虫攻逐血瘀。杏仁润以濡其干，开宣肺气，润肠通便，以通利气机；黄芩清热；并以地黄、芍药、甘草和养其虚。

十五、丹黄祛瘀胶囊

【组成】黄芪、丹参、党参、山药、土茯苓、当归、鸡血藤、芡实、鱼腥草、三棱、莪术、全蝎、败酱草、肉桂、白术、炮姜、土鳖虫、延胡索、川楝子、苦参。

【功效】活血止痛，软坚散结。

【方药源流】丹黄祛瘀胶囊根据张锡纯《医学衷中参西录》之理冲丸化裁加减而来。理冲丸原方由水蛭、生黄芪、三棱、莪术、当归、知母、桃仁组成，主治妇女经闭不行，或产后恶露不尽，结为癥瘕；室女月闭血枯，男子劳瘵，一切脏腑癥瘕、积聚、气郁、脾弱、满闷、痞胀不能饮食。丹黄祛瘀胶囊在理冲丸基础上加重了破血消积之力，还酌加了扶正健脾、清热利湿、化痰解毒大队药，被收载于国家食品药品监督管理局国家药品标准和国家药品监督管理局《国家中成药标准汇编》（中成药地方标准上升国家标准部分）外科妇科分册中。

【方解】丹黄祛瘀胶囊在治疗中紧紧抓住“瘀”和“虚”两个特点。方中君药为黄芪，取其大补宗气、扶正祛邪之功；丹参具有活血祛瘀、凉血消痈、养血安神的作用，常与黄芪配伍，共奏益气补血之功；党参、白术辅黄芪以加强补气扶正之力；当归、鸡血藤辅丹参以增补血活血之功，共为臣药。三棱、莪术活血化瘀、攻坚破积；全蝎、土鳖虫解毒化瘀，功专行窜而搜剔“久病入络”之瘀血；鱼腥草、败酱草、土茯苓、苦参清热利湿解毒；山药、芡实健脾祛湿化痰；炮姜、肉桂辛温，使血得温而宣流，痰湿得温而归化。延胡索、川楝子行气止痛，引导诸药下达胞宫、少腹，共为佐药。综观全方：参、芪、术益气健脾，得三棱、莪术行气破积之力，则补而不滞，三棱、莪术、全蝎、土鳖虫攻坚消癥，得参、术、芪保护正气，则攻而无伤，深合“养正除积”之旨。在理冲丸基础上不仅加重了破血消积之力，还酌加了扶正健脾、清热利湿、化痰解毒大队药，全方配伍，功在益气活血止痛、化湿开瘀并举，攻补兼施，标本同治，诸症自除。

【适应证】临床多用于气虚血瘀、痰湿凝滞引起的慢性盆腔炎，症见白带增多者。

【现代研究】丹黄祛瘀胶囊成分含黄酮类化合物、苯酞内酯类、醌类化合物、单萜苷类化合物、有机酸类化合物等。以上成分中，黄酮类化合物具有抗氧化、抗血栓的作用；苯酞内酯类具有明显的抗脑缺血、改善神经系统损伤等作用；蒽醌类具有降血压、调血脂和抗动脉粥样硬化等血管保护作用；单萜苷类具有抗炎、解痉镇痛以及神经元保护的药理作用；酚酸类在心血管保护、抗血栓、抗炎、抗氧化等方面作用明显。以上不同来源、不同种类的药物活性成分可通过协同或互补等作用，从而使丹黄祛瘀胶囊发挥活血止痛、软坚散结等显著疗效。

【治疗验案】

朱颖教授治疗子宫腺肌病验案

患者管某，女，33 岁，2011 年 3 月 27 日初诊。

痛经 10 余年，加重 3 年。月经量多，经期延长，10 余天始净，有血块，经期小腹及肛门坠痛剧烈，冷汗频出。2011 年 2 月 20 日 B 超示：宫体 7.7cm×8.5cm×8.1cm，内膜 12.1mm。LMP：2 月 22 日，经量多，至今未净。舌暗淡、边有齿痕，苔白，脉沉细。予固冲汤加减，7 剂。4 月 3 日二诊：血已净，肛门及左侧小腹仍感坠痛。舌暗淡，苔白，脉沉细。治以活血化瘀，软坚散结。予桂枝茯苓丸合红藤败酱散加减：桂枝 10g，茯苓 15g，丹皮 10g，赤芍 15g，桃仁 10g，山慈菇 15g，浙贝母 10g，鳖甲 15g，三棱 15g，莪术 15g，刘寄奴 15g，红花 10g，血竭 3g，重楼 20g，败酱草 20g，大血藤 15g，川楝子 10g，延胡索 15g。14 剂。丹黄祛瘀胶囊 4 粒/次，1 日 3 次。4 月 17 日三诊：腹痛减轻。治以活血化瘀，调经止痛。予少腹逐瘀汤合失笑散加减。4 月 25 日四诊：LMP：4 月 18 日，量中，痛经较前减轻。乃予初诊方 7 剂。5 月 2 日五诊：经净，无腹痛。予二甲丸（院内制剂）1 丸/次，1 日 2 次。丹黄祛瘀胶囊 4 粒/次，1 日 3 次。善后调理，随证加减治疗 8 个月余。经期小腹及肛门坠痛症状明显减轻，月经量、色正常。

本例患者经期小腹及肛门坠痛，痛处固定不移，经血紫黯有块，块去痛减。舌暗淡、边有齿痕，苔白，脉沉细。四诊合参，辨为气滞血瘀、脾肾两虚之证。治疗上不仅要重视辨证分型，更要掌握医治的时机，根据月经周期的不同阶段予以论治：经前期以温经活血祛瘀为主，经期以调经止痛、固冲理血为先，平时重在化瘀攻破、软坚散结。急则治其标，缓则治其本。由于本病疗程较长，用药又多为攻伐之剂，宜择时佐配益气补血、补肾养血之品，随症加减，预培其损。

十六、盆炎净颗粒

【组成】 忍冬藤、鸡血藤、狗脊、蒲公英、益母草、车前草、赤芍、川芎。

【功效】 清热利湿、和血通络、调经止带。

【方解】 方中忍冬藤疏风通络，清热解毒，蒲公英、鸡血藤消痈散结、活血通络，益母草、赤芍清热散结消肿，车前子活血、渗湿止泻、利尿通淋，狗脊归肝、肾经，具有补肝肾、强腰脊、祛风湿的作用。车前草清热利尿、渗湿止泻。川芎辛散温通，既能活血化瘀，又能行气止痛，为“血中之气药”，且善“下调经水，中开郁结”，为妇科要药。诸药合用，共奏活血化瘀、固肾培元作用，并兼有清热化湿之功。

【适应证】 用于湿热下注，白带过多，盆腔炎见以上证候者。

【现代研究】 现代药理研究发现，盆炎净颗粒具有抗炎作用，可减轻苯酚胶浆所致大鼠慢性盆腔炎动物模型子宫炎症肿胀度的趋势，改善苯酚胶浆所致大鼠慢性盆腔炎模型子宫内膜病变程度，并可改善大肠埃希菌所致大鼠慢性盆腔炎血瘀状态的作用，明显减轻大肠埃希菌所致大鼠慢性盆腔炎动物模型子宫炎症肿胀度，改善大肠埃希菌所致大鼠慢性盆腔炎模型子宫内膜病变程度；对大肠埃希菌、链球菌、铜绿假单胞菌、藤黄微球菌、金黄色葡萄球菌、厌氧菌（如产黑色素杆菌）、表皮葡萄球菌、溶血性链球菌、奇异变形杆菌、白色念珠球菌有较好的抑菌作用；具镇痛作用，可减缓因热板法引起的小鼠疼痛；具有提高机体非特异性免疫和细胞免疫的作用。能明显提高环磷酰胺所致的免疫功能低下小鼠腹腔巨噬细胞吞噬功能。

十七、散结片

【组成】 夏枯草、生牡蛎、柴胡、白芍等18味中药组成。

【功效】 活血化瘀，软坚化痰。

【方药源流】 散结片是山东中医药大学附属医院姜兆俊主任医师的经验方，是山东中医药大学附属医院自制剂，主要用于治疗颈淋巴结核、甲状腺瘤、乳腺增生病，临床应用取得良好疗效。

【方解】柴胡，《滇南本草》云："行肝经郁结之气，止肝气疼痛，调月经。"香附，《本草汇言》称之为"妇人之胜药，入血行则行滞血，入气分则行滞气，为开郁之剂，血中之气药也。妇人多郁滞，所通多气少血也，此药为疏气解郁，用之消气行血为最"。橘叶，朱丹溪认为"入厥阴肝经气分，导胸膈逆气，行肝气，消肿散毒，乳痛胁痛，用之行经"。当归、白芍补养肝血，《本草正》谓当归"补血行血，补中有动，行中有补"。《本草汇言》言白芍"抑肝缓中调血"。丹参，《本草汇言》云："善治血分，祛瘀生新，调经顺脉之药也。"郁金，《本草汇言》说它"清气化痰，散瘀血之要药也"，用以活血祛瘀，疏肝解郁。红花活血调血，与川芎相配，温通之性更强，可破血行气，治气滞血瘀之痛。川芎入厥阴经，行气活血止痛，与当归、白芍相配伍，动静结合，攻补兼用，增加活血祛瘀、养血和血之功。黄芩清热燥湿，清血中之郁热，以利化痰。生牡蛎咸涩、微寒，能软坚散结，镇静安神。本方中生牡砺与玄参相配合可以滋阴泻火，软坚散结。海藻、昆布性寒凉，主治经脉外内之坚结，两药合用，善攻散痰结、软化肿块。猫爪草，性味甘辛、温，入肝肺经，主用于化痰散结。土贝母清热化痰，散结消肿。山慈菇散结化痰；夏枯草，取其辛以行气活血散结，取其苦以化痰理气软坚。

【适应证】临床多用于肝气郁滞、痰瘀互结引起的子宫肌瘤、卵巢囊肿、子宫腺肌病、经行乳房胀痛等疾病。

【现代研究】疏肝理气药物可以调整自主神经功能，抑制交感或副交感神经兴奋，通过调节神经－内分泌系统，降低过高的PRL，调整卵巢功能，促进雌激素在肝脏中的灭活，从而调整内分泌功能。活血化瘀药物可以改善全身和乳腺局部的血液循环，抑制单胺氧化酶的活力，从而抑制胶原纤维合成，促进增生肿块及纤维组织吸收，降低肿块局部张力，明显缓解疼痛。丹参等活血药物可以调整免疫功能，促进新陈代谢，消除增生肿块周边的慢性炎症，帮助肿块吸收消散。软坚化痰药物，如海藻、昆布等，含有碘化物成分，被人体吸收后，有助于刺激垂体前叶分泌黄体生成素，改善黄体功能，降低雌激素水平，调整雌、孕激素比例，减轻腺体组织增生，而且碘化物被吸收后能促进炎症渗出物的吸收，使病态组织崩溃溶解，发挥消散肿块的作用。现代研究表明，方中活血化瘀与软坚化痰药物可以抑制异型增生细胞向癌细胞转化，诱生肿瘤坏死因子，消弱癌细胞生长能力，从而具有抑制肿瘤生长的作用。

参考文献

[1] 罗元恺．实用中医妇科学［M］．上海：上海科学技术出版社，1997.

[2] 马宝璋，齐聪．中医妇科学（全国高等中医药院校规划教材）［M］．3 版．北京：中国中医药出版社，2012.

[3] 张玉珍．中医妇科学［M］．北京：中国中医药出版社，2007.

[4] 夏桂成．夏桂成实用中医妇科学［M］．北京：中国中医药出版社，2012.

[5] 谢幸，苟文丽．妇产科学［M］．8 版．北京：人民卫生出版社，2013.

[6] 谈勇．中医妇科学［M］．北京：中国中医药出版社，2016.

[7] 冯晓玲，张婷婷．中医妇科学［M］．北京：中国中医药出版社，2021.

[8] 郁琦，罗颂平．异常子宫出血的诊治［M］．北京：人民卫生出版社，2017.

[9] 刘文琼，张丽娟．刘瑞芬妇科经验［M］．北京：中国中医药出版社，2018.

[10] 朱南孙，朱荣达．朱小南妇科经验选［M］．北京：人民卫生出版社，1981.

[11] 连方，齐聪．中西医结合妇产科学［M］．北京：人民卫生出版社，2012.

[12] 谢幸，孔北华，段涛．妇产科学［M］．北京：人民卫生出版社，2018.

[13] 李冀．方剂学［M］．北京：中国中医药出版社，2012.

[14] 沈映君．中药药理学［M］．北京：人民卫生出版社，2000.

[15] 上海中医学院．中医内科学［M］．上海：上海人民出版社，1975.

[16] 黄泰康．常用中药成分与药理手册［M］．北京：中国医药科技出版社，1999.

[17] 曹泽毅．中华妇产科学［M］．2 版．北京：人民卫生出版社，2005.

[18] 马宝璋．中医妇科学［M］．上海：上海科学技术出版社，1997.

[19] 罗元恺．中医妇科学［M］．北京：人民卫生出版社，1988.

[20] 李冀．方剂学［M］．北京：中国中医药出版社，2016.

[21] 侯丽辉，王耀廷．今日中医妇科学［M］．2 版．北京：人民卫生出版社，2011.

[22] 国培．妇科常见九大证方药实用［M］．北京：科学出版社，2013.